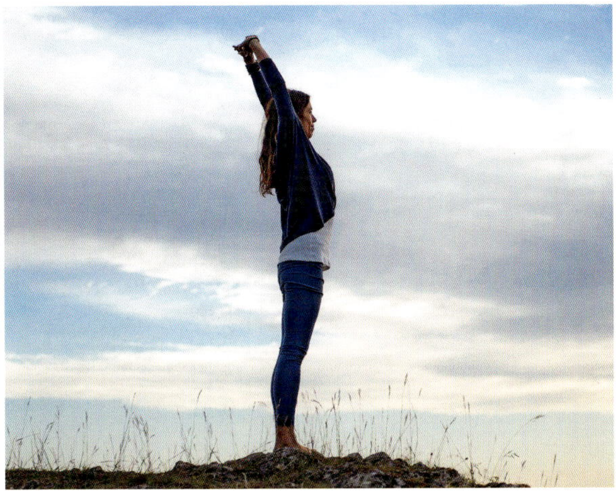

Yogaanusasanam

»Einheit lässt sich nicht erdenken oder erfühlen, sondern übend erfahren.«

Yoga-Sutra 1.1, R. Sriram

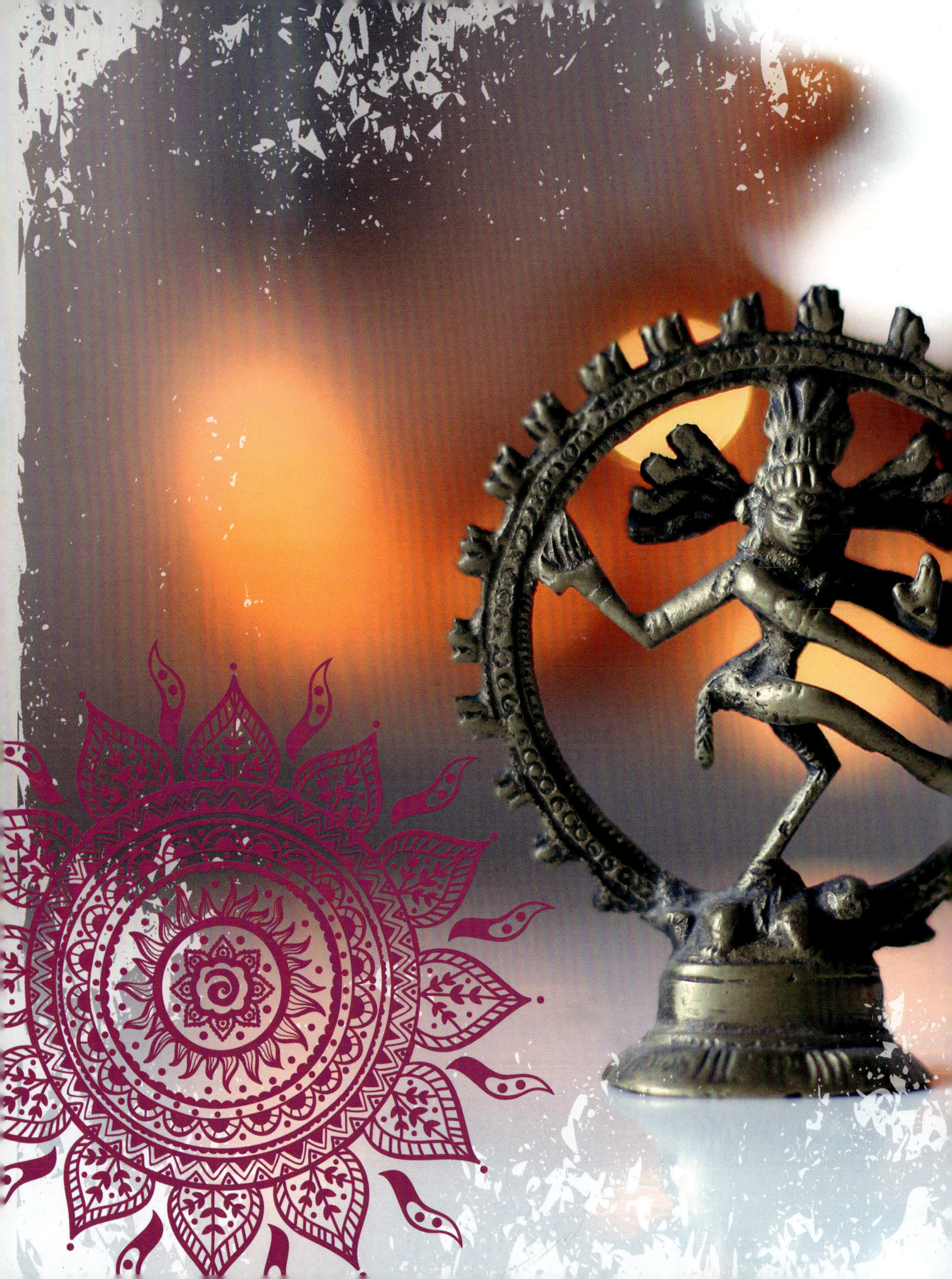

STEPHANIE SCHÖNBERGER · CHRISTINA LOY-BIRZER

Die sanfte Kraft des Yoga

blv

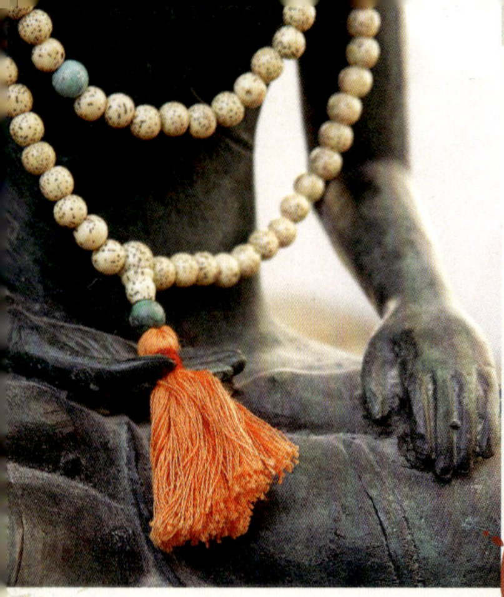

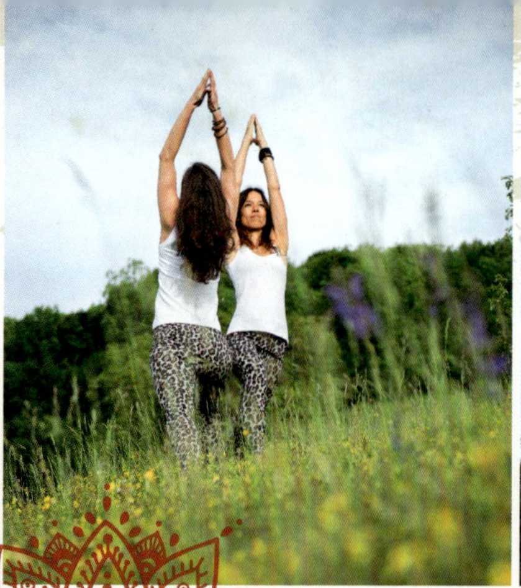

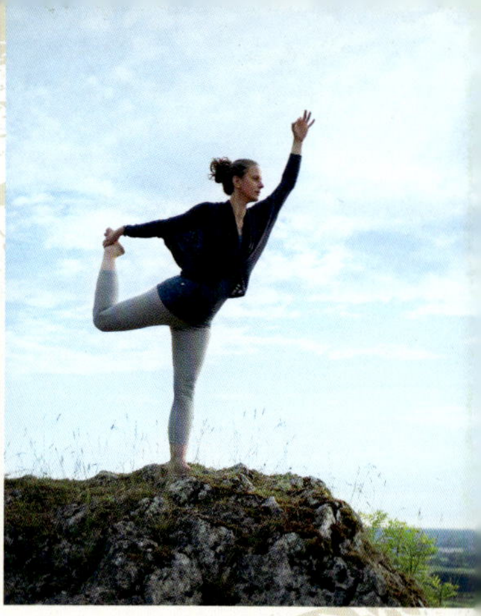

Inhalt

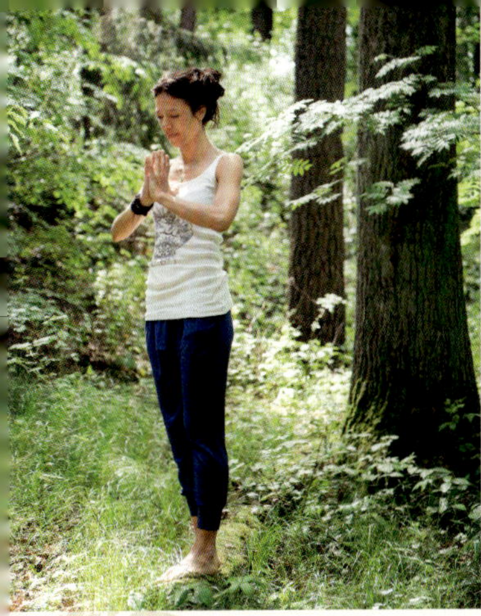
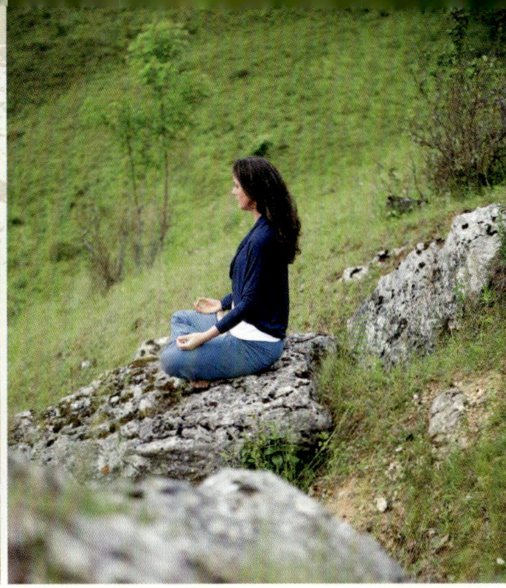
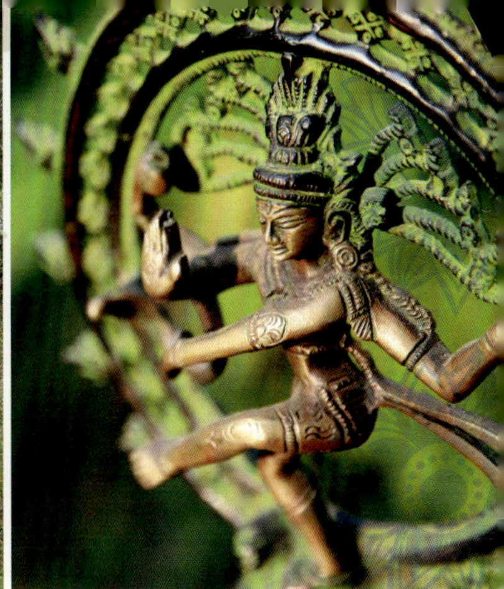

Vorwort

Liebe Leserinnen, liebe Leser,

»Atha yogaanusasanam« ist einer der zentralen Sätze des Yoga. Er drückt aus, dass Yoga keine Wissenschaft des Denkens ist, sondern übend erfahren werden will. Ausgerichtet ist die Yogapraxis dieses Buches an den traditionellen Quellen des Yoga, wie dem Yoga-Sutra des Patanjali und im Besonderen an der Tradition von Sri Krishnamacharya (1888–1989). In seiner tiefen Achtung und Ehrfurcht vor der Einzigartigkeit eines jeden Menschen, war es ihm ein wesentliches Anliegen, Yoga so zu lehren, dass es sich in besonderer Weise an die Interessen und Möglichkeiten des Übenden anpasst. Dieser Umgang mit Yoga wird als Viniyoga bezeichnet. Die harmonische Verbindung jeder Bewegung des Körpers mit dem Atem macht die Asana-Praxis zur Meditation. So entsteht Hingabe in jeder Bewegung, der Geist wird ruhig und ausgerichtet, das Bewusstsein weitet sich und der Übende tritt in einen universellen Fluss ein. So ist es ein Anliegen der Autorinnen, Christina Loy-Birzer und Stephanie Schönberger, die als Übende und Lehrende tief in die Erfahrungen des Yoga eingetaucht sind, die Aspekte des Yoga zu vermitteln und zu zeigen, dass Yoga ein Weg ist, der in der Tiefe der eigenen Erfahrung mündet. Yoga wird zu einem Weg, wenn er beginnt, uns zu verwandeln; wenn wir mehr über uns selbst erfahren, über unsere Unbewusstheiten und Getriebenheiten, die unser Verhalten prägen, aber auch über unsere Möglichkeiten, diese zu lösen, um zu geistiger Klarheit und ganzheitlicher Heilung zu gelangen. Möge die Beschäftigung mit dem Buch den Leser zu Erkenntnissen, Inspiration und Motivation zum Üben führen! In diesem Sinne wünsche ich dem Buch einen großen Erfolg.

Karin Kapros

Zum Geleit

Mit »Die sanfte Kraft des Yoga« ist den beiden Yogalehrerinnen Christina Loy-Birzer und Stephanie Schönberger ein besonders ansprechendes, sehr informatives und authentisches Buch über die besondere Art und Weise des Yogaweges nach Sri Krishnamacharya gelungen.
Das Zusammenspiel von Kraft und Leichtigkeit, von innerer Freude und ganzheitlich heilsamen Erfahrungen zieht sich wie ein roter Faden durch die sorgfältig ausgewählten Themen der schrittweisen Anwendung von Yoga (Viniyoga).
Die zentrale Bedeutung des Atems als »Brücke zwischen Körper und Geist« wird einfühlsam, zu jedem Thema passend, hervorgehoben: der Atem als Freund, als Ausdruck des Lebens, als Begleiter durch Aktivität und Ruhe, als transformierende, stärkende und heilende Kraft!

In diesem schön gestalteten Buch wird Yoga durch die gut ausgewählten Hinweise auf die Quellentexte, insbesondere auf das »Yoga-Sutra« von Patanjali, als Weg der Inspiration, als »Reise zu uns selbst« beschrieben.
Die thematisch passenden Übungsmöglichkeiten fallen durch die farbliche Gestaltung und Anordnung ins Auge und regen nicht zuletzt dadurch zum Ausprobieren an.

Dieser Weg ist zeitlos und universell anwendbar. Es geht immer um die Lebensthemen aller Menschen. Die beschriebenen Wirkungen beruhen auf authentischen Erfahrungen durch die Jahrtausende hindurch bis in die heutige Zeit. Dem kann man vertrauen!

Helga Simon-Wagenbach

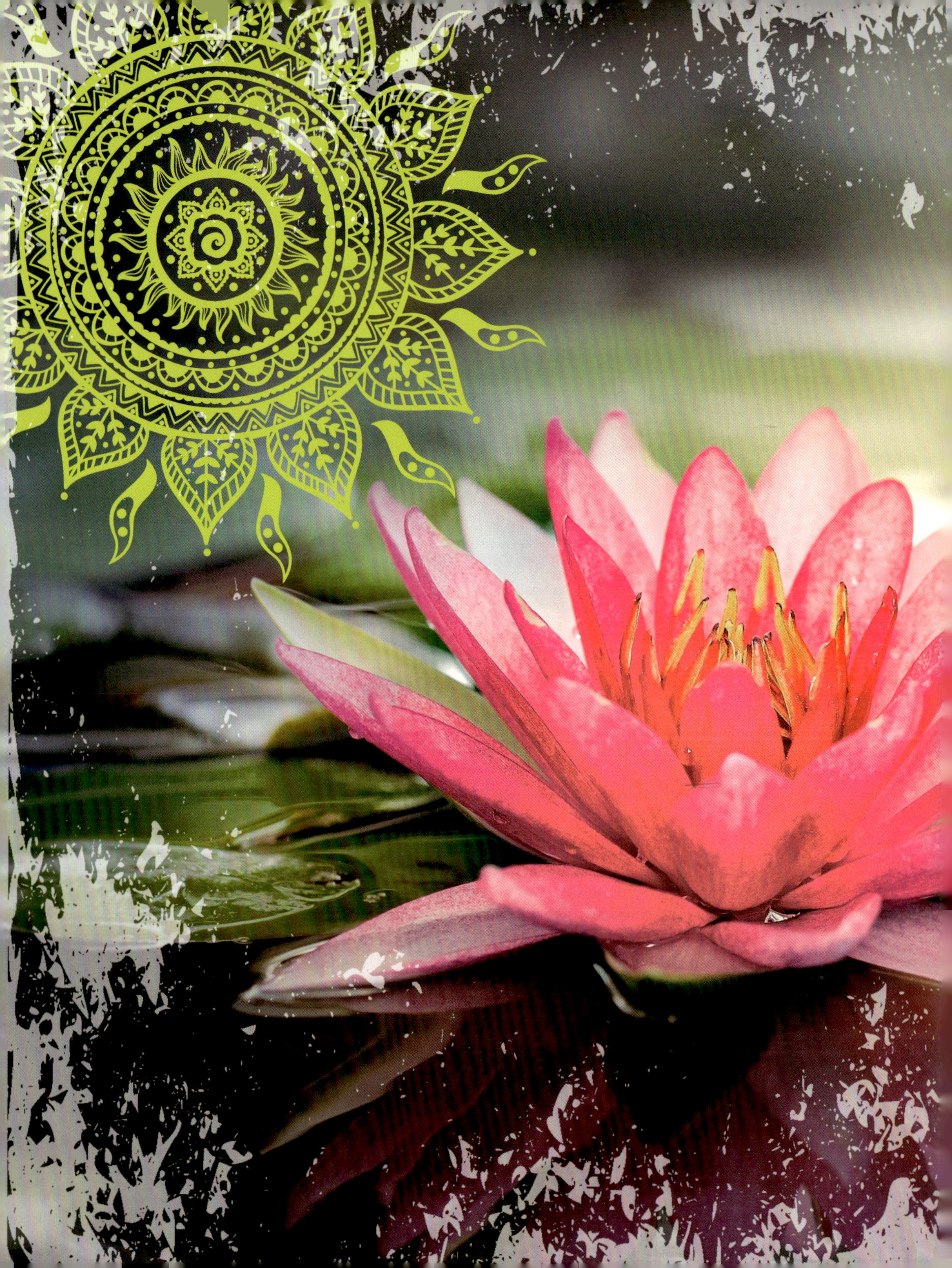

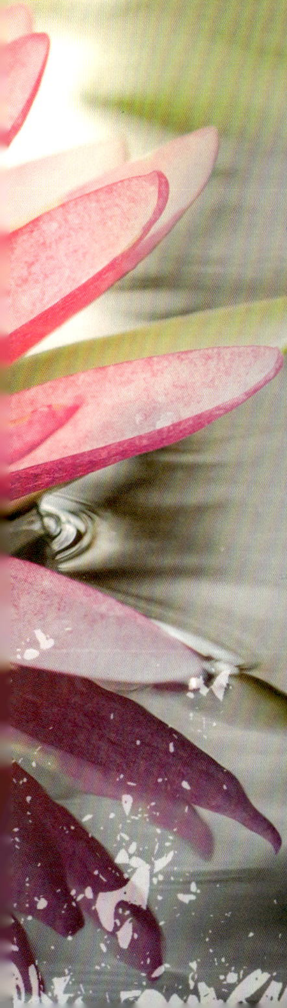

Die Tradition des sanften Yoga

Üben wir Yoga auf eine Weise, die an unsere ganz individuellen Fähigkeiten und Bedürfnisse angepasst ist, kann die uralte indische Weisheitslehre eine Kraft entwickeln, die sanft, subtil und heilsam auf Körper, Geist und Seele wirkt. Der Sanskrit-Begriff für diese Art des Übens lautet »Viniyoga«. Er steht für eine Tradition, die wir mit dem »Vater des modernen Yoga« und »Lehrer der Lehrer« verbinden – dem Yoga-Weisen Sri Tirumalai Krishnamacharya.

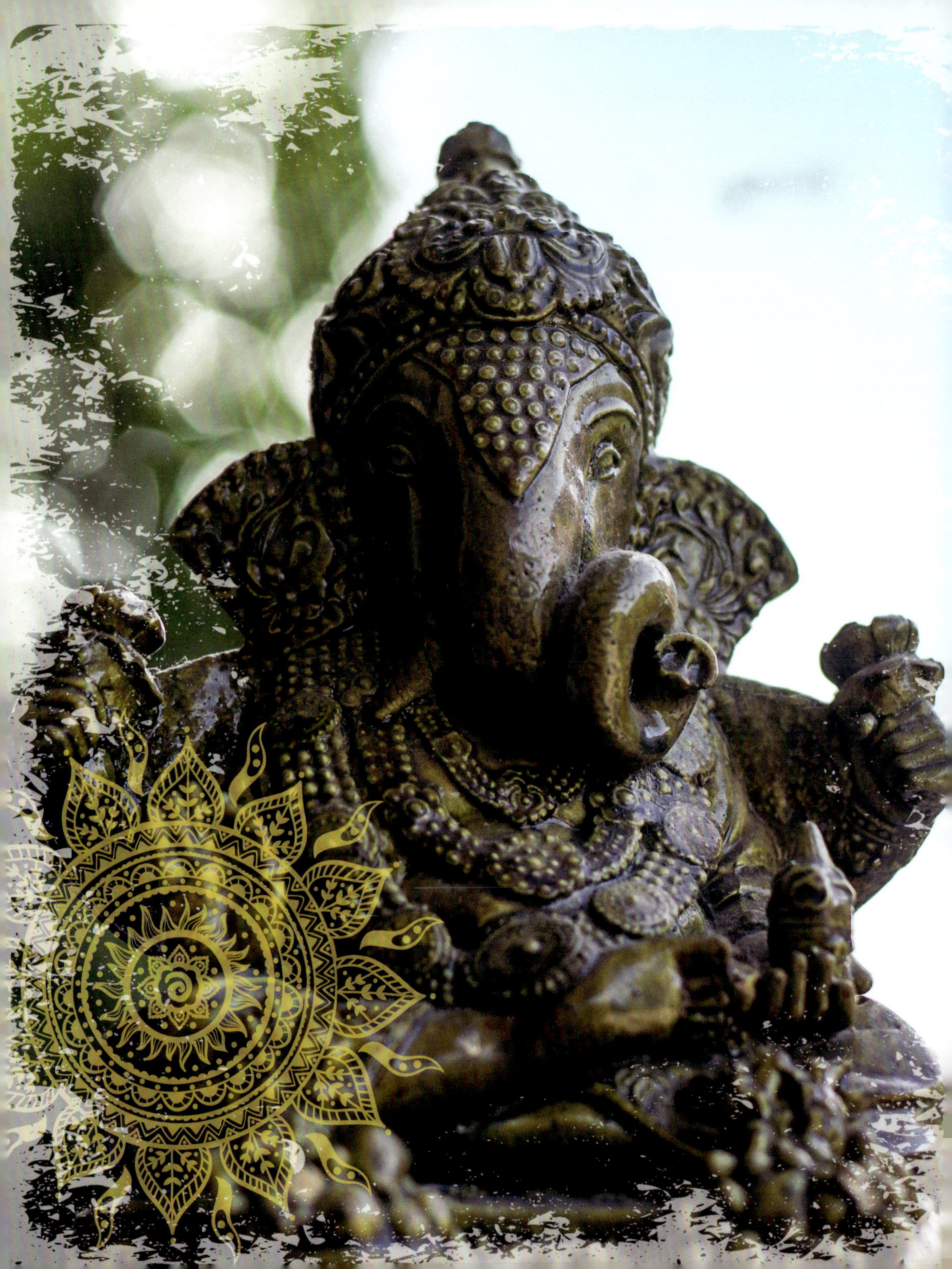

Die sanfte Kraft des Yoga

Sanfte Kraft. Diese Wortverbindung klingt zunächst wie ein Widerspruch. Weil wir Kraft mit Stärke, mit etwas Dominantem, Aktivem, mit dem männlichen Prinzip assoziieren. Das Wort sanft dagegen setzen wir mit seinem weiblichen Gegenpart gleich, mit etwas Weichem, Nachgebendem, Behutsamem und Passivem. Aber so wie der Gott Shiva ohne seine Göttin Shakti, das Yang ohne das Yin, die Sonne ohne den Mond, das *Ha* ohne *Tha* unvollständig wären, verhält es sich auch mit der sanften Kraft. Jeder Aspekt kann zwar für sich alleine stehen, doch in der Verbindung ergänzen sie sich.

Die sanfte Kraft des Yoga entfaltet sich durch unsere Bereitschaft, einem Weg Schritt für Schritt nach innen zu folgen. Yogapraxis bedeutet verändern wollen, etwas in Bewegung setzen wollen, ein Ziel verfolgen können und dieses unabhängig von äußeren Umständen nicht aus den Augen zu verlieren. Die Yogapraxis ist auch ein achtsames Spüren, ein Wahrnehmen-Können auf allen Ebenen, ein friedvolles und sanftes Umgehen mit uns selbst. Bringen wir diese beiden Pole – das kraftvolle Wollen und das sanfte Wahrnehmen und Spüren von innen heraus – in Verbindung, so entsteht eine wunderbare Kraft, die uns sanft in die richtige Richtung lenkt.

Die Wirkungen des Yoga

Mit den Körperhaltungen, den sogenannten Asanas, den Pranayama genannten Atemtechniken und den Stilleübungen setzen wir auf der körperlichen und psycho-mentalen Ebene an. Die Weisheitstexte können uns helfen, unseren Geist und unser Alltagsverhalten besser zu verstehen und unsere Sichtweisen und unser Handeln zu verändern. Eine der wichtigsten Schriften dabei ist das Yoga-Sutra des indischen Gelehrten Patanjali, das vor etwa 2000 Jahren entstand und in 195 Sutren (Versen) die Essenz des Yogawegs darlegt. Und unseren Seelenfrieden können wir auch durch die Hingabe an ein akzeptiertes höheres Prinzip finden, wie immer wir das auch definieren mögen. Gelingt es uns, all diese Aspekte in unser Üben zu integrieren, wirkt die sanfte Kraft des Yoga gleichermaßen auf Körper, Geist und Seele und kann zu einer ganzheitlichen Heilung führen.

»Haltet das Licht seiner Lehren am Leuchten. Deshalb übt bitte weiter. Lasst das Licht brennen, brennen, brennen.«

B. K. S. Iyengar über Sri T. Krishnamacharya

Sri Krishnamacharya – Vater des modernen Yoga

Dieses Buch ist wesentlich vom Yoga-Verständnis und Unterrichtsansatz eines 1,60 Meter großen Brahmanen geprägt, der von 1888 bis 1989 in Südindien lebte. Sri Tirumalai Krishnamacharya, so sein Name, hielt Yoga für das größte Geschenk Indiens an die Menschheit. Damit so viele Menschen wie möglich an diesem Geschenk teilhaben konnten, lehrte er einen Yoga, der sich dem Übenden und seinen individuellen Fähigkeiten anpasste. Außerdem verband Krishnamacharya als einer von wenigen Lehrern den Hatha-Yoga mit dem klassisch-philosophischen und dem religiösen Yoga. Die Asana- und Pranayama-Übungen waren für ihn Voraussetzung für einen beruhigten Geist, der eine meditative Erfahrung und spirituelle Entwicklung erst möglich machte. Nur diese Kombination führte für Krishnamacharya zur Einheit von Körper, Geist und Seele.

Seine oft unorthodoxe Herangehensweise ermöglichte es ihm, Yoga einem breiten Publikum zugänglich zu machen und Menschen unabhängig von

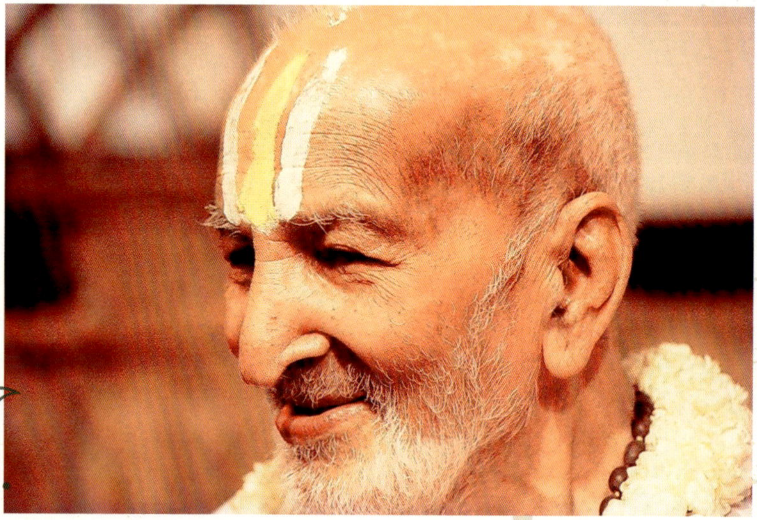

Sri Tirumalai Krishnamacharya, der Vater des modernen Yoga, an seinem 100. Geburtstag in Chennai

Herkunft, sozialem Status, Konfessionszugehörigkeit, Nationalität, physischer sowie psychischer Gesundheit und unabhängig vom Geschlecht zu unterrichten. Sri Krishnamacharya war einer der ersten indischen Lehrer, der Frauen – und mit Indra Devi sogar die erste westliche Frau – in die Lehren des Hatha-Yoga einwies – was zur damaligen Zeit einem Tabubruch gleichkam.

»Heirate und verbreite die Lehre des Yoga«

Sri Tirumalai Krishnamacharya gilt als einer der Yoga-Gelehrten, die die uralte indische Weisheitslehre davor bewahrten, in Vergessenheit zu geraten, indem er sie aufgefrischt ins 20. Jahrhundert rettete. Auch deshalb wird Krishnamacharya »Vater des modernen Yoga« genannt. Weil er zudem so berühmte Lehrer-Persönlichkeiten wie Pattabhi Jois, B. K. S. Iyengar, Indra Devi, Srivatsa Ramaswami, Sri Shirbasyam, T.K.V. Desikachar und A. G. Mohan unterrichtete, die, jeder auf seine Weise, maßgeblich zur Popularisierung des Yoga beitrugen und -tragen, hat er auch den Ruf, der »Lehrer der Lehrer« zu sein.

Wahrscheinlich hätte Sri T. Krishnamacharya, der als äußerst bescheiden galt, diese Ehrenbezeichnungen von sich gewiesen und gesagt, er habe nur im Auftrag seines Lehrers gehandelt. Dessen Auftrag lautete, kurz formuliert: »Heirate, gründe eine Familie und verbreite die Lehren des Yoga.«

Die Verbreitung des Hatha-Yoga war zur damaligen Zeit eine echte Herausforderung. Als Tirumalai Krishnamacharya am 18. November 1888 in Muchukundapura, einem Dorf im südindischen Chitradurga-Distrikt nördlich von Mysore, auf die Welt kam, stand Indien unter britischer Kolonialherrschaft. Hatha-Yoga, der seine letzte Blütezeit im 14. und 15. Jahrhundert erlebt hatte, war vergessen oder verpönt, galt in Indien und dem Rest der Welt als Disziplin, die von Scharlatanen, Fakiren, weltfremden Asketen und Magiern praktiziert wurde. Die religiösen und kulturellen Eliten Indiens und auch die neohinduistische Reformbewegung lehnten alles Körperliche im Yoga ab. Der große Swami Vivekandana bezeichnete die nach einem langen Leben und Gesundheit strebenden Hatha-Yogis sogar wenig charmant »gesunde Tiere.«

Krishnamacharyas Familie war dem Yoga dagegen seit Generationen tief verbunden. Ihr Stammbaum reicht zurück bis zu einem Weisen namens Nathamuni, der vermutlich im 9. Jahrhundert lebte und als Verfasser einer Schrift gilt, die sich »Yoga Rahasya« nennt. Dieser Text empfiehlt ausdrücklich, auch Frauen in Yoga zu unterrichten, und nennt sogar Asanas für die Schwangerschaft. Die Yoga Rahasya galt allerdings als verschollen – bis sie dem 16-jährigen Krishnamacharya, wie er berichtet, von Nathamuni höchstpersönlich im Traum offenbart wurde.

>>Das kommt von meinen Lehrern<<

Später rechtfertigte Krishnamacharya gegenüber Traditionalisten mit der *Yoga-Rahasya* und *Nathamuni*, warum er auch Frauen Yogaunterricht gab. Auf seinen weisen Ahnen sowie auf seine Lehrer verwies Krishnamacharya allerdings bei allem, was er lehrte und unterrichtete. Denn der Lehrer der Lehrer verstand sich sein ganzes Leben lang als Schüler seines Meisters. T. K. V. Desikachar, sein zweitältester Sohn, erzählte in einem Interview, das im Magazin *Yoga Forum* erschien: »Mein Vater sagte niemals, dass er irgendetwas für sich entdeckt habe. Er behauptete das sogar, wenn ich selbst sehen konnte, wie er es gerade getan hatte.« Sein Vater habe dann immer gesagt: »Dies hat Nathamuni gesagt«, oder: »Dies kommt von meinem Lehrer.«

Der Wunsch nach Freiheit und Unabhängigkeit

Zu keiner Zeit seines langen Lebens beanspruchte Krishnamacharya irgendeine Urheberschaft für seine Lehren. Genauso wenig Interesse zeigte er an einer Autobiografie. Nur 20 handgeschriebene Seiten hat er seiner Nachwelt hinterlassen. Was wir deshalb über ihn wissen, ist fragmentarisch, beruht auf Erzählungen seiner Familie und Schüler und ist, besonders was seine frühen Jahre betrifft, mit Jahreszahlen nicht exakt festzumachen.
Sri Tirumalai Krishnamacharya war ein tiefgläubiger, hochintelligenter und hochgebildeter Mensch, der Doktortitel in allen sechs *darshanas*, den klassischen indischen Philosophiesystemen, besaß, ein abgeschlossenes Ayurveda-Studium hatte und in Indien vor allem auch als Arzt und Heiler bekannt war. Er konnte streng und fordernd sein, dabei aber immer auch sanft, großzügig

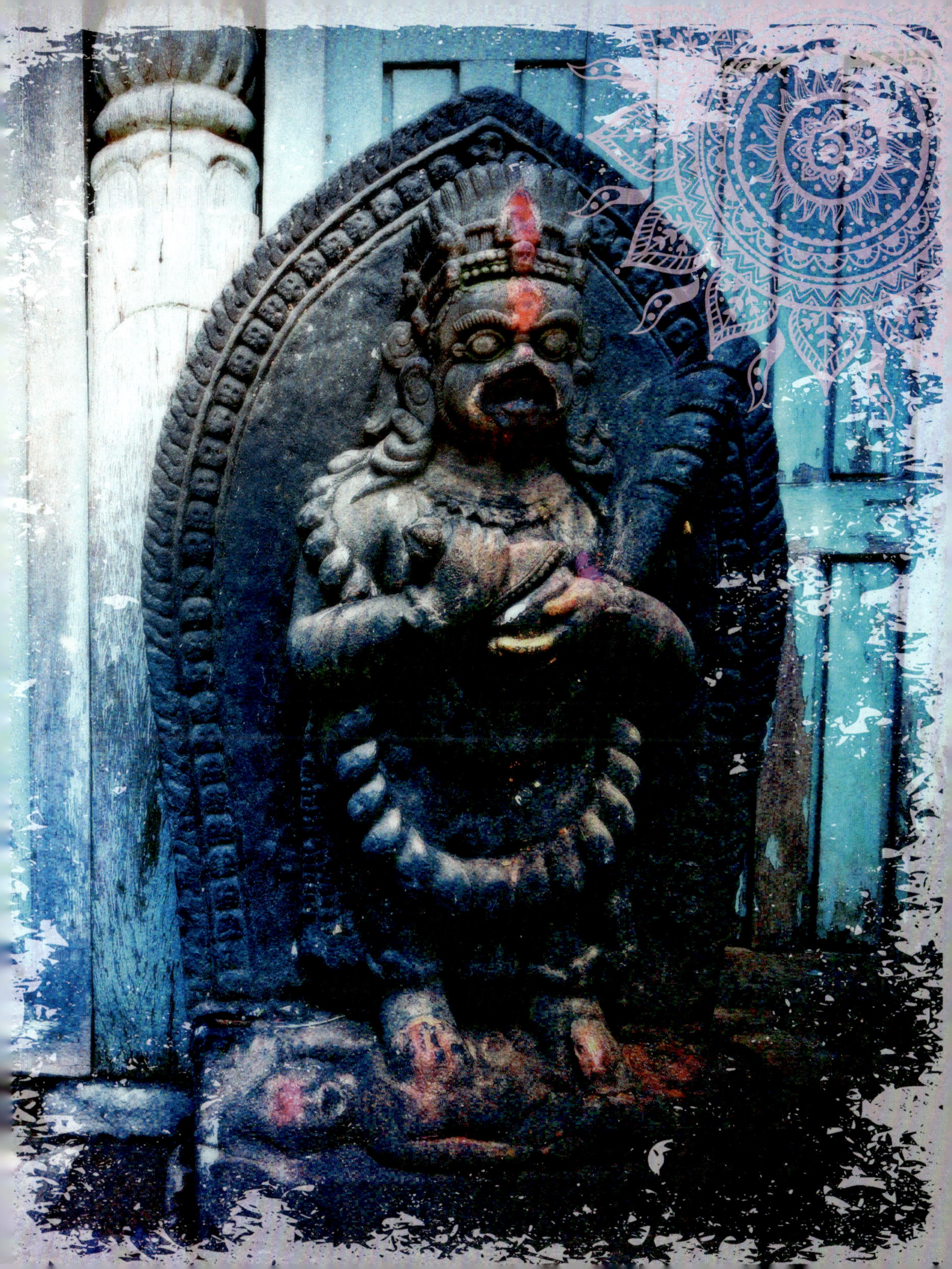

und freundlich zugewandt. Er unterrichtete Staatsmänner, Fürsten, Vertreter anderer Konfessionen, lehnte aber alle Posten und Annehmlichkeiten ab, die ihm dafür geboten wurden. Er verzichtete, so schrieb es sein Sohn Shribasyam auf seiner Website, sogar auf sein nicht unerhebliches Erbe – um frei und unabhängig bleiben zu können.

Der Unterricht begann um 2 Uhr morgens

Krishnamacharyas Ausbildung begann im Alter von fünf Jahren. Sein Vater initiierte ihn, wie in der Kaste der Brahmanen üblich, mit der sogenannten Schnur-Zeremonie, der *upanayanam*, was »näher bei Gott« bedeutet. Von seiner Mutter lernte er neben vedischer Rezitation auch alles über die heilsame Kraft einer gesunden Ernährung; der Vater brachte ihm Sanskrit, Philosophie und Yoga bei. Der Unterricht des jungen Krishnamacharya begann immer mit einer Yogapraxis – um 2 Uhr morgens.

Mysore war lange Zeit die Heimat von Sri T. Krishnamacharya

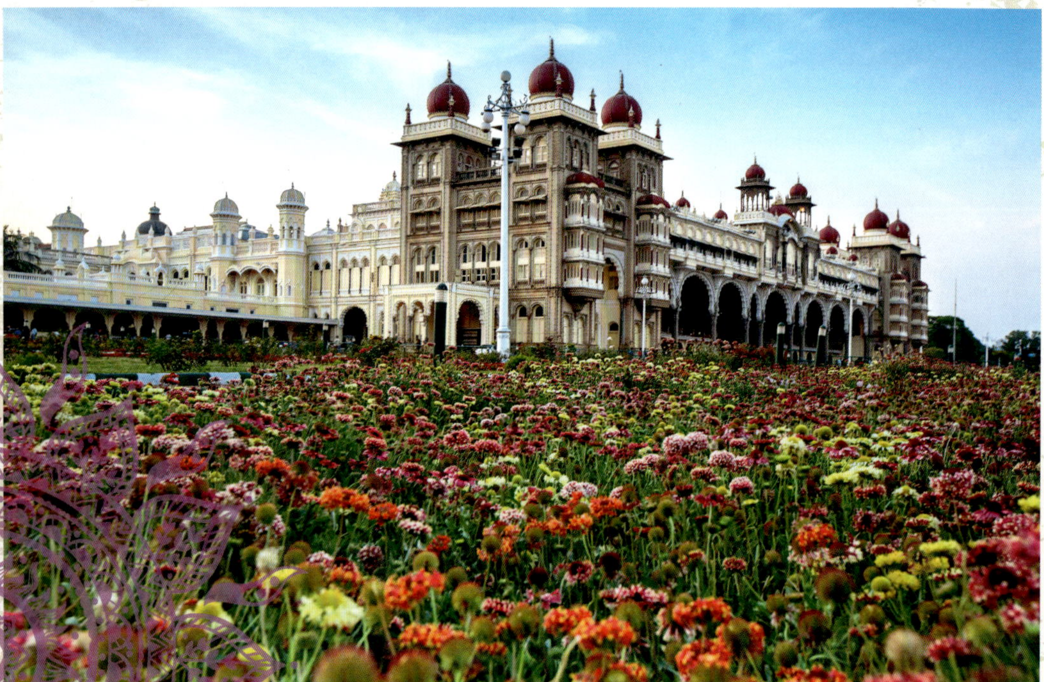

Als Krishnamacharya zehn Jahre alt war, starb der Vater. Die Mutter zog mit ihm, seinen zwei jüngeren Brüdern und drei jüngeren Schwestern nach Mysore, wo sein Urgroßvater das Parakala Math, eine klosterähnliche Schule, leitete. Hier und am College der Stadt begannen seine Schul- und Studienjahre, die erst um 1924 zu Ende gingen und ihn nach Varanasi (Benares), die heiligste Stadt der Hindus, vermutlich auch nach Kaschmir und Nepal sowie insgesamt an die sieben Jahre nach Tibet führten.

Sieben Jahre in Tibet und 7000 Asanas

Die Zeit, die er in Tibet verbrachte, war prägend für sein Yogaverständnis. Krishnamacharya lebte und lernte bei seinem Guru, dem sagenumwobenen Ramamohan Brahmachari, der mit Frau und drei Kindern in einer Höhle am Manasarovar-See in der Nähe des Mount Kailash lebte. Brahmachari studierte

Das Krishnamacharya Yoga Mandiram in Chennai lebt die Tradition des großen Yoga-Weisen bis heute.

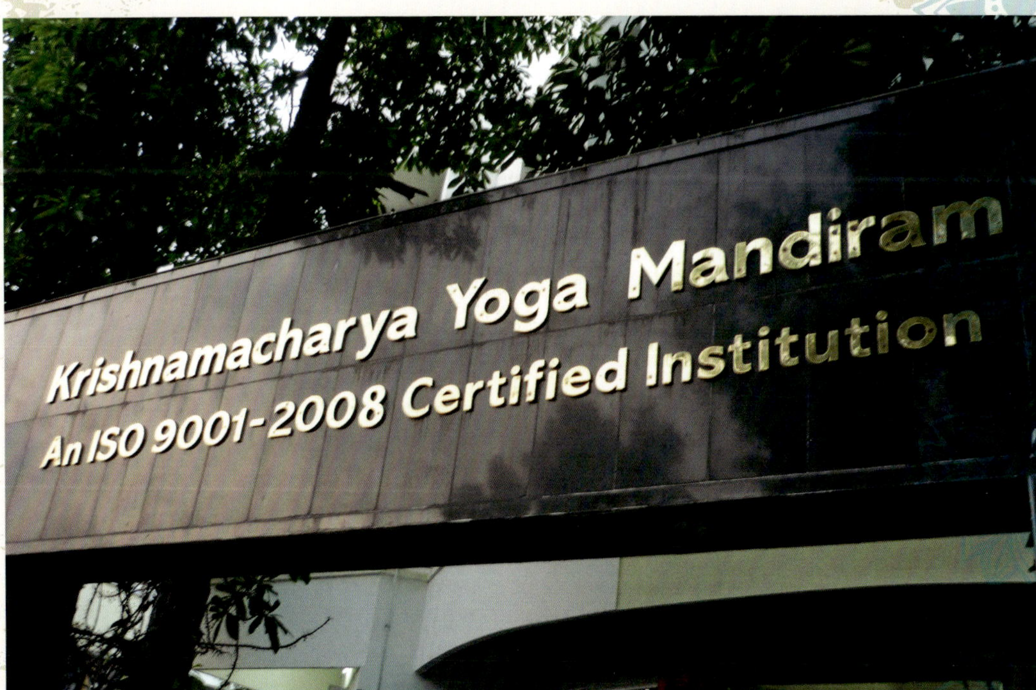

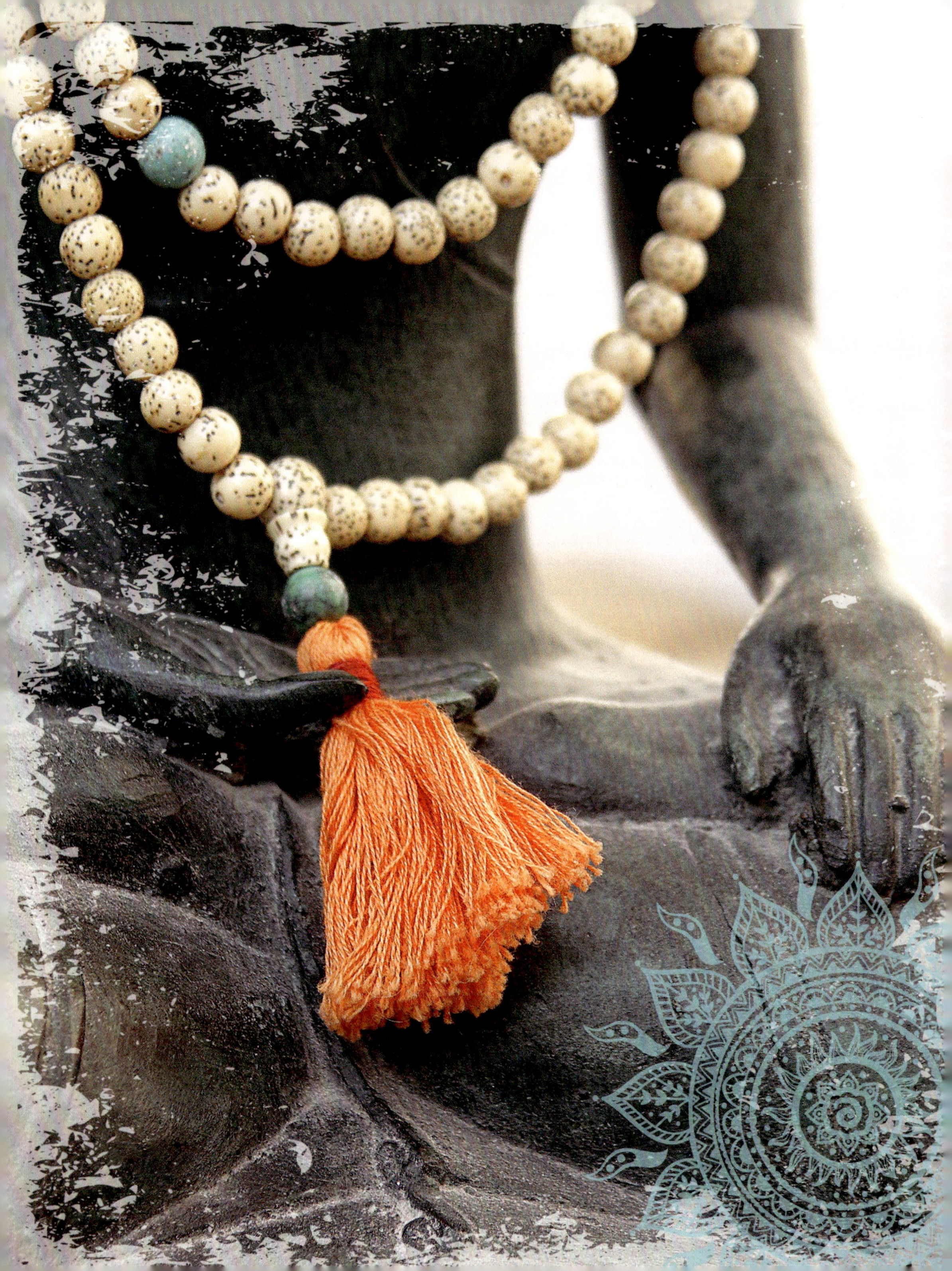

mit seinem Schüler das Yoga-Sutra, brachte ihm alles über Yogatherapie bei und lehrte ihn Pranayama, Meditation sowie über 7000 Asanas. Als Lohn für seinen Unterricht verlangte Brahmachari weder Geld noch andere materielle Güter, sondern gab Krishnamacharya den schon erwähnten Auftrag, Yoga zu unterrichten und die Lehre zu verbreiten.

Mysore – Yoga im Palast

Nach seiner Rückkehr aus Tibet holte ihn der Maharadscha von Mysore 1926 an den Fürstenpalast der Stadt, weil er von Krishnamacharyas Fähigkeiten als Yogatherapeut gehört hatte. Er richtete ihm sogar eine eigene Yogashala, eine Yogaschule, auf dem Palastgelände ein, die allen Yoga-Interessierten offenstand. Außerdem schickte der Maharadscha seinen Lehrer durch sein ganzes Land, damit er und seine Schüler mit oft akrobatischen Yogavorführungen die Neugier an der alten Weisheitslehre weckten. Der Tod des yogabegeisterten Fürsten im Jahr 1942 läutetet das Ende von Krishnamacharyas Mysore-Zeit ein. Der Nachfolger von Krishna Raja Wadiyar IV. zeigte nur noch wenig Interesse an der alten Weisheitslehre. Als Indien 1946 unabhängig wurde, schwanden zudem die Macht und der Einfluss der Fürsten. 1950 schloss die Yogashala endgültige ihre Pforten.

>> Der Yoga passt sich dem Menschen an, nicht umgekehrt.<<

Sri T. Krishamacharya

Chennai – Yoga für jeden Menschen

Krishnamacharya, inzwischen über 60 Jahre alt, zog mit seiner Frau, den drei Söhnen und drei Töchtern nach Chennai. Die Menschen, die jetzt zu ihm kamen, wollten mit der Yoga-Praxis vor allem auch körperliche Beschwerden lindern. Krishnamacharya begann seinen Unterricht noch stärker als bisher den individuellen Fähigkeiten des Übenden auszurichten und auch dem Umstand anzupassen, dass den Menschen immer weniger Zeit zum Üben blieb.

Krishnamacharya selbst übte bis kurz vor seinem Tod jeden Tag Asanas und Pranayama, er rezitierte, meditierte und betete zu seinem Gott Narayana, einer Inkarnation Vishnus. Am 28. Februar 1989 schlief der Lehrer der Lehrer für immer ein. Er wurde über 100 Jahre alt.

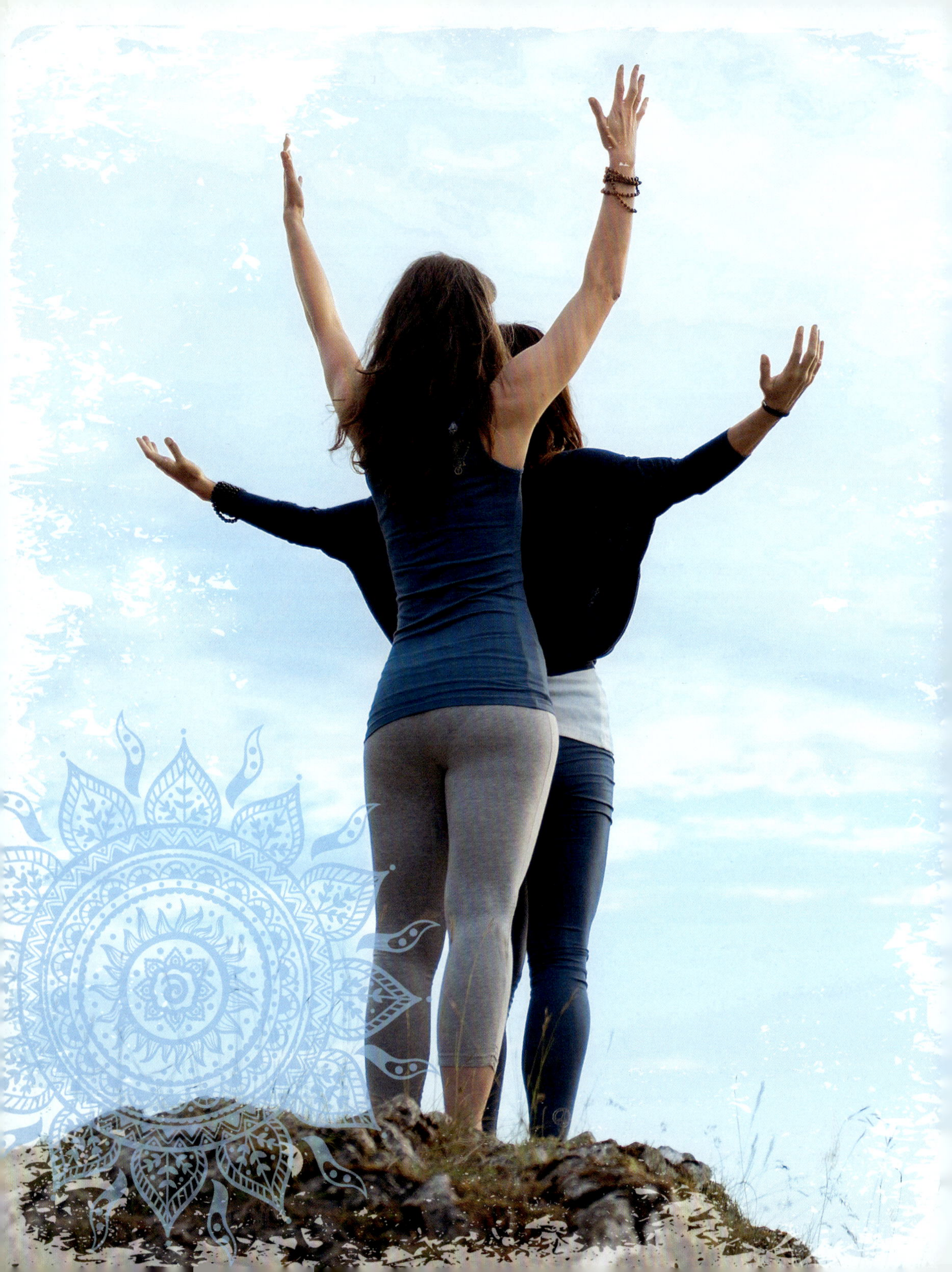

Üben in der Tradition Sri Tirumalai Krishnamacharyas

Sri Tirumalai Krishnamacharya hat die Yoga-Welt zwar nachhaltig geprägt – ihr aber keinen patentierten, sogenannten Krishnamacharya-Yoga hinterlassen. Auch eine genau definierte Asana-Serie, also eine Abfolge an festgelegten Körperhaltungen, wie wir sie beispielsweise im von Pattabhi Jois entwickelten Ashtanga-Yoga kennen, gibt es in seinem Vermächtnis nicht. Dennoch finden wir Elemente, die typisch sind für den Yoga in der Tradition Krishnamacharyas und aus denen diese Art des Yoga-Übens ihre sanfte Kraft entwickeln kann. Diese Elemente sind Viniyoga und der Atem. Ihre Wurzeln hat diese Art des Unterrichts unter anderem in Patanjalis Yoga-Sutra, das die Erklärung, die Begründung und das Ziel für den Yoga-Weg in dieser Tradition mitliefert.

Kirshnamacharyas Sohn T. K. V. Desikachar verwendete den Begriff Viniyoga erstmals in den 1960er-Jahren, um westlichen Schülern den Unterrichtsstil seines Vaters zu erklären. Er zitierte dafür das Sutra 3.6 aus Patanjalis Yoga-Sutra, das *tasya bhumisu viniyogah* lautet und ursprünglich bedeutet, dass sich Meditation nur schrittweise entwickeln kann.

Desikachar übertrug das Sutra auf die gesamte Yogapraxis, um zu verdeutlichen, dass Yoga – die Meditation eingeschlossen – immer so unterrichtet werden muss, wie es dem jeweiligen Niveau des Übenden entspricht. Seine Begründung dafür ist so simpel wie einleuchtend: Üben wir nicht unserem Niveau entsprechend, können wir uns schnell über- oder unterfordert fühlen. Beides kann dazu führen, dass der Übende das Interesse an der Sache verliert, keine Fortschritte macht und die heilsame Wirkung des Yoga nicht erfahren wird.

Viniyoga ist also kein eigener Yogastil, sondern eine Art und Weise, wie die Mittel und Methoden des Yogas individuell passend eingesetzt und angewandt werden, um ein angestrebtes Ziel zu erreichen. Gleichzeitig kann man Viniyoga auch als Überbegriff für das Unterrichtsverständnis und -konzept

>> In the practice of Yoga one can emphasize the body, the mind or the self and hence the effort can never be fruitless. <<

Sri T. Krishamacharya

Krishnamacharyas verwenden, das folgendermaßen lautete: »Unterrichte, was in dir ist. Aber nicht, wie es für dich passt, sondern wie es für dein Gegenüber passt.«

Was bedeutet Viniyoga nun aber genau?

Viniyoga ist zunächst das Sanskritwort für Anwendung und Anpassung:

1. Viniyoga ist Anwendung

Mit Anwendung meint Viniyoga die richtige Wahl der Methoden und Mittel, um ein Ziel zu erreichen oder ein Vorhaben auszuführen. So können wir ein und dasselbe Asana unter den verschiedensten Aspekten und für die unterschiedlichsten Zwecke einsetzen. Wir können es statisch und dynamisch üben oder als Teil eines Vinyasas, einer fließend aufeinanderfolgende Abfolge von Asanas. Ein Asana kann dem Kraftaufbau, der Förderung von Flexibilität und Beweglichkeit dienen, aber auch der Wahrnehmungsschulung und Atemlenkung. Asanas können symbolischen Charakter haben, einen philosophisch-psychologischen Prozess anregen oder Teil der Vorbereitung auf die Meditation sein. Das Gleiche gilt für eine ganze Übungspraxis, die einen sportlichen, fitnessorientierten Charakter haben, dem allgemeinen Wohlbefinden dienen, spirituelles Wachstum unterstützen oder zu therapeutischen Zwecken eingesetzt werden kann.

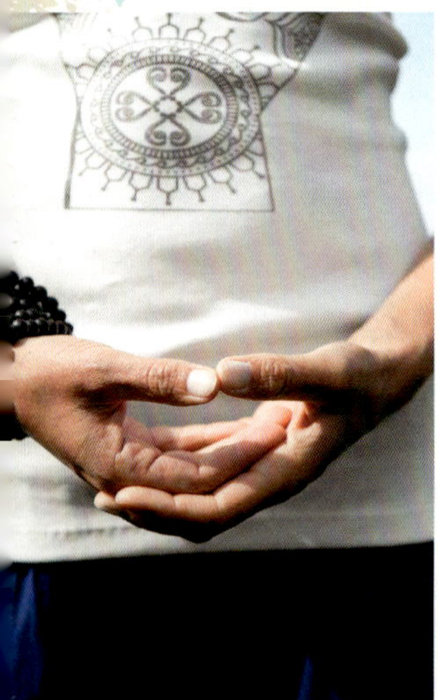

Dhyana Mudra, auch *Samadhi Mudra*, gilt als Geste der Meditation und symbolisiert den Zustand der Erleuchtung.

2. Viniyoga ist Anpassung

Auch wenn unsere Yogapraxis eigentlich per se schon Viniyoga ist, weil wir mit ihr ein bestimmtes von uns gewähltes Ziel erreichen möchten, ist es die Art und Weise, wie wir sie üben, oftmals nicht. Denn die entspricht häufig nicht unseren individuellen Fähigkeiten, Bedürfnissen und Möglichkeiten. Genau die berücksichtigt aber die zweite Bedeutung des Begriffs Viniyoga, die mit Anpassung übersetzt wird.

Viniyoga als Anpassung ist der Grund, warum alle bekannten Schüler Krishnamacharyas vordergründig einen unterschiedlichen Yoga unterrichten. Ihr

Lehrer hatte ihnen nämlich genau den Yoga gelehrt, der zu dem damaligen Zeitpunkt zu ihnen passte und ihren Bedürfnissen entsprach. Krishnamacharya ging davon aus, dass jeder Mensch einen ganz eigenen Zugang zu und ein ganz eigenes Verständnis von Yoga habe. Folgende Erzählung einer seiner Schüler über eine Meditationsübung bei Krishnamacharya gibt uns eine Idee von dessen Anpassungsbereitschaft: »Schließe die Augen und denke an Gott. Wenn nicht an Gott, dann an die Sonne. Wenn nicht an die Sonne, dann an deine Eltern.«

Viniyoga im Sinne von Anpassung war für Krishnamacharya ein Weg, jedem Menschen einen Zugang zu den heilsamen Erfahrungen des Yoga zu bieten und darüber jedem Menschen den Zugang zu seinem ursprünglichen, natürlichen Potenzial zu ermöglichen, damit er dieses erfahren, entfalten und aus sich heraus leben kann.

Isvara pranidhana:
die Fähigkeit sich hingeben zu können

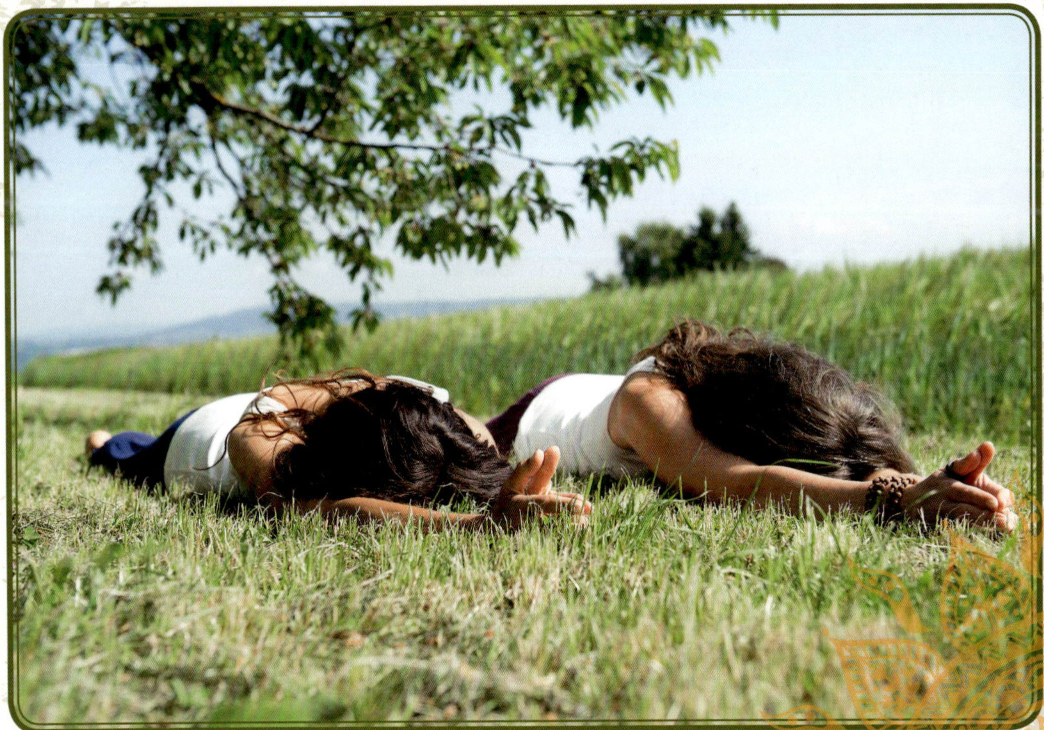

Sri Krishnamacharya berücksichtigte in seinem Unterricht Alter, Geschlecht, Familienstand, Beruf, Herkunft, Lebens- und Ernährungsgewohnheiten, den körperlichen und seelischen Gesundheitszustand, Vorerkrankungen, Glauben, die Tageszeit, zu der geübt wurde, sowie die Zeit, die für die Übungspraxis zur Verfügung stand. Entsprechend den individuellen Möglichkeiten des Schülers variierte er die Haltungen der Yogapraxis so, dass sie dessen Voraussetzung entsprachen und dennoch in ihrer Wirkung voll erfahrbar waren.

Welche Rolle spielt der Atem in dieser Tradition?

Der Atem spielt eine zentrale Rolle und erfüllt gleich mehrere Funktionen. So wird er als unmittelbarster Ausdruck des Lebens an sich gesehen, der zudem

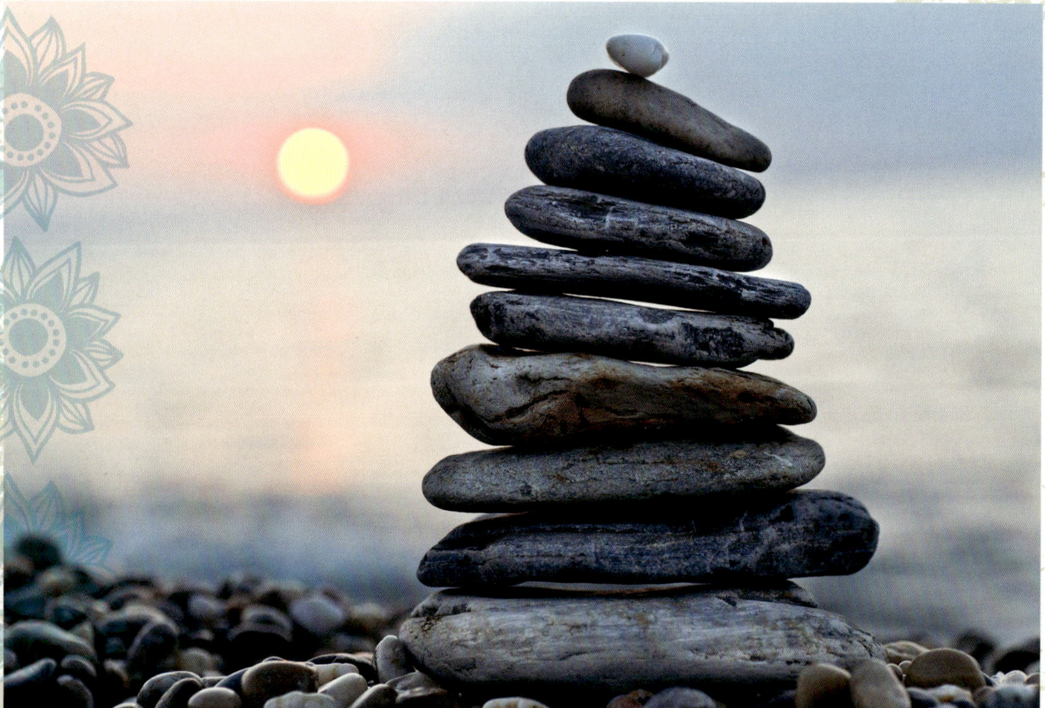

als Träger von *prana*, der Lebenskraft, fungiert und als Verbindungsglied zur Quelle allen Lebens verstanden wird. Krishnamacharya sagte: »Atme ein, und Gott nähert sich dir. Halte den Einatem und Gott bleibt bei dir. Atme aus und du näherst dich Gott. Halte die Ausatmung und gib dich Gott hin.«

In der Asanapraxis rahmt der Atem die Bewegung ein. Die einzelnen Atemphasen führen in die Haltung und wieder hinaus. Die Qualität des Atems ist dabei die Referenz, ob wir unseren Fähigkeiten entsprechend üben. Die Qualität unseres Atems verrät uns zudem viel über die Qualität unseres Geistes. Schon die alten Yogis haben beobachtet, dass ein unruhiger Atem zu einem unruhigen Geist und umgekehrt führen kann (mehr zum Atem: Übungen, die uns durch den Tag begleiten, S. 37 ff.). Ohne beruhigten Geist ist im Verständnis des Yoga-Sutras aber keine Meditation, kein *samadhi* möglich. Und damit auch keine Einheit, also der angestrebte Zustand von Yoga.

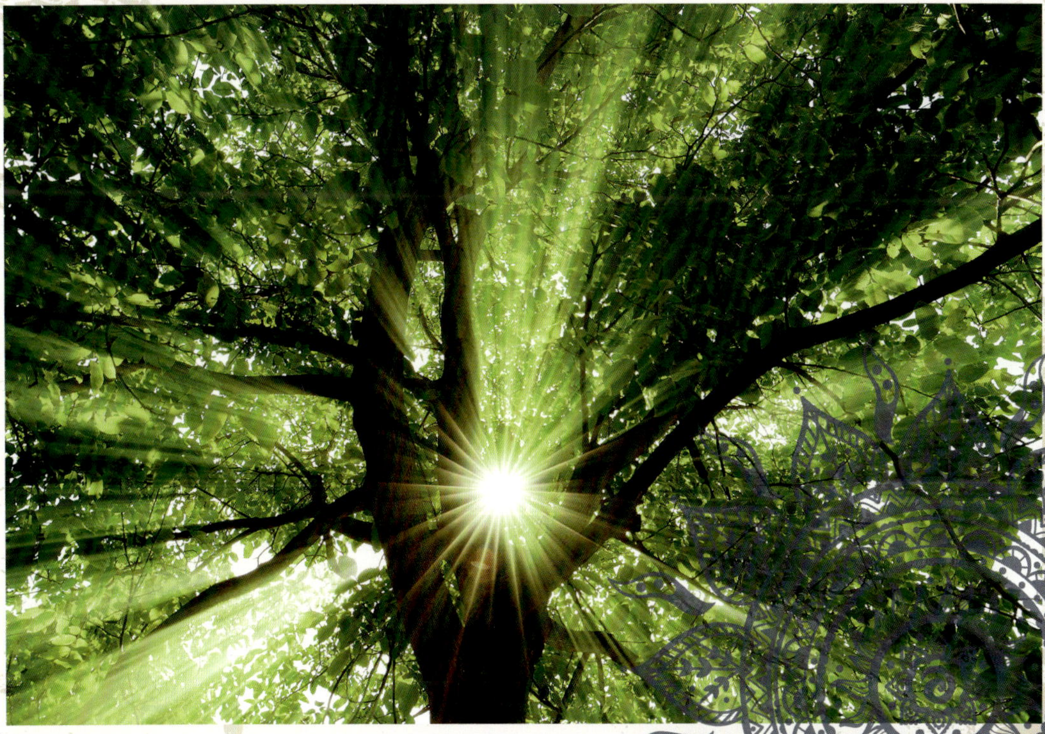

Des Weiteren unterstützt eine gute Ein- und Ausatmung auf ganz natürliche Weise die Aufrichtung der Wirbelsäule, was den freien Fluss von Prana in der *sushumna*, dem Hauptenergiekanal, der in der Wirbelsäule lokalisiert ist, begünstigt.

Wie merke ich, dass meine Yoga-Praxis zu mir passt?

Beim Üben liegt der Fokus auf einer »spürenden Achtsamkeit«.

Die Yogapraxis ist passend, wenn sich die Haltung stabil und gleichzeitig leicht anfühlt, der Atem ruhig und gleichmäßig fließt und der Geist dabei unabgelenkt, das heißt ausgerichtet bleibt. Das Yoga-Sutra nennt diese drei Qualitäten, *sthira sukha, dirgha sukhmah* und *ekagrata*. Das eine führt zum anderen, wenn die Yoga-Praxis den individuellen Fähigkeiten und Möglichkeiten ent-

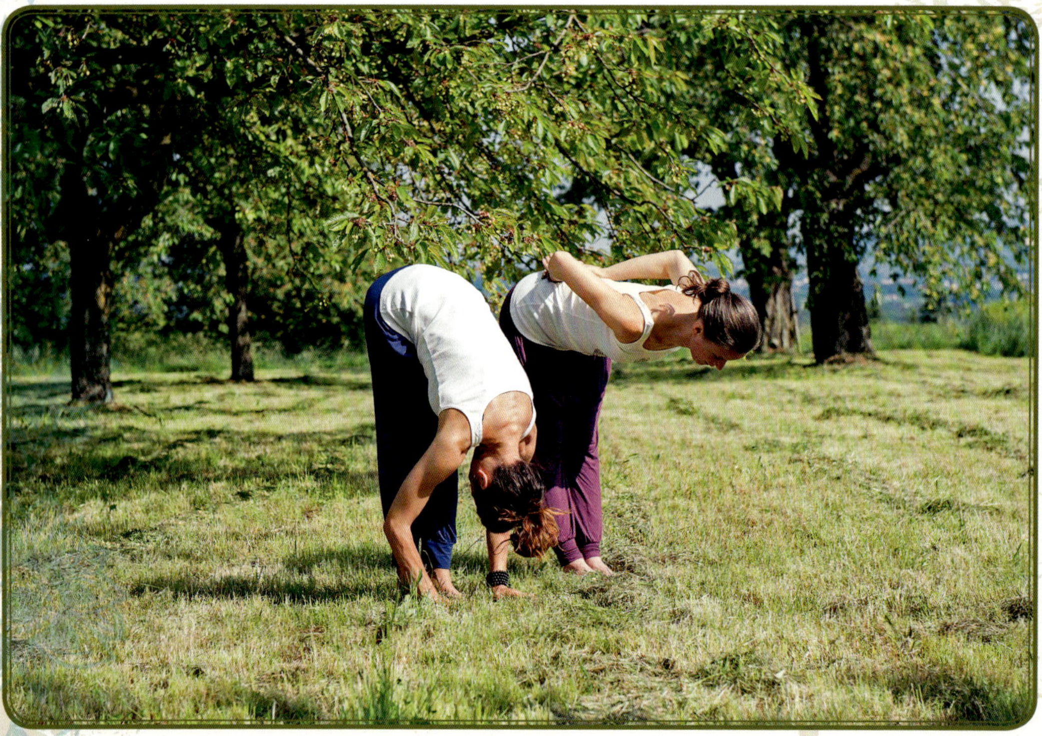

spricht. Überbeansprucht uns eine Übung oder ein Asana, wird der Atem unruhig oder stockend. Ist die Übung zu leicht, wandert unser Geist. Ist der Geist unruhig, wird der Atem flacher und die Praxis unbewusster geübt.

Wie übt man Yoga in der Tradition Krishnamacharyas?

In dieser Tradition ist die innere Haltung, mit der geübt wird, wichtiger als die äußere Form oder die Präzision, mit der ein Asana eingenommen wird. Die deutsche Yoga- und Zen-Lehrerin Helga Simon-Wagenbach prägte dafür den Begriff der »spürenden Achtsamkeit«.

Achtsames Üben setzt ein feines Mitgefühl für das eigene Handeln und Tun voraus und verlangt einen ehrlichen, verantwortungsvollen Umgang mit sich und seinem eigenen Körper und Geist. Dafür brauchen wir Disziplin, aber auch Begeisterung für das, was wir tun. Es bedarf der Selbstreflexion, weil wir nur so erspüren und erkennen können, ob das Wie und das Was unseres Übens im Moment zu uns passt oder ob es unser falscher Ehrgeiz ist, der uns in Haltungen führt, die uns nicht guttun. Und es verlangt von uns die friedliche Akzeptanz der eigenen Grenzen und die Hingabe an die Tatsache, dass nicht immer alles möglich ist. Das Yoga-Sutra nennt diese Qualitäten *tapas* (die Leidenschaft), *svadhyaya* (die Selbstreflexion) und *ishvara pranidhara* (die Hingabe an das Absolute).

Das Üben in spürender Achtsamkeit erfordert Langsamkeit, ohne die feine und subtile Veränderungen und Bewegungen kaum wahrgenommen werden können. Wir werden auf ganz natürliche Weise langsam, wenn wir uns auf unseren sanft fließenden Atem einlassen und die Bewegung mit ihm verbinden.

Bevor wir mit unserer Praxis beginnen, sollten wir uns überlegen, was wir mit ihr erreichen möchten. Wie viel Zeit wir heute für sie haben und zu welcher Tageszeit wir üben. Wir spüren dann zu unserer aktuellen körperlichen, geistigen und seelischen Verfassung, um die Asanas, Atem- oder Meditationsübungen entsprechend anpassen zu können. In diesem Bewusstsein über uns selbst nehmen wir den ersten Atemzug unserer heutigen Yoga-Einheit.

Welche heilsame Wirkung verspricht diese Art des Übens?

Yoga, der im Sinne von Viniyoga geübt und gelebt wird, entwickelt eine sanfte und subtile Kraft, die sich heilsam auf Körper, Geist und Seele auswirkt.

Auf der körperlichen Ebene reduziert diese achtsame Art des Übens die Verletzungsgefahr. Die bewusste tiefe Ein- und Ausatmung unterstützt durch den Austausch von Sauerstoff und Kohlendioxid den Stoffwechsel, wirkt zudem kräftigend, Zellen und Bindegewebe nährend, entschlackt, klärt und reinigt. Gleichzeitig versorgt die bewusste Atmung unseren feinstofflichen Körper mit *prana*, der universellen Lebenskraft.

Das Yoga-Sutra verspricht Widerstandskraft gegenüber externen Einflüssen, wenn die Qualität unserer Praxis stabil und leicht und der Geist gesammelt ist. Der ruhige Atem führt zu geistiger Klarheit und der ausgerichtete Geist zu müheloser Konzentration, die wir als »Flow«-Erfahrung wahrnehmen. Im Flow sind Herzschlag, Atmung und Blutdruck im größtmöglichen Einklang sowie Verstand und Emotionen in Harmonie.

Wissenschaftliche Untersuchungen an der Berliner Charité und in den USA haben in jüngster Zeit ergeben, das ein sanfter Yoga, wie er beispielsweise im Sinne von Viniyoga geübt wird, Entzündungsstoffe im Körper reduzieren, die Zellalterung verlangsamen, das Immunsystem stärken und sogar krebsaktive Gene deaktivieren kann. Außerdem nimmt die Dichte der grauen Zellen zu, wenn man über einen längeren Zeitraum täglich 30 Minuten meditativen Yoga übt (siehe Geo, »Was kann Yoga«, Ausgabe 6/2013).

Das sanfte, achtsame Üben lässt uns Verhaltensmuster und Gewohnheiten erkennen; wir erfahren unsere Einzigartigkeit und lernen idealerweise auch diese zu akzeptieren. Das kann zu positiven Veränderungen im Umgang mit uns selbst, in unseren Denkweisen, in unserem Leben und damit zu einem Heilwerden von Körper, Geist und Seele führen. Zu Veränderungen, die sich so sanft und subtil entwickeln dürfen, wie es ganz individuell zu uns passt.

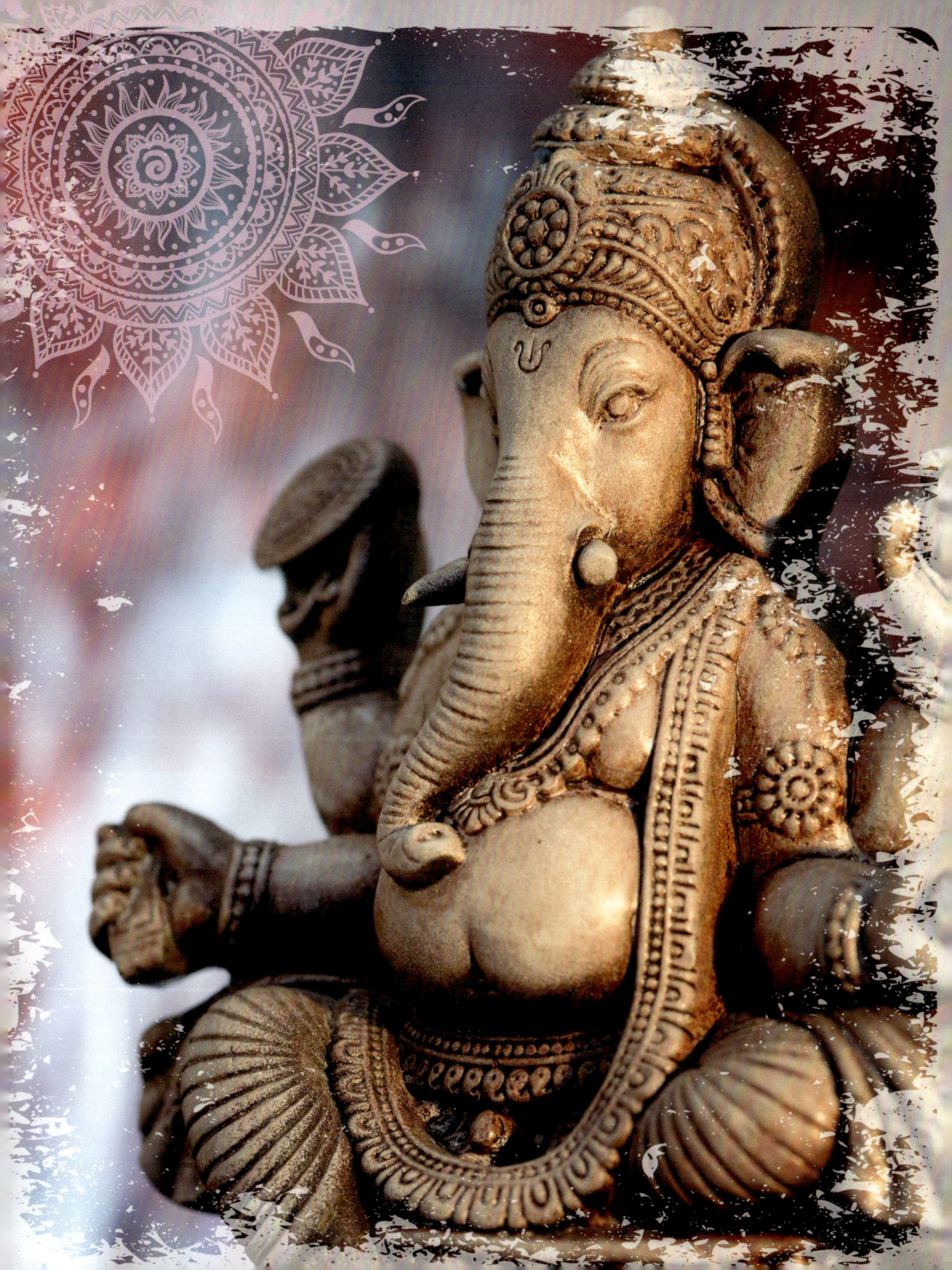

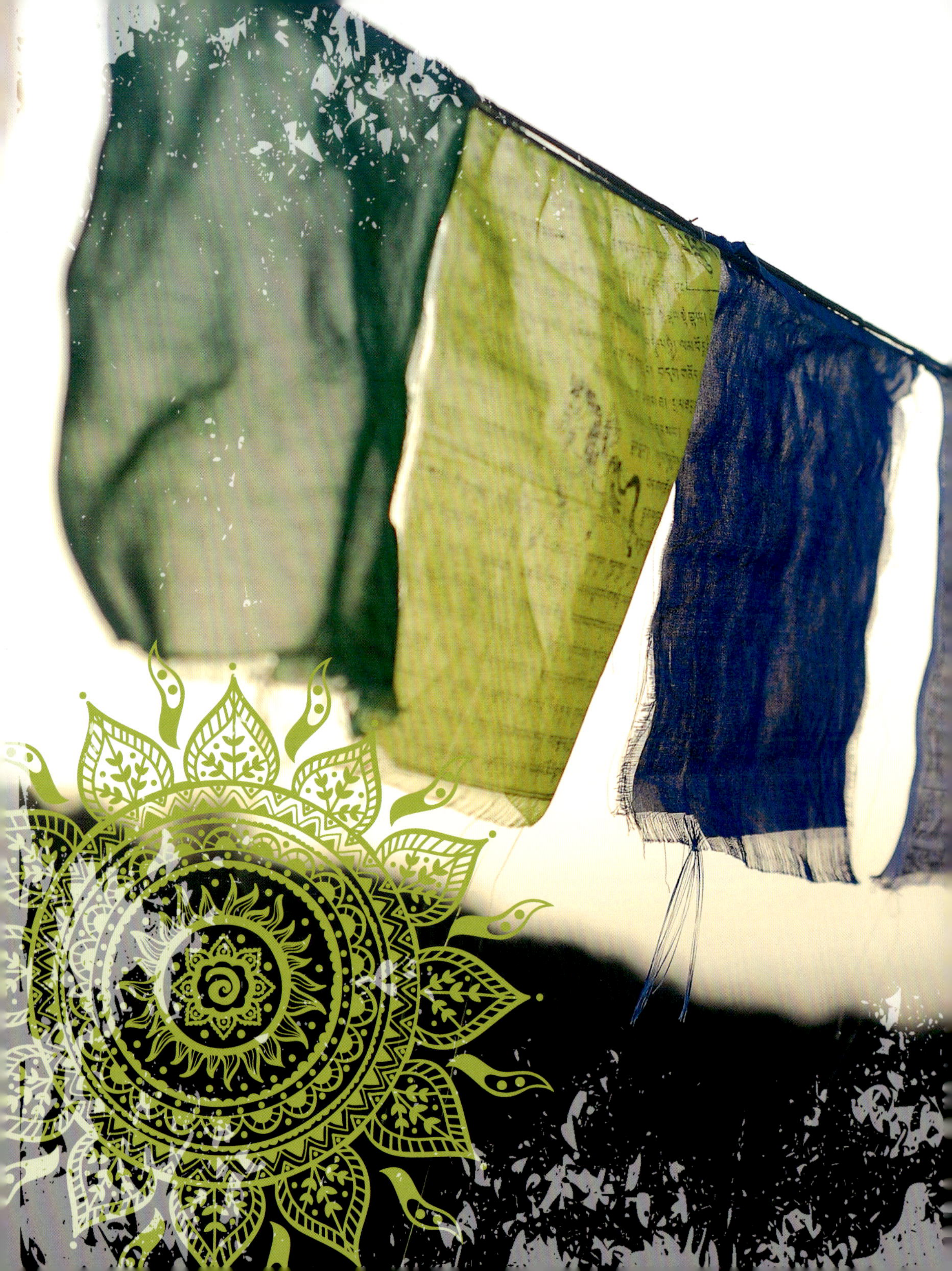

Heilsames Üben für Körper, Geist und Seele

In einer Zeit der unendlichen Möglichkeiten, wie und mit welchen Mitteln wir versuchen können, uns von den Belastungen des Alltags und des Lebens freier zu machen, bietet uns das jahrtausendealte Übungssystem des Yoga eine einfache Antwort: Die Bereitschaft zu üben, sich selbst wirklich spüren und wahrnehmen zu wollen, und schon können wir erfahren, wie die heilsame Praxis des Yoga uns in die ursprüngliche Einheit von Körper, Geist und Seele zurückführen kann.

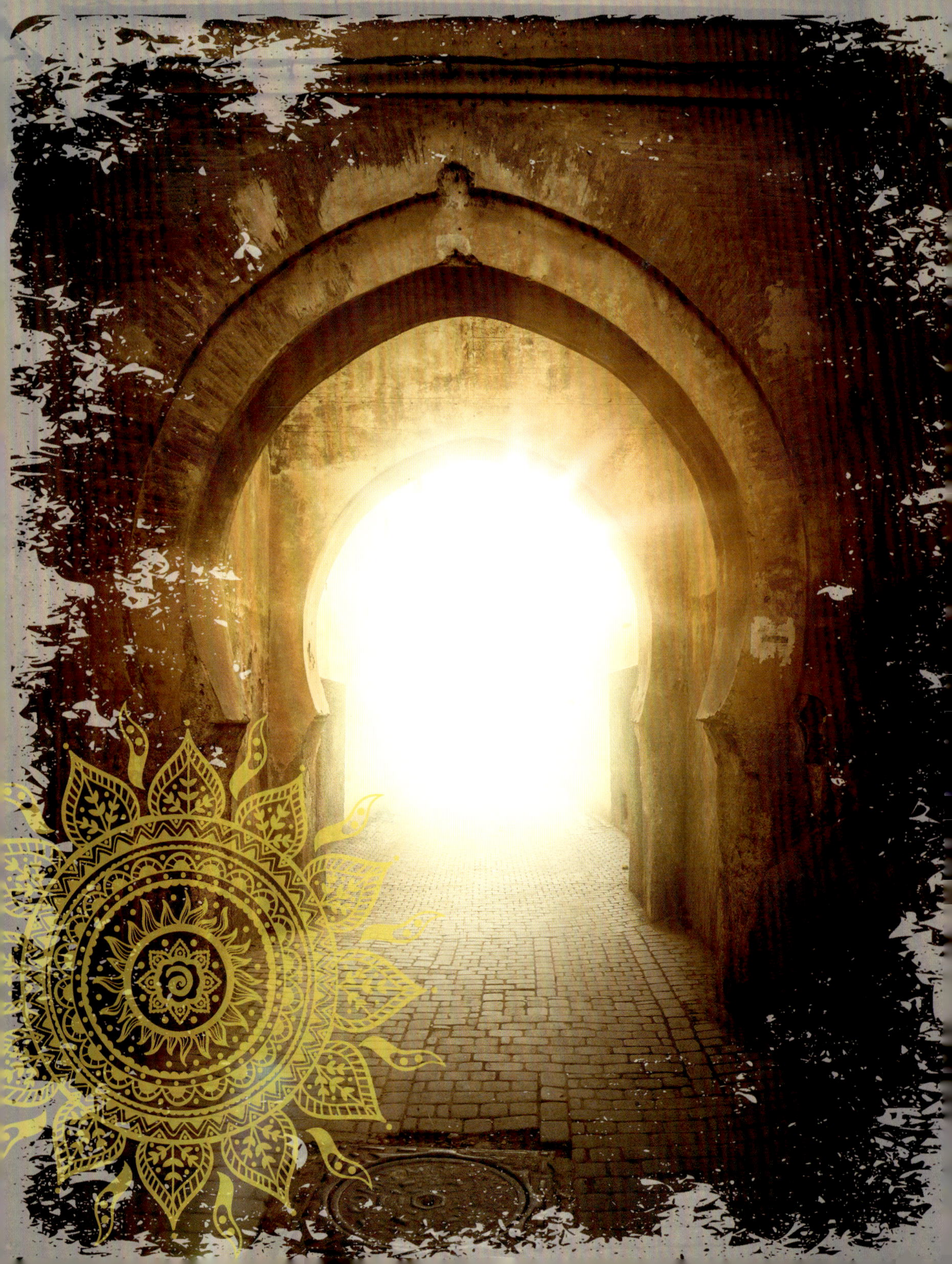

Yoga – eine Reise zu uns selbst

Yoga ist ein ganzheitliches Übungssystem, das Körper, Geist und Seele gleichermaßen berührt. Sind alle Ebenen harmonisch miteinander verbunden entsteht Einheit; eine Einheit, die in jedem von uns angelegt ist. Einseitige Anforderungen oder Überforderungen im täglichen Leben können diese Einheit unterbrechen. Häufig merken wir dies über eine lange Zeit nicht. Erst wenn sich auf einer der Ebenen deutliche Symptome zeigen, spüren wir: Wir sind in Disbalance. Wir haben Rücken- oder Knieschmerzen, einen steifen Nacken, sind gereizt, fühlen uns nicht wohl mit uns selbst, haben vielleicht einfach nur das Gefühl von Leere oder Unzufriedenheit. Die Gründe, wieso wir uns der Praxis des Yoga nähern, sind so unterschiedlich, wie wir Menschen selbst. Blicken wir auf unsere Motivation, Yoga zu üben, werden wir schnell feststellen, dass der Ursprung meist darin liegt, dass wir von etwas frei sein, bzw. von etwas mehr in unserem Leben haben wollen. Dieses »etwas« kann der Wunsch sein, frei zu sein von Rückenschmerzen, Steifheit, Knieschmerzen, frei zu sein von innerer Unruhe, Angespanntheit und Stress sein. Oder wir wünschen uns mehr Beweglichkeit, innere Ausgeglichenheit, Ruhe, ein Gefühl von Geborgenheit. Intuitiv fühlen wir, dass die äußeren Symptome nur ein Zeichen sind, dass etwas ist aus dem Gleichgewicht geraten ist, und wieder in Balance geführt werden soll.

>> Wir beginnen dort, wo wir sind, so wie wir sind und was geschieht, geschieht.<<

T.K.V. Desikachar

Für die Praxis des Yoga ist es nicht wichtig, auf welcher Ebene wir beginnen. Jede Ebene wirkt auf die andere ein. Die Praxis der Asanas (Körperhaltungen) wirkt auf Seele und Geist. Lösen wir Spannungen im Körper, wird das Denken freier und wir fühlen uns wohler. *Dhyanam* (Meditation) verändert den körperlichen und seelischen Zustand. Jeder kennt diese Erfahrung: Sind wir ausschließlich auf eine Sache konzentriert, vergessen wir eventuelle körperliche Schmerzen oder auch, dass wir vielleicht gerade unter einer Trennung leiden. Wir sind völlig in eine Sache eingetaucht, alles andere ist nebensächlich, wird nicht mehr wahrgenommen. Erst wenn die Konzentration nachlässt, tauchen nach und nach alle Themen wieder auf. Die Arbeit mit inneren

Themen wie Vertrauen, Liebe und Angst berührt die seelische, aber auch die körperlich-geistige Ebene. Gelingt es uns, den inneren Raum von Liebe oder Vertrauen in der Praxis zu öffnen, werden wir feststellen, dass dies mit einer Entspannung in Körper und Geist einhergeht. Es ist unsere Entscheidung, mit welcher Ebene wir beginnen wollen. Yoga ist eine Reise zu uns selbst. Jeder Einzelne von uns hat seine ureigenen Gründe, weshalb er diese Reise beginnt. Für jeden von uns wird sie unterschiedliche Erfahrungen, Begegnungen, glückliche und weniger glückliche Momente bereithalten.

Es ist eine Reise voll von Leben, reich an wunderbaren Entdeckungen. Sie bringt uns in Kontakt mit einem Teil von uns, der allzuoft in der Geschwindigkeit des Alltags, hinter den Forderungen der unterschiedlichen Rollen, die wir einzunehmen haben, unterzugehen droht: unserem eigentlichen Selbst. Yoga ist – wie uns die Grundlagenschrift des Yoga das Yoga-Sutra von

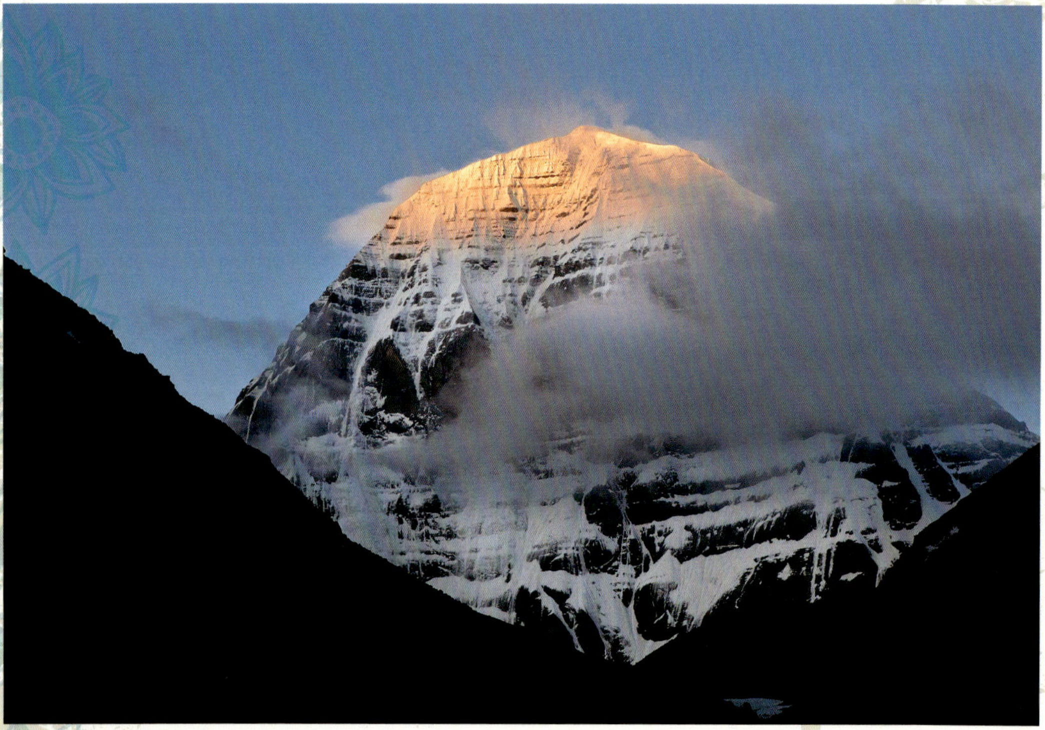

Patanjali sagt – ein Weg der Erfahrung. Das Yoga-Sutra beginnt mit den Worten *atha yogānuśāsanam.* Einheit lässt sich nicht erdenken oder erfühlen, sondern übend erfahren (Yoga-Sutra 1.1). Wir brauchen für die Praxis des Yoga keine besonderen Voraussetzungen. Aber das erste Sutra sagt uns klar, Yoga ist etwas, was wir selbst tun. Einheit, Balance, Harmonie – welches Wort wir auch immer verwenden – entstehen nicht abstrakt im Kopf oder nur im Gefühl. Es ist ein Zustand, der aus der fließenden Verbindung von Körper, Geist und Seele im Rahmen der Übungspraxis entsteht.

Yoga ist ein jahrtausendealtes Übungssystem, das uns seine Antwort auf die Frage gibt: Wie können Leid, Enge, Dunkelheit und Unglücklichsein in uns verringert werden und wie können dauerhaft Freude, Weite, Licht und Glück in unser Leben Einzug halten. Die Antwort liegt in uns und in unserer Bereitschaft, uns auf den Weg zu machen.

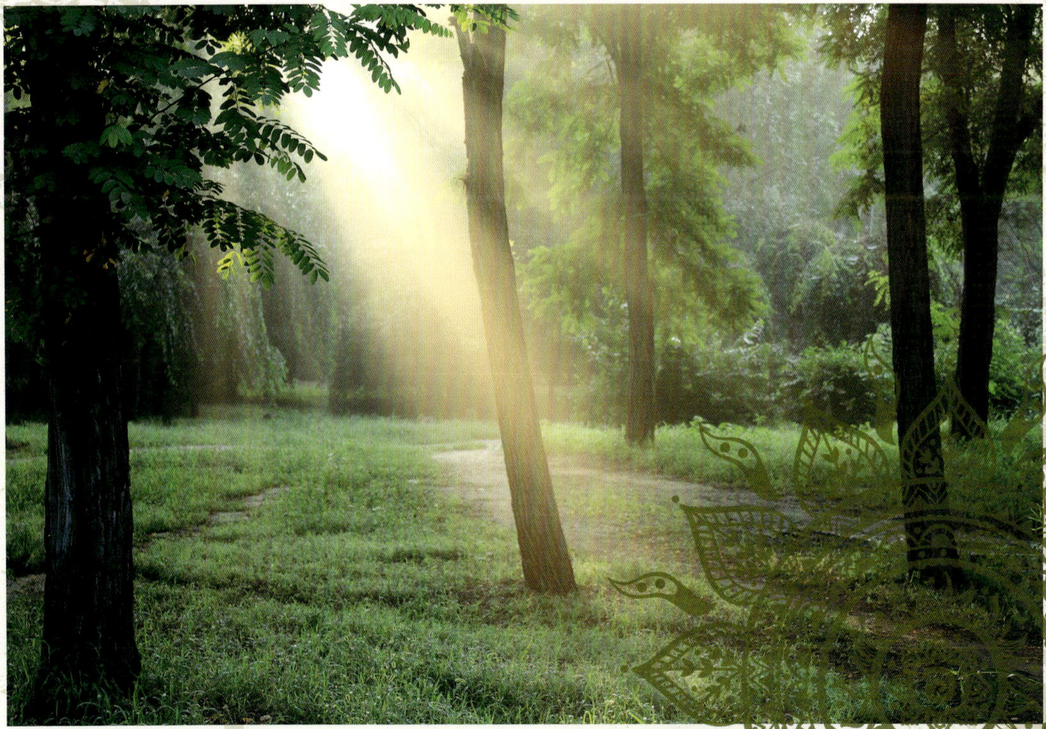

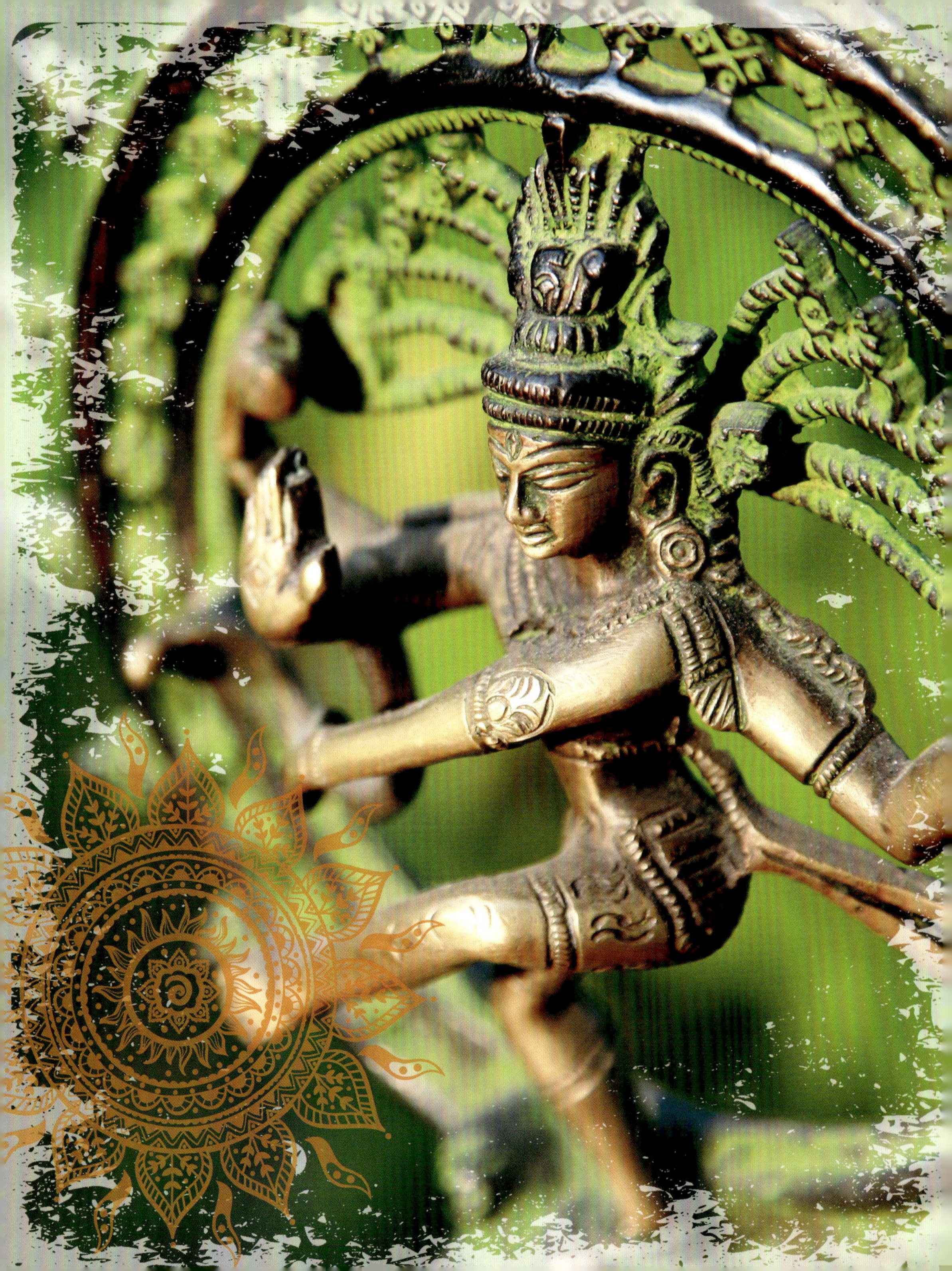

Übungen, die uns durch den Tag begleiten

Gurur Brahmã, Gurur Vishnu, Gurur Devo Maheshwarah, Guruh Sãkshãt, Param Brahmã, Tasmai Shrì Gurave Namaha

»Die Schöpfung ist mein Lehrer. Das Leben (Sein) ist mein Lehrer. Krankheit, Schwierigkeiten und Tod sind meine Lehrer. Es gibt den Lehrer in der unmittelbaren Nähe, es gibt den Lehrer jenseits dieser Welt. Ich verbeuge mich vor all diesen Lehrern und übergebe ihnen die Früchte all meiner Taten.«
(Sharon Gannon/Gabriela Bozic)

Das Leben ist ein immerwährender Kreislauf aus Werden, Sein und Vergehen. Dies ist der natürliche Rhythmus, dem alle Lebewesen unterliegen. Es ist ein Zyklus, der ein ganzes Leben umspannt, aber auch jeden einzelnen Moment unseres Lebens betrifft. Die Anforderungen des heutigen Lebens haben für die meisten Menschen dazu geführt, dass sie diesen natürlichen Rhythmus kaum mehr wahrnehmen. Eine technisierte Umwelt und erhöhte Anforderungen der Arbeits- und Alltagswelt führen dazu, dass sich viele Menschen mehr und mehr von sich selbst und ihrem natürlichen Ursprung entfernen. Das Resultat ist, dass wir uns meist nur dann spüren, bewusst wahrnehmen, lebendig fühlen, wenn ein starker Reiz von außen auf uns einwirkt.

Sind wir zum Beispiel frisch verliebt oder wurden wir mit einem Todesfall konfrontiert, spüren, fühlen und leben wir Emotionen in aller Tiefe. Genesen wir nach einer Krankheit oder erleben wir körperlichen Schmerz, nehmen wir den Körper und seine Veränderung im jeweiligen Zustand bewusst wahr. Es sind die einschneidenden Ereignisse des Lebens, die uns bewusst machen, dass alles einen Anfang und ein Ende hat, alles ein Prozess der Veränderung ist. Dann spüren wir deutlich, dass Leben ein stetiger Fluss der Veränderung ist und wir mit allen Ebenen – Körper, Geist und Seele – an diesem Fluss beteiligt sind. Oft nehmen wir uns in diesen einschneidenden Lebenssituationen vor, zukünftig näher an uns, unserem Fühlen, Wahrnehmen und Wert-

»When the truth is known ignorance cannot be, when the mind is pure there is no disease, when the breath is mastered there is no death, therefore, surrender to Yoga.«

Sri T. Krishnamacharya

schätzen der einzigartigen Momente des Lebens, zu bleiben. Und meist verlieren wir den Vorsatz, sobald das alltägliche Leben uns wieder von uns weg trägt. Die tägliche Praxis des Yoga gibt uns die Möglichkeit, ohne äußere Ereignisse aus uns heraus an der heilsamen Verbindung von Körper, Seele und Geist zu arbeiten. T. K. V. Desikachar sagte einst auf die Frage, wohin die Praxis des Yoga führen könne: »Man hat sich von sich selbst entfernt und Yoga bringt einen zu sich selbst zurück. Das ist alles.«

Fest verbunden mit dem Boden unter uns mit Leichtigkeit nach oben wachsen!

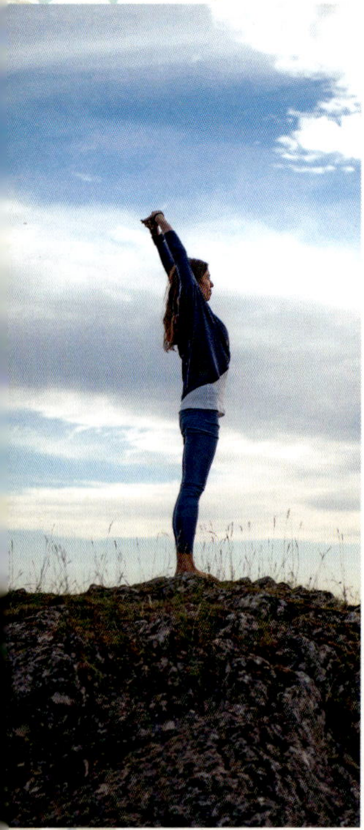

Yoga üben, bedeutet, den Alltag bewusst zu unterbrechen und Schritt für Schritt eine heilsame Verbindung zu uns selbst aufbauen. So kann die Praxis des Yoga zu einer sanften Kraft werden, die uns von innen heraus verändert.

Der Atem – steter Begleiter des Lebens

»Denn es ist der Rhythmus des Universums, der durch uns atmet ... und während wir dies erleben, empfangen wir die vitalen Kräfte *(prana)* des Universums mit unserem ganzen Wesen, mit jedem Atemzug, und wir geben uns mit jedem Atemzug ihm hin. Dieses lässt uns erkennen, dass das Leben aus einem dauernden Geben und Nehmen besteht, aus Empfangen und Loslassen, Einverleiben und Verzicht, aus einem dauernden Austausch und tiefer gegenseitiger Bezogenheit aller individuellen und universellen Kräfte.« (Lama Anagarika Govinda) Atmen ist das Erste, was wir auf dieser Welt tun, und es ist das Letzte, was wir tun, wenn wir diese Welt verlassen. Der Atem begleitet uns unser ganzes Leben. Ohne Atem kein Leben. Jeder einzelne Atemzug (Einatem – Atempause – Ausatem) ist Abbild des Lebenszyklus von Werden, Sein und Vergehen. Nicht ohne Grund haben die Yogis die drei Phasen der Atmung symbolisch den drei Gottheiten – *Brahma, Vishnu, Shiva* – zugeordnet.

Für die Einatmung steht der Gott Brahma, der Schöpfer. Durch die Einatmung nehmen wir Lebenskraft in uns auf. Sie ist Kraft, Stärke und der Beginn einer Entwicklung.

Für die Pause zwischen den Atemzügen steht Vishnu, der Erhalter. Vishnu als Gottheit hält das gesamte Universum zusammen. Die Pause zwischen den

Atemzügen verbindet die Einatmung mit der Ausatmung. Sie ist der Augenblick des absoluten Seins.

Für die Ausatmung steht *Shiva* oder *Devo maheshwarah*. Die Gottheit Shiva steht für Zerstörung. Hinter der Zerstörung aber steht das Grundprinzip des Universums aus Werden und Vergehen. Nur wenn etwas vergeht, kann etwas Neues entstehen.

Der Atem ist der Träger von *prana*, der universellen Lebensenergie. Sich mit dem Atem zu verbinden bedeutet zugleich, sich mit allen anderen Lebewesen dieses Planeten zu verbinden. Alle Lebewesen treten über den Atem in Verbindung zu *prana*. Die Fähigkeit zu atmen ist das, was uns alle miteinander verbindet. Mit jeder Einatmung nehmen wir *prana* in uns auf; verbinden uns mit der universellen Energie. Mit jeder Ausatmung geben wir *prana* zurück in das Universum. So entsteht ein permanenter Kreislauf aus Geben und Nehmen, in den alle Lebewesen eingebunden sind.

Der Atem ist die Brücke zwischen Körper und Geist. Werden wir krank oder fühlen uns fiebrig, wird der Atem automatisch kürzer. Wir alle kennen das Gefühl, uns dann außerstande zu sehen, auch nur einen klaren Gedanken zu fassen. Erschrecken wir, ärgern uns, sind wütend, »stockt« uns im wahrsten Sinne des Wortes der Atem; der Körper, die Muskulatur beginnen sich zu verspannen, die Gedanken rasen ungeordnet und wild durch unseren Kopf. Fühlen wir uns wohl, lesen ein Buch oder hören Musik, fließt der Atem ruhig und gleichmäßig. Der Körper entspannt, unserem Geist fällt es leicht, klar ausgerichtet bei der einen Sache zu bleiben, die wir gerade tun. Beginnen wir uns in einzelnen Lebenssituationen selbst genauer zu beobachten, entdecken wir: Alle Ebenen sind miteinander verbunden; alle Ebenen sind eine Einheit und beeinflussen sich gegenseitig. Es gibt nicht nur den Körper, nicht nur den Atem und nicht nur den Geist. Reagiert eine Ebene, reagieren alle anderen Ebenen mit. Üben wir Yoga, machen wir uns diese Tatsache zunutze. In der Praxis verbinden wir bewusst die Ebenen miteinander und können sie auf eine heilsame Art und Weise beeinflussen.
Dem Atem – als Brücke zwischen Körper und Geist – kommt in der Yogapraxis zentrale Bedeutung zu. Wenn wir Yoga üben, nutzen wir den Atem auf mehreren Ebenen.

1. Über den Atem verbinden wir uns mit *prana*, der universellen Lebensenergie, und damit mit allem, was uns umgibt.
2. Über den Atem schaffen wir die Brücke von Körper, Geist und Seele.
3. Durch die Konzentration auf den Atem zentrieren wir unseren Geist.

Atem und Bewegung in der Yogapraxis

Der Atem bewegt den Körper bei jedem Atemzug. Wir nutzen diese natürliche Atembewegung in der Asanapraxis, indem wir bewusst den Atem mit der Bewegung verbinden. Der Atem führt die Bewegung und unterstützt uns bei jedem einzelnen Bewegungsablauf. Im zweiten Kapitel des Yoga-Sutra von Patanjali, erfahren wir, welche Qualität der Atem während der Praxis haben sollte. Der Atem sollte *dirgha* und *suksmah* lang, gleichmäßig und fein fließen (Yoga-Sutra 2.50).

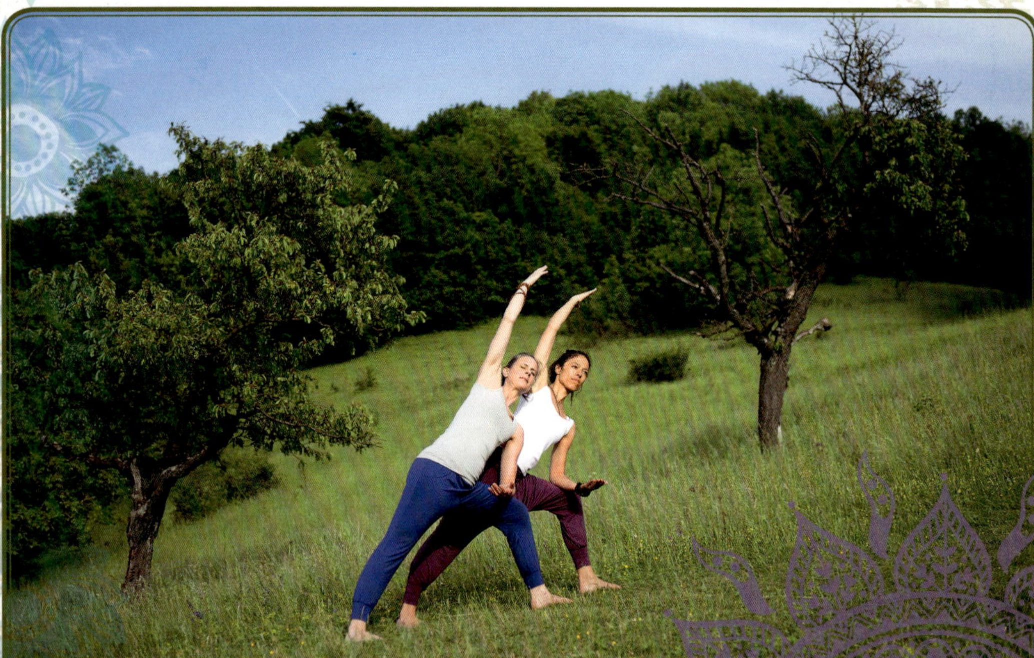

Parsvakonasana **– die Flankendehnung lässt den Atem tief in Bauch und Seite fließen.**

Sich den Atem zum Freund machen

Beginnen wir Schritt für Schritt, uns dem Atem zu nähern. Zwar atmen wir den ganzen Tag, aber in den seltensten Fällen nehmen wir den Atem bewusst wahr. Er ist etwas, das von selbst geschieht. Während der Yogapraxis tun wir nun etwas Ungewohntes. Wir arbeiten bewusst mit dem Atem, möchten ihn nach und nach lenken und ihm sogar eine bestimmte Qualität geben.

Eine kleine Wahrnehmungsübung

Suchen Sie sich einen bequemen Sitz oder Stand. Bringen Sie Ihre Aufmerksamkeit zu den Nasenflügeln und beginnen Sie zu beobachten, wie der Einatem an den Nasenflügeln und den Naseninnenwänden in den Körper einströmt. Folgen Sie dem Atem durch den Brustraum bis hinab in den unteren Bauchraum. Spüren Sie, ob vor der beginnenden Ausatmung eine kleine Pause entstehen möchte. Nur, wenn der Atem natürlich von sich aus eine kurze Unterbrechung macht, lassen Sie diese entstehen. Wenn der Ausatem beginnt, folgen Sie der Ausatmung vom unteren Bauchraum über den Brustraum, bis der Atem an den Nasenwänden über die Nasenflügel wieder aus dem Körper ausströmt. Versuchen Sie sich ganz auf den Atem zu konzentrieren. Es ist die natürliche Tendenz des Geistes, sich auf Reisen zu begeben. Beobachten Sie sich selbst, ob Ihre Aufmerksamkeit beim Atem ist oder ob Sie unmerklich begonnen haben, über Themen aus dem Alltag nachzudenken. Fällt Ihnen auf, dass Sie den Fokus auf den Atem verloren haben, lenken Sie die Aufmerksamkeit sanft auf den Atem zurück.

»Was immer auch an Göttern, Menschen, Tieren existiert, alle bedürfen des *prana*, um zu leben.«

Taittiriya Upanishad 2.3

Den Atem lenken

Legen Sie beide Hände auf den Bauch und beginnen Sie bewusst die Ausatmung in den Bauchraum zu lenken. Spüren Sie, wie sich bei der Ausatmung die Bauchdecke nach innen bewegt, sich die untere Bauchmuskulatur leicht aktiviert, Bauchinnenwand und Nabel Richtung Wirbelsäule sinken. Wenn eine Atemunterbrechung entstehen möchte, lassen Sie diese entstehen. Mit der Einatmung beginnt der Bauchraum sich auszudehnen. Spüren Sie, wie sich die Bauchdecke bei der Einatmung gegen die Handinnenflächen wölbt, groß und weit wird. Bleiben Sie für einige Atemzüge bei der Bauchatmung. Versuchen Sie ganz in ihren Atem und die kleinen Bewegungen, die bei jedem Atemzug entstehen, einzutauchen. Der Atem ist eine lebendige Bewegung, in die wir ganz mit einbezogen sind.

Im nächsten Schritt lassen Sie eine Hand auf dem Bauchraum und legen die andere Hand auf das Brustbein. Atmen Sie aus dem Bauchraum aus. Beginnen Sie die Einatmung und lassen Sie den Atem über den Bauchraum nach oben zur oberen Hand hin in den Brustraum aufsteigen. Spüren Sie, wie sich alleine durch die Bewegung des Atems die Rippen auseinanderbewegen, der Brustkorb sich weitet, nach außen bewegt und das Brustbein sich sanft anhebt.

Nehmen Sie wahr, wie die Wirbelsäule durch die Bewegung des Atems aufgerichtet wird. Beginnen Sie die Ausatmung in den Bauchraum. Die Bauchdecke beginnt zu sinken. Brustkorb und Unterleib bewegen sich nach Innen. Achten Sie darauf, dass die Wirbelsäule trotz der Bewegung nach innen aufgerichtet bleibt. Versuchen Sie den Atem ruhig und ohne Anspannung fließen zu lassen.

Atem und Bewegung in Harmonie verbinden

Wie wir in der kleinen Wahrnehmungsübung gerade gespürt haben, geschieht durch jeden Atemzug, den wir nehmen, im Körper eine Bewegung. Wenn wir Asanas (Körperhaltungen) üben, erfordern diese dieselbe Bewegung wie der Atem. Es gibt Bewegungen, die den Brustkorb weiten und die zu einer Dehnung auf der Körpervorderseite führen: zum Beispiel die Arme heben. Genauso gibt es Bewegungen, die den Brustkorb nach innen sinken lassen und bei denen sich der Bauchraum nach innen bewegt: zum Beispiel sich nach vorne beugen.

Atemräume: Brustraum und Bauchraum. Einatmung öffnet den Körper, die Ausatmung schließt den Körper.

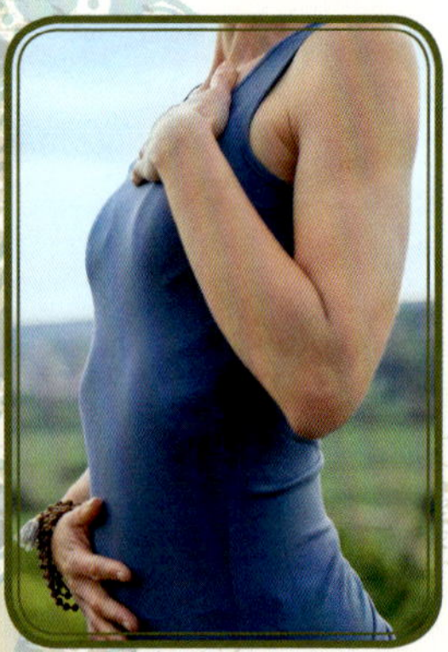

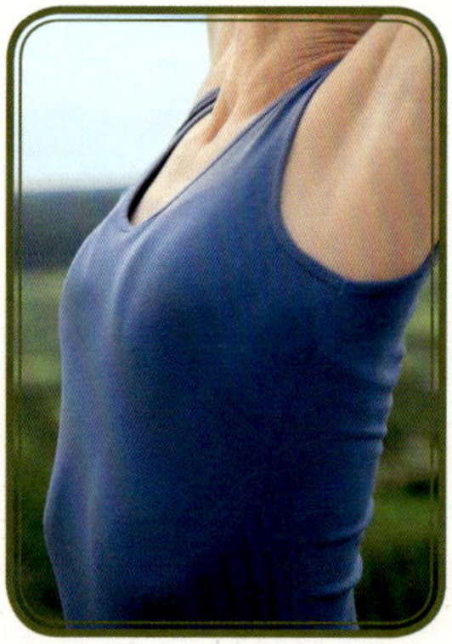

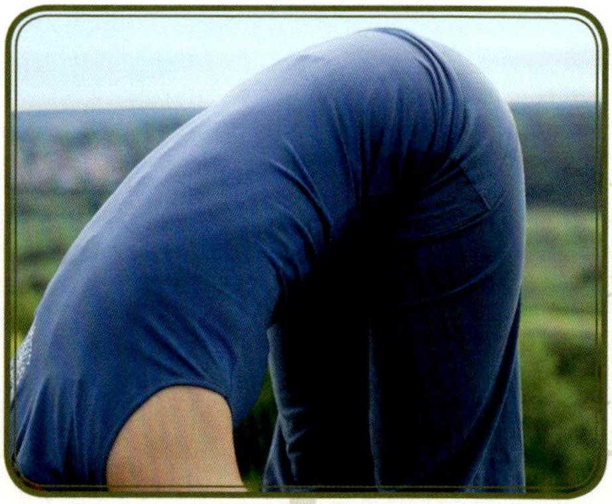

In der Yogapraxis nutzen wir den Atem und seine Bewegung, um den Körper in den einzelnen Bewegungsabläufen zu unterstützen. Der Grundsatz ist: Atem und Bewegung arbeiten miteinander und nicht gegeneinander. Der Atem führt die Bewegung.

Den Tag beginnen – Kraft schöpfen

Jedes Aufwachen an einem neuen Tag eröffnet uns ungeahnte Möglichkeiten aus diesem Tag etwas Wunderschönes und Besonderes zu machen. Mit dem ersten Öffnen der Augen blicken wir auf einen Tag, der noch völlig unberührt ist. Oft meinen wir zu wissen oder zu ahnen, was der Tag uns bringen wird. Haben diesen bereits durchstrukturiert, kennen die Termine, wissen was wir zu tun haben, wie wir unseren Tag verbringen. Nicht selten haben wir uns bereits ein Urteil gebildet, wie der Tag wohl werden wird. Ein guter Tag, ein weniger guter Tag, ein entspannter oder ein anstrengender Tag ... selten würdigen wir diesen ersten Moment eines jeden Tages als das, was er tatsächlich ist. Ein vollständiger Neuanfang, etwas das noch nie gewesen ist und auch nie mehr genauso sein wird. Ein Geschenk des Universums an uns, diesen Tag lebendig, spürend, fühlend und mit all unseren Sinnen wahrnehmen zu dürfen. Und selten – gerade im Alltag – nehmen wir uns die Zeit, diesen neuen Tag zunächst anzulächeln.

In der indischen Mythologie ist Schöpfung nicht etwas, was einmal geschieht und daraus entwickelt sich alles andere, sondern Schöpfung geschieht in jedem Augenblick. Den Tag mit einer Yogapraxis zu beginnen, bedeutet, sich mit unserer ureigenen Schöpfungskraft in Verbindung zu bringen. Mit dem Betreten der Matte können wir einen Raum schaffen, der frei ist von unseren Vorstellungen, von Wünschen, Wollen, Nicht-Wollen, einen Raum der frei ist von Erfolg und Misserfolg; ein Raum, der frei ist von unseren Erwartungen an das und Ängsten vor dem Leben. Wir können bewusst einen Raum betreten, der vor allem einen Sinn hat: Uns in Verbindung mit uns selbst und unserer Kraft zu bringen. Ein Raum der Ruhe, bevor die Geschwindigkeit des Alltags die natürliche Stille und den Rhythmus des Lebens überdecken. Ein Raum, der uns zentriert und in dem die Möglichkeit verborgen liegt, tief aus uns heraus dem Tag zuzulächeln und ihm unabhängig davon, was er bringen mag, freudig zu begegnen.

Die Welt – ein Gedanke Gottes. In tiefer Meditation schuf *Brahma*, der Schöpfer, die manifeste Welt. Zuvor gab es nur *Brahman* – das unendliche Sein, dargestellt als Ozean. *Brahma* gelang es, *Prana* zu meistern und so kam die schöpferische Energie ins Universum.

Den Tag beginnen – Kraft schöpfen

1a Finden Sie am Anfang der Matte einen guten, stabilen und aufrechten Stand. Nehmen Sie mit geschlossenen Augen wahr: Wie stehe ich jetzt in diesem Augenblick, wie fühlt sich mein Körper heute morgen an?

1b Eine Hand liegt auf dem Bauch, eine Hand auf dem Brustbein. Verbinden Sie sich mit dem Atem. Bei jeder Ausatmung aus dem Bauchraum ausatmen. Bauchinnenwand bewegt sich nach innen. Einatmen in den Brustraum. Das Brustbein hebt sich, der Brustraum füllt sich und die Rippen dehnen sich leicht auseinander.

2a Lassen Sie die Hände neben den Körper sinken. Atmen Sie vorbereitend aus. **Einatmend** hebt sich das Brustbein, die Arme folgen über vorne nach oben. Die Schultern bleiben entspannt und heben sich nicht zu den Ohren. **Ausatmend** geht die Bauchdecke nach innen, die Arme senken über vorne. **Einatmend** hebt sich das Brustbein, die Arme gehen über die Seite über den Kopf. **Ausatmend** senken sich die Arme über die Seite neben den Körper. **Wiederholen Sie 3- bis 6-mal in Ihrem Tempo.**

3 Atmen Sie vorbereitend aus.
Einatmend hebt sich das Brustbein, die Arme folgen über vorne nach oben. Die Schultern bleiben entspannt und heben sich nicht zu den Ohren. **Ausatmend** senkt die Bauchdecke sich nach innen. Beugen Sie sich aus der Hüfte achtsam mit geraden Rücken nach vorne unten. Das Gesäß weicht leicht nach hinten aus. Sobald Sie spüren, dass im unteren Rücken zu viel Dehnung geschieht, beugen Sie leicht die Knie. Der linke Arm legt sich im Laufe der Ausatmung auf dem unteren Rücken ab, der rechte Arm geht zum Boden. **Einatmend** hebt sich der Kopf, das Brustbein folgt der Bewegung, beide Arme sind neben dem Kopf und Sie finden mit langen Rücken wieder den Weg nach oben in den Stand. **Ausatmend** lassen Sie die Arme sinken. **Wiederholen Sie nun zur anderen Seite, 3-mal je Seite.**

4 Kommen Sie in die Schrittstellung, großzügiger Abstand zwischen den Füßen. Vorderer Fuß gerade ausgerichtet, hinterer Fuß leicht zur Seite ausgedreht, Becken/Hüften gerade nach vorne ausgerichtet.

1a

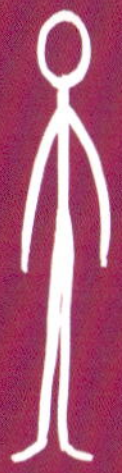

Sich bewusst im Stand wahrnehmen

1b

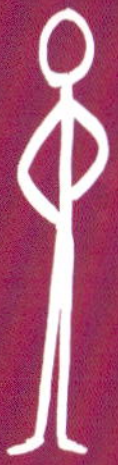

Ein- und ausatmen, den Atem spüren

2

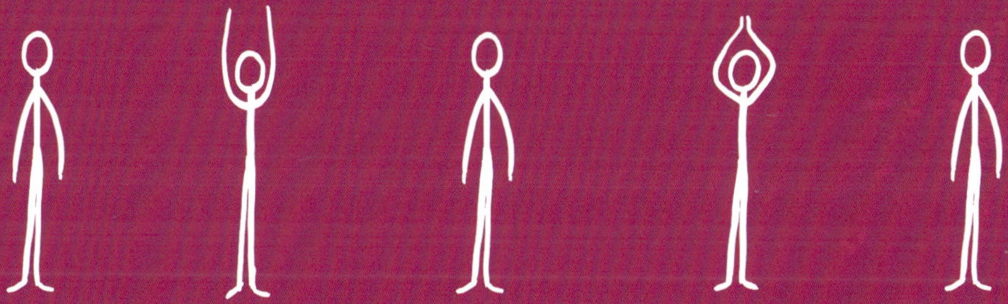

Vorbereitend ausatmen – Einatmend Arme heben – Ausatmend Arme senken – Einatmend Arme über Seite heben – Ausatmend Arme senken

3

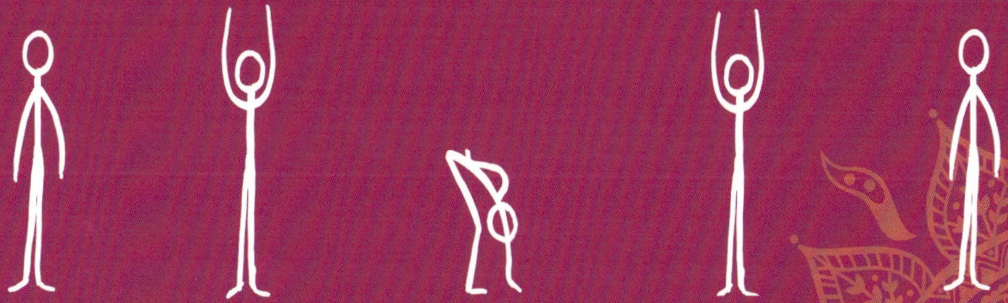

Vorbereitend ausatmen – Einatmend Arme heben – Ausatmend Vorbeuge – Einatmend aufrichten – Ausatmend Arme senken

Einatmend das vordere Knie beugen, die Arme heben über vorne nach oben. **Ausatmend** die Arme auf Schulterhöhe weit zur Seite öffnen, in den Schultern loslassen. **Einatmung** in den Brustkorb einströmen lassen, das Brustbein sanft anheben. Mit der **Ausatmung** lösen Sie die Haltung.
Wiederholen Sie 3-mal pro Seite.

5 Atmen Sie vorbereitend aus.
Einatmend die Arme über vorne heben. **Ausatmend** beugen Sie aus der Hüfte nach vorne unten, beide Hände kommen zum Boden. In der Atempause stellen Sie den rechten Fuß für *virabhadrasana* zurück.
Mit der **Einatmung** heben Sie Kopf, Brustbein und die Arme und kommen nach oben für *virabhadrasana*. Gewicht bleibt im hinteren Fuß.
Ausatmend bringen Sie die Hände zum Boden, heben die hintere Ferse und steigen zurück in den herabschauenden Hund. Handgelenke gerade nach vorne ausrichten, die Arme strecken, der Nacken ist lang und der Blick nach hinten gerichtet, die Füße hüftbreit geöffnet. **Einatmend** die Knie auf den Boden bringen für *cakravakasana* (Vierfüßlerstand). **Ausatmend** das Gesäß zu den Fersen schieben, soweit dies ohne Druck in den Knien möglich ist, am Ende der Ausatmung sinken die Unterarme und die Stirn zum Boden, Schultern und Nacken sind entspannt. **Einatmend** hebt sich der Kopf, Vierfüßlerstand. **Ausatmend** kehren Sie zurück in den herabschauenden Hund.
In der Atempause bringen Sie den rechten Fuß nach vorne zwischen die

4

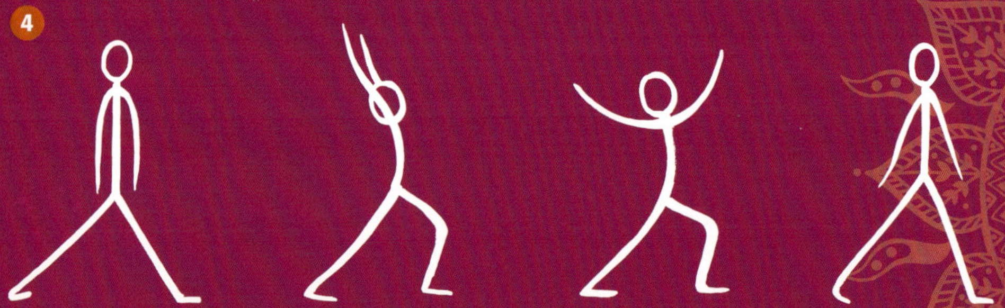

Vorbereitend ausatmen | Einatmend in den Helden | Ausatmend Arme öffnen und einatmen | Ausatmend Ausgangsposition

5

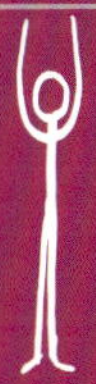

Einatmend Arme heben

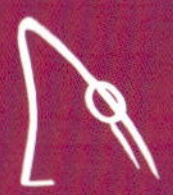

Ausatmend Vorbeuge

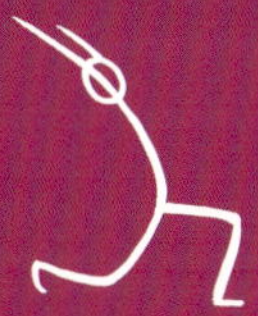

Einatmend kleiner Held

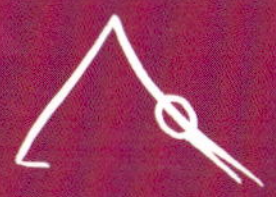

Ausatmend in den Hund

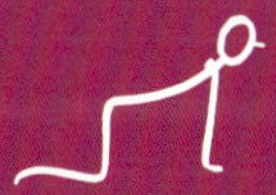

Einatmend 4-Füßlerstand

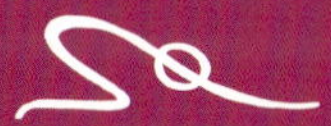

Ausatmend Gebetshaltung

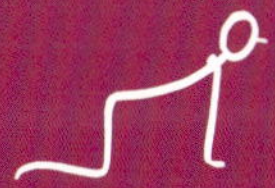

Einatmend 4-Füßlerstand

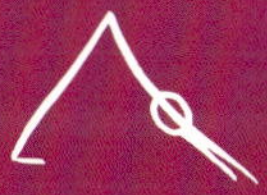

Ausatmend in den Hund

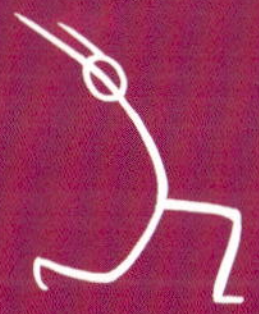

Einatmend kleiner Held

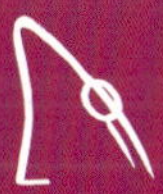

Ausatmend Vorbeuge

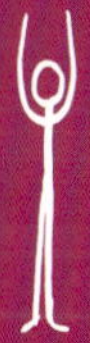

Einatmend aufrichten

Ausatmend Arme senken

6

Bauchlage, Stirn am Boden, vorbereitend ausatmen

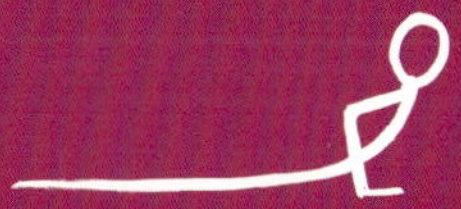

Einatmend Kopf und Oberkörper heben

Ausatmend Kopf und Stirn zum Boden senken

7

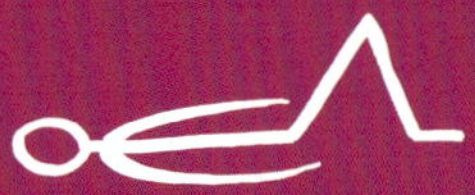

Rückenlage, Beine angewinkelt, nachspüren

8

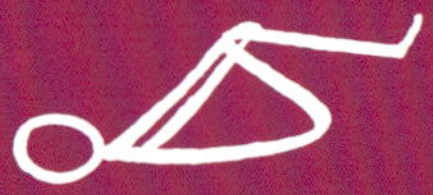

Ausatmend Oberschenkel Richtung Bauch ziehen

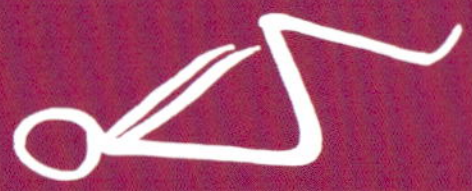

Einatmend Oberschenkel vom Bauch wegbewegen

9

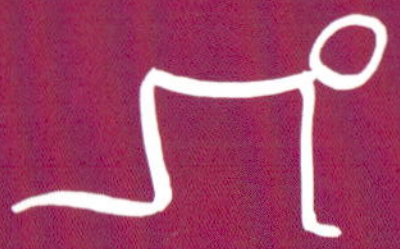

Einatmend 4-Füßlerstand, Kopf sanft heben

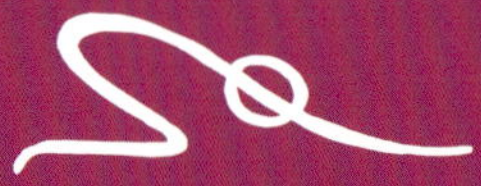

Ausatmend Gebetshaltung, Kopf entspannt

10

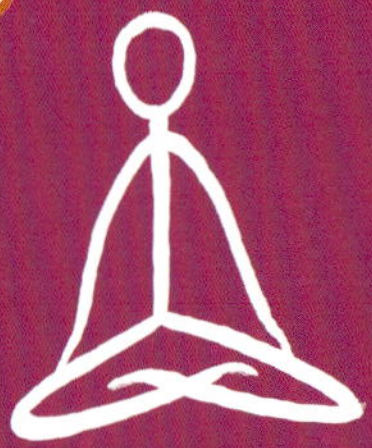

Einatmen, ausatmen, Stille genießen

Hände und kommen mit der Einatmung in *virabhadrasana*. **Ausatmend** kommen Sie zurück nach vorne in die Vorwärtsbeuge. **Einatmend** heben Sie den Kopf, Arme neben dem Kopf, lassen den Rücken lang werden, und kommen den ganzen Weg nach oben zum Stehen. **Ausatmend** senken Sie die Arme und wiederholen Sie zur anderen Seite, **1- bis 2-mal pro Seite.**

6 Legen Sie sich auf den Bauch, die Hände auf Brusthöhe aufgestellt, die Stirn liegt auf dem Boden. Die Füße sind geschlossen. Bei Druck im unteren Rücken die Füße bis hüftbreit öffnen. Schultern und Schulterblätter ziehen leicht nach hinten Richtung Gesäß. Lassen Sie mit der **Einatmung** den unteren Rücken lang werden und verlängern Sie das Steißbein Richtung Fersen. **Ausatmend** pressen Sie leicht das Schambein in die Matte.
Atmen Sie in den Brustkorb ein und heben Sie Kopf und Oberköper an. Drücken Sie dabei nicht die Hände in die Matte, sondern lassen Sie sich von der Kraft der Rückenmuskulatur nach oben tragen. **Ausatmend** legen Sie sich wieder auf dem Boden ab. **3-mal wiederholen. Wiederholen Sie die Praxis 6, bleiben Sie 2 bis 5 Atemzüge in der Haltung.**

7 Legen Sie sich auf den Rücken, stellen Sie die Füße hüftbreit auf und legen Sie die Hände auf den Bauch. Nehmen Sie sich einen Augenblick Zeit nachzuspüren, wie sich der Körper jetzt anfühlt, wie sich die Kraft und Energie der Praxis sanft in Ihrem Körper ausbreiten kann.

8 Ziehen Sie **ausatmend** die Knie zum Brustkorb, legen Sie die Hände je auf einem Knie ab. **Einatmend** bewegen Sie die Knie leicht nach vorne, bis sich die Arme strecken. **Wiederholen Sie mehrere Male, bis Sie das Gefühl haben, dass sich die Rückenmuskulatur entspannt.**

9 Kommen Sie in den Vierfüßlerstand. **Ausatmend** schieben Sie das Gesäß langsam zu den Fersen. **Einatmend** kommen Sie langsam wieder nach oben in den Vierfüßlerstand. **Wiederholen Sie mehrere Male.**

10 Kommen Sie zum Sitzen. Schließen Sie die Augen. Lassen Sie den Atem sanft und gleichmäßig fließen. Stellen Sie sich vor, wie langsam hinter Ihrer Stirn ein Lächeln entsteht. Lassen Sie zu, dass dieses Lächeln sich langsam im ganzen Körper ausbreitet.

>> Yoga exists in the world because everything is linked.<<

T.K.V. Desikachar

Inseln der Entspannung im Alltag

Aus der Sicht des Yoga ist von einem ganzheitlichen Gesundheitsbegriff auszugehen. Aus der yogischen Perspektive bedeutet Gesundheit Balance und Harmonie in Körper, Geist und Seele.

Von Natur aus ist diese Balance in uns angelegt, sie ist der Zustand, nach dem alle Lebewesen streben. Betrachten wir unser tägliches Leben, stoßen wir auf eine Vielzahl an Hindernissen, die dieses Gleichgewicht stören. Kaum ein Mensch hat im Alltag nicht das Gefühl, unter Stress oder unter Druck zu stehen. Die Ursachen, weshalb wir uns gestresst fühlen, sind vielfältig: Zeit-

Baddha Konasana – sich dem Augenblick hingeben und öffnen.

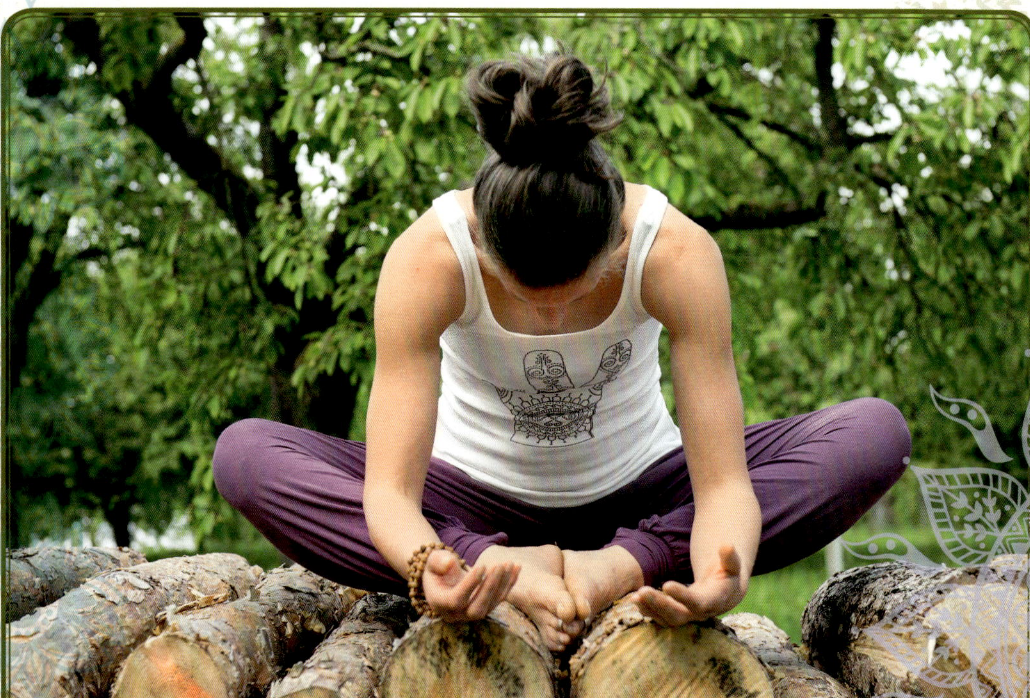

druck, Konflikte – privat oder in der Arbeit –, Leistungsdruck, Existenzsorgen, Zukunftsängste, Belastung durch verschiedene Rollen, unser eigener Perfektionismus, dem wir nicht gerecht werden, die Angst, zu versagen oder unter der Fülle der Anforderungen des Lebens begraben zu werden …

Für viele von uns sind diese Gefühle so vertraut, dass uns nicht mehr auffällt, wie sich nach und nach etwas Ungesundes als Normalzustand in unser Leben einschleicht. Symptome, die aus diesen Belastungen resultieren, entstehen auf den unterschiedlichen Ebenen des Seins. Fortwährendes Kreisen um scheinbar nicht lösbare Themen, Grübeln, mehr und mehr in eine negative Sicht der Welt und von uns selbst zu geraten, sind Zeichen von Stressbelastung auf der kognitiven Ebene. Das Gefühl von Gereiztheit, Wut, Ärger, Angst oder unterdrückter Aggression zeigt uns auf der emotionalen Ebene, dass wir nicht mehr in einem gesunden Gleichgewicht sind. Auch die vegetativ-hormonelle Ebene kann in Mitleidenschaft gezogen werden. Herzrasen, Frieren, Schwitzen und auch ein trockener Mund sind deutliche Zeichen. Zähneknirschen, angespannter Kiefer und Verspannungen im Schulter-Nacken-Bereich sind Zeichen für Stress auf der muskulären Ebene.

Gesund durch Ruhe und Gelassenheit

Egal, auf welcher Ebene die Symptome auftreten, sie haben eines gemeinsam: Sie verursachen Spannung in Körper, Geist und Atem. Wir fühlen uns in »unserer Haut« nicht mehr wohl. Wir haben unsere gesunde innere Mitte verloren. Da wir vor allem die oberflächlichen Stresssymptome wie Verspannungen, Nervosität oder kurzen Atem als normal empfinden, geschieht es selten, dass wir an diesem Punkt bereits korrigierend eingreifen. Stress wirkt sich auf einer tieferen Ebene, auf unsere Persönlichkeit, auf das Immunsystem und auf unser allgemeines Wohlbefinden aus. Über Jahre kann es so zu einer Entwicklung kommen, die zu ernsthaften und chronischen Erkrankungen führt (vgl. A. G. Mohan). Den meisten von uns ist dies klar. Doch handeln wir selten entsprechend dieser Klarheit. Weshalb?

Handeln und Veränderung würde bedeuten, dass wir davon ausgehen, dass es in unserer Hand liegt, etwas verändern zu können. Sprechen wir mit Freunden,

Ca. 2000 Jahre alt, ist das Yoga-Sutra von Patanjali heute so aktuell wie damals. Yoga-Sutra 1.30 beschreibt Hindernisse, die dazu führen, dass wir den Zustand von Yoga – Balance und Einheit von Körper, Geist und Seele – nicht aufrechterhalten können.

Familie oder Arbeitskollegen darüber, weshalb wir uns gestresst, unglücklich oder unwohl fühlen, endet dies häufig in einer langen Aufzählung äußerer Umstände, die an unserem Zustand schuld seien. Würden sich nur diese äußeren Umstände ändern, dann wäre alles besser. Aus der Sicht des Yoga ist genau vom Gegenteil auszugehen. Die Ursache aller Krankheit liegt in uns selbst und der Art unseres Geistes, auf die äußeren Umstände zu reagieren.

Unser Alltagsgeist hat die Angewohnheit, sofort auf äußere Umstände zu reagieren, sich in ihnen zu verwickeln, sich mit ihnen zu identifizieren. Auf alles, was uns begegnet, reagieren wir emotional mit Zu- oder Abneigung. Der Alltagsgeist ist ein »unruhiger, zerstreuter und ständig reagierender Geist« (Helga Simon-Wagenbach).

>> Sich krank fühlen, träge werden, sich nicht entscheiden können, hastig sein, Vorhaben aufschieben, zerstreut sein, Dinge überbewerten, sich nicht genügend zutrauen und unbeständig sein – das sind die Hindernisse, die das Fühlen und Denken nachteilig beeinflussen. <<

Yoga-Sutra, 1.30

Betrachten wir das Bild von *Vishnu* und *Brahma*. *Vishnu* ist in der indischen Mythologie der Weltenerhalter. In unterschiedlicher Gestalt erscheint er immer wieder auf der Erde, um als Avatar, ein in menschlicher Gestalt inkarnierter Gott, die Erde zu retten. Aus der westlichen Perspektive müsste dieser dynamische Gott viel zu tun haben. Er wäre in permanenter Bewegung, stünde unter extremem Druck und außerordentlicher Verantwortung. Die klassischen Darstellungen zeigen uns Vishnu, wie er auf der Weltenschlange *Adishesha* liegt und schläft. Vishnu befindet sich in Yoga Nidra, dem Schlaf der Yogis. Er ist in einem Zustand der Entspannung bis in die tiefsten Bewusstseinsschichten. *Vishnu*, der Erhalter der Welt, ist ruhig, völlig unabhängig von den äußeren Umständen.

Wir sind Menschen und kein Gott. Es ist normal, dass wir bis zu einem gewissen Grad auf die äußeren Umstände reagieren, uns von diesen bewegen lassen. Doch wir lernen genauer zu beobachten, wann diese Umstände und unsere Reaktion darauf beginnen, schädlich zu werden. Der Sanskritausdruck hierfür lautet *svadhyaya*, das Selbststudium, das Sich-selbst-Nähern. Wir können über den Tag verteilt kurze Momente des bewussten Atmens einbauen, was uns hilft, innerlich ruhiger und entspannter zu werden. Wenn wir merken, dass wir beginnen, uns zu verspannen, können wir kleine Bewegungen und Übungen machen, die die Anspannung wieder ausgleichen. Es liegt in unserer Hand, kleine »Entspannungsinseln« im Alltag zu gestalten, die uns helfen, in einem ausgeglicheneren Zustand zu bleiben.

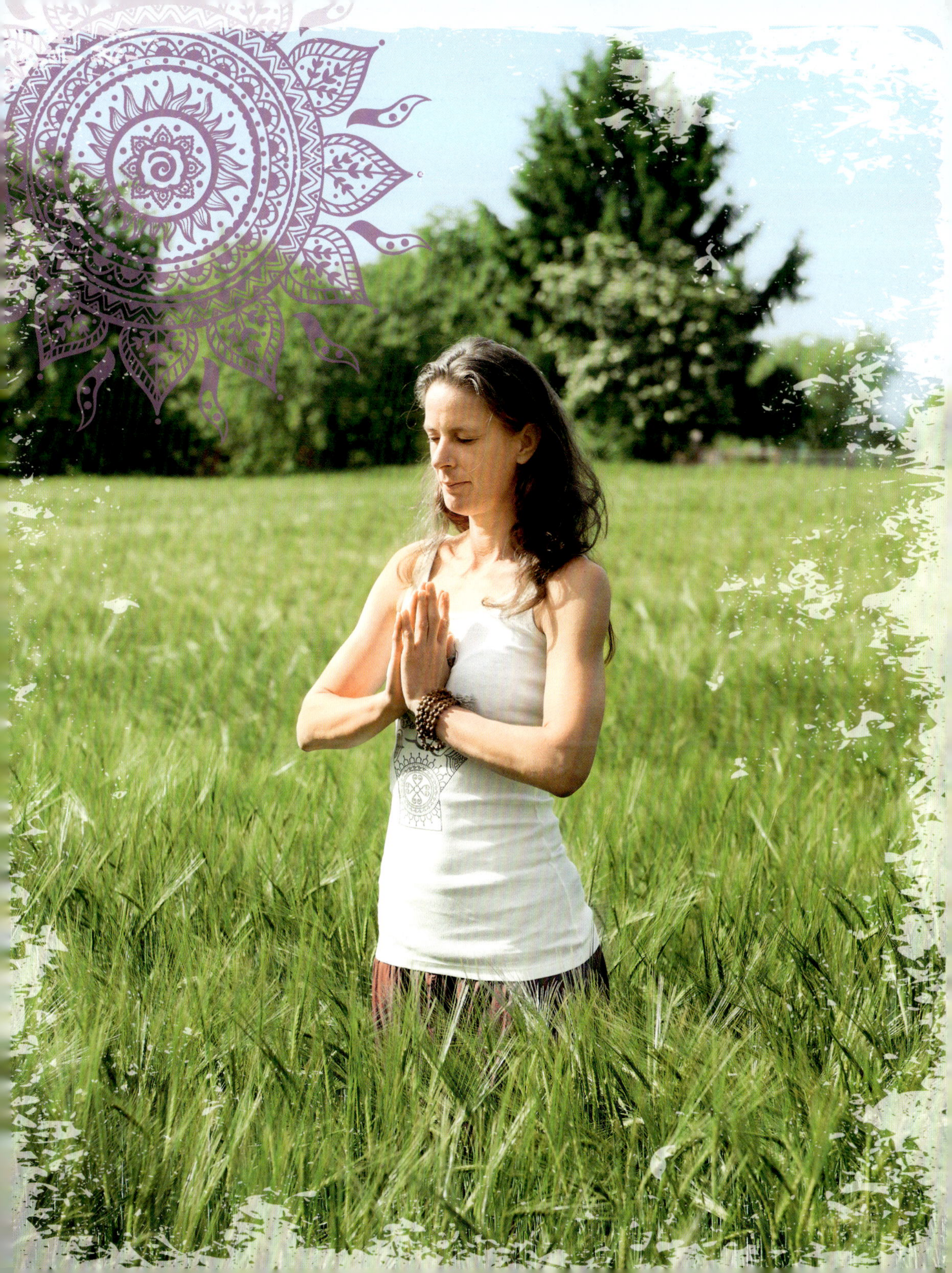

Kleine Übungen für zwischendurch

Diese Übung sind als Anregungen für zwischendurch gedacht – Sie können diese ganz nach Belieben üben, wann und wo Sie wollen. Suchen Sie sich einfach eine oder mehrere Übungen aus, die Sie ansprechen, und integrieren Sie diese als Entspannungsinsel in Ihren Tag.

1 Setzen Sie sich aufrecht auf einen Stuhl. Die Füße parallel, die Hände auf den Oberschenkeln. Lassen Sie sich an- und zur Ruhe kommen.

2a Sitzen Sie auf Ihrem Stuhl, die Füße parallel ausgerichtet, die Wirbelsäule und der Rücken lang. **Einatmend** das Brustbein heben und den Kopf leicht in den Nacken legen. **Ausatmend** das Kinn Richtung Brustbein sinken lassen, ohne die Aufrichtung in der Wirbelsäule zu verlieren.
Mehrmals wiederholen.

2b Sitzen Sie aufrecht auf Ihren Stuhl. **Einatmend** die Arme über die Seite heben, mit den Fingern ineinandergreifen und die Handflächen Richtung Decke drehen. **Ausatmend** die Ellbogen beugen, die Schultern entspannen und die Handrücken zum Scheitel führen. **Einatmend** die Arme wieder strecken, ohne die Schultern zu den Ohren zu heben.
Ausatmend die Arme senken.

1

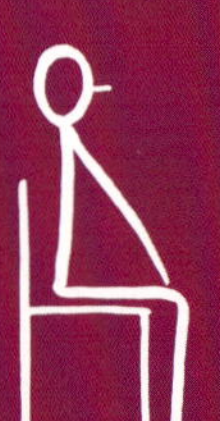

Einatmen, ausatmen und zur Ruhe kommen

2a

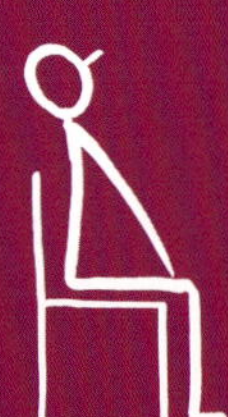

Einatmend das Brustbein heben

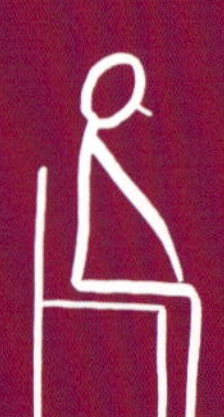

Ausatmend Kinn Richtung Brustbein senken

2b

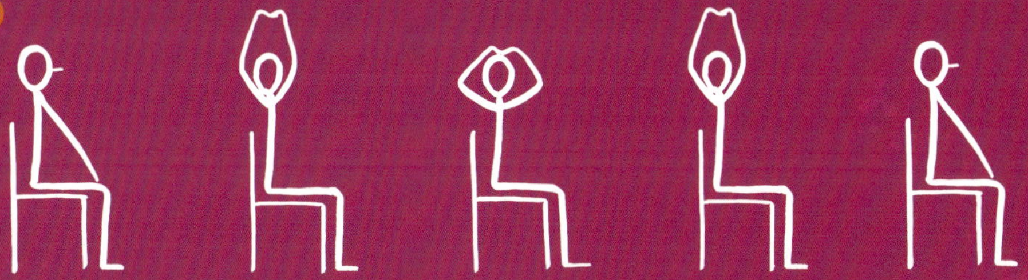

Vorbereitend ausatmen | Einatmend Arme heben | Ausatmend Hände zum Scheitel | Einatmend Arme strecken | Ausatmend Arme senken

3a

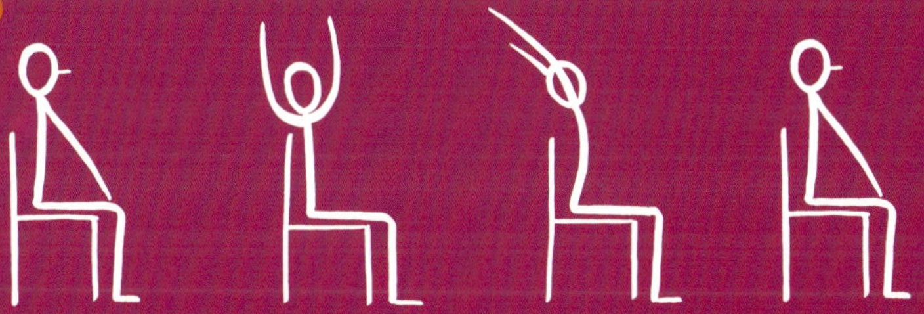

Vorbereitend ausatmen | Einatmend Arme heben, ausatmend … | … tiefer in die Rückbeuge und einatmen | Ausatmend Arme senken

3b

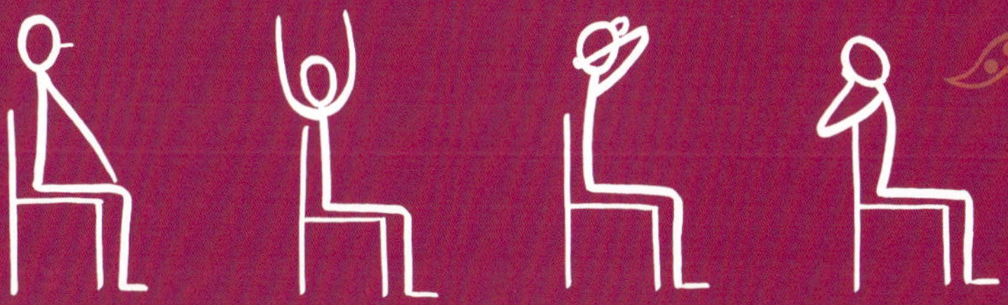

Vorbereitend ausatmen | Einatmend Arme heben | Ausatmend Hände hinter Kopf senken | Einatmend Ellbogen öffnen

3a Sitzen Sie aufrecht auf Ihrem Stuhl. **Einatmend** die Arme über die Seite oder vorne heben. **Ausatmend** die Position halten. **Einatmend** versuchen das Brustbein mehr anzuheben und tiefer in die Rückbeuge zu gehen. **Ausatmend** die Arme senken.

3b Sitzen Sie aufrecht auf Ihrem Stuhl. **Einatmend** die Arme über die Seite heben. **Ausatmend** die Finger am Hinterkopf verschränken. **Einatmend** das Brustbein heben und leicht zurücklehnen.

3c **Einatmend** die Arme über die Seite heben. **Ausatmend** die Arme zum unteren Rücken führen und die Hände verschränken. **Einatmend** das Brustbein heben und die verschränkten Hände etwas vom Rücken weg bewegen, versuchen, tiefer in die Rückbege zu gehen. **Ausatmend** lösen.

3d **Ausatmend** die Hände auf die Tischplatte vor Ihnen oder auf die Oberschenkel legen. **Einatmend** die Füße fest in den Boden drücken, Gesäß anheben, Becken gekippt lassen, Oberkörper leicht nach vorne beugen, Hände auf dem Tisch oder den Oberschenkeln abstützen. **Ausatmend** zurück auf den Stuhl setzen, Oberkörper aufrichten.

3e **Einatmend** die Arme über die Seite oder vorne heben. **Ausatmend** aus der Hüfte nach vorne beugen, versuchen, den Oberkörper auf den Ober-

3c

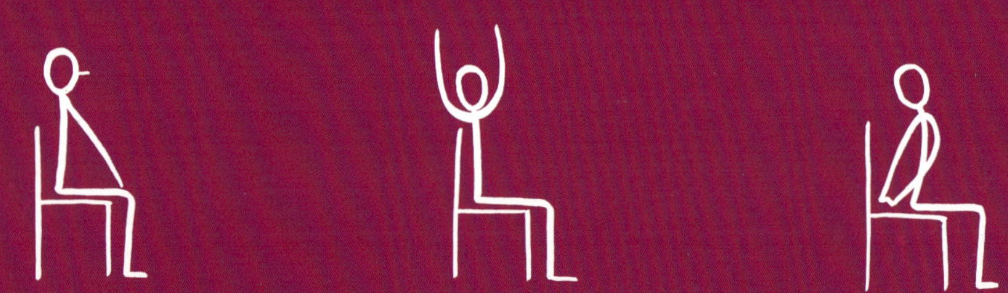

Vorbereitend ausatmen — Einatmend Arme heben — Ausatmend Hände verschränken

3d

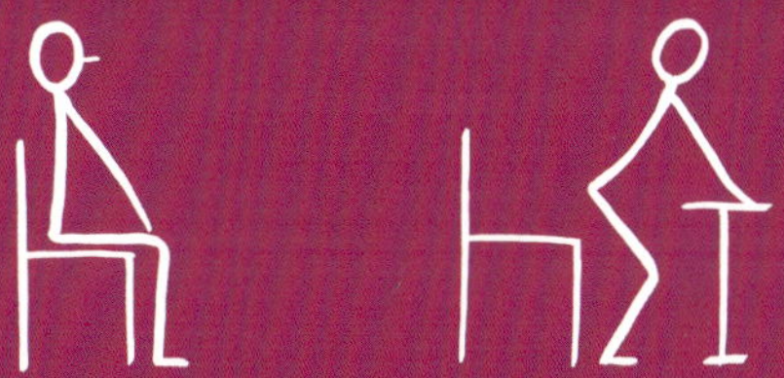

Vorbereitend ausatmen
Einatmend aufstehen

3e

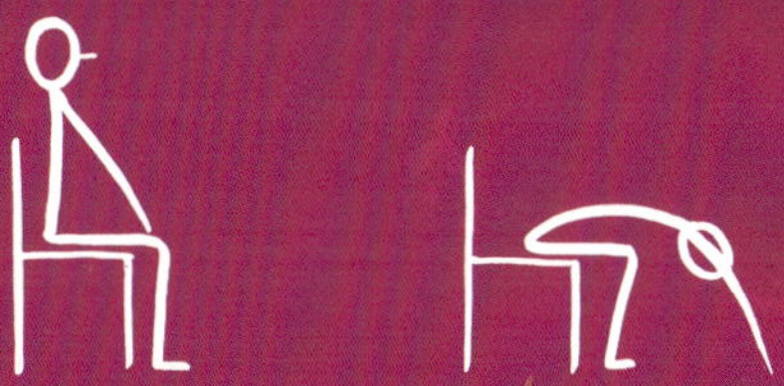

Vorbereitend einatmen
Ausatmend Vorbeuge

3f

Vorbereitend ausatmen
Einatmend Arme heben

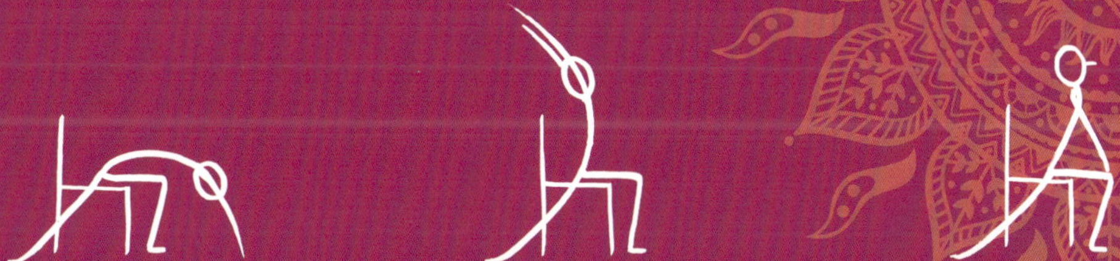

Ausatmend Vorbeuge
Einatmend Arme heben
Ausatmend Arme senken

3g

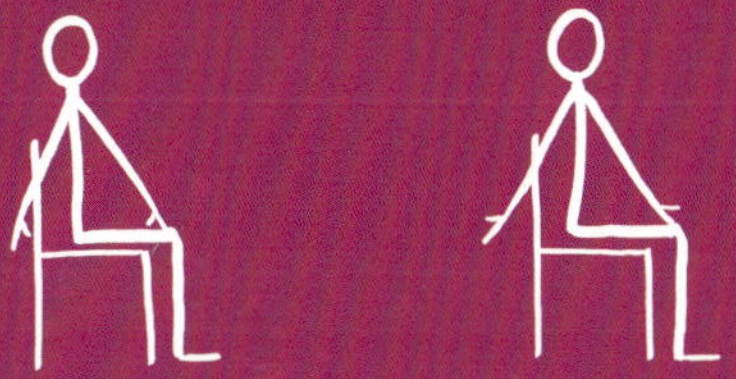

Ausatmend Drehung
Einatmend aufrichten

3h

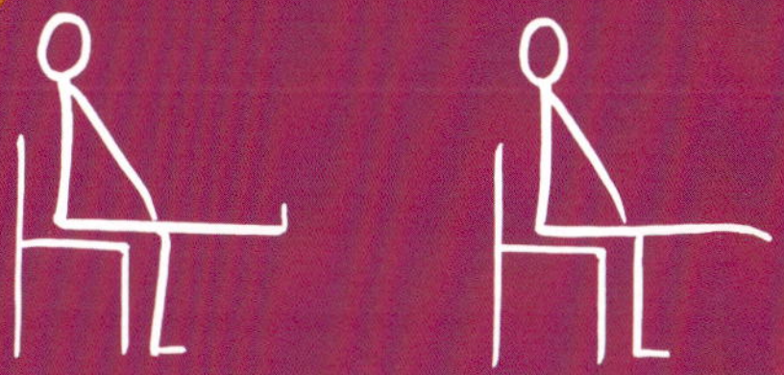

Ausatmend Fuß flexen
Einatmend pointen

schenkeln abzulegen. Die Hände berühren den Boden. **Einatmend** den Hinterkopf anheben, die Arme heben und den Oberkörper aufrichten.

3f Kommen Sie an den seitlichen Stuhlrand und strecken Sie das rechte Bein nach hinten. **Einatmend** die Arme über die Seite nach oben heben. **Ausatmend** den Oberkörper über das gebeugte linke Knie beugen, Hände gehen zum Boden. **Einatmend** den Hinterkopf anheben, Arme nach vorne führen, Oberkörper mit langem Rücken aufrichten. **Ausatmend** die Arme sinken lassen. **Auf der anderen Seite wiederholen.**

3g Aufrechter Sitz. Stellen Sie beide Beine nebeneinander. Der aufgerichtete Oberkörper ist sanft nach rechts gedreht. Legen Sie die linke Hand auf die Außenseite des rechten Knies, die rechte Hand ist hinter dem Gesäß an der rechten Stuhlaußenkante. Die Arme sind gestreckt. Handflächen zeigen zum Körper. **Einatmend** die Handflächen nach außen drehen. **Ausatmend** die Handflächen zurück zum Körper drehen. **Zur anderen Seite wiederholen.**

3h **Einatmend** das Brustbein anheben. **Ausatmend** den Unterschenkel des rechten Beins anheben, Fuß flexen. **Einatmend** den linken Fuß lang machen, die Zehenspitzen zeigen nach vorne. **Ausatmend** den Fuß absetzen.
Auf der anderen Seite wiederholen.

4 Kommen Sie in einen hüftgelenksbreiten Stand. Die Zehen zeigen nach vorne. Der Oberkörper ist aufgerichtet. Die Schultern sind weich, der Scheitel ist der höchste Punkt. Finden Sie in Ihr Gleichgewicht, indem Sie die Haltung des Baums einnehmen. **Varianten:** Einen Fuß auf dem Fußrücken des Standbeins absetzen; Fußsohle an die Unterschenkelinnenseite des Standbeins setzen; Fußsohle an die Oberschenkelinnenseite des Standbeins setzen, Hände vor dem Herzzentrum; Arme neben dem Körper. **Auf beiden Seiten üben.**

5 Kommen Sie in einen aufrechten Stand, die Arme neben dem Körper. **Einatmend** die Fersen anheben und die Arme über vorne oder die Seite heben. **Ausatmend** die Arme sinken lassen und die Fersen langsam absetzen.

6 Kommen Sie auf die Zehenspitzen. **Einatmend** das Gewicht auf die Ballen verlagern, Fersen heben, auf die Zehenspitzen kommen. **Ausatmend**

Fersen etwas absenken, das Gleichgewicht halten. **Einatmend** die Fersen wieder anheben. Ausatmend Fersen langsam wieder absetzen.
Einige Male wiederholen. Regt den Kreislauf an und kräftigt die Venen.

7 **Nyasa:** Legen Sie die Hände mit den Handflächen nach oben auf den Oberschenkeln ab. Atmen Sie ein. **Ausatmend** drücken Sie die rechte Zeigefingerkuppe an die rechte Daumenkuppe und die linke Zeigefingerkuppe an die linke Daumenkuppe. **Einatmend** lösen Sie die Fingerkuppen. **Ausatmend** die rechte Mittelfingerkuppe zur rechten Daumenkuppe und linke Mittelfingerkuppe zur linken Daumenkuppe. **Einatmend** lösen Sie den Kontakt der Fingerkuppen. Wiederholen Sie die Übung mit dem Ring- und dem kleinen Finger.
Beginnen Sie dann von vorne und wiederholen Sie einige Male.

8 Entspannung der Handgelenke (bei der Arbeit am Computer, mit der Maus etc.): Verschränken Sie die Hände und beginnen Sie mit den verschränkten Händen liegende Achter zu zeichnen. Wechseln Sie nach einigen Wiederholungen die Richtung. Umgreifen Sie vor Ihrem Oberkörper mit der rechten Hand von unten Ihr linkes Handgelenk. Schütteln Sie dann Ihre linke Hand sanft für einige Atemzüge. Greifen Sie dann mit der rechten Hand die Außenseite Ihrer linken Hand und schütteln Sie die linke Hand erneut sanft für einige Atemzüge.
Wiederholen Sie dann auf diese Weise mit der rechten Hand.

4

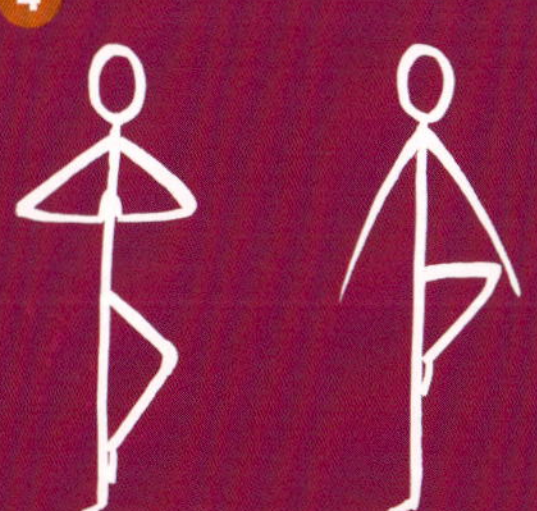

Variante Fuß auf Knöchel — Variante Fuß auf Oberschenkel

5

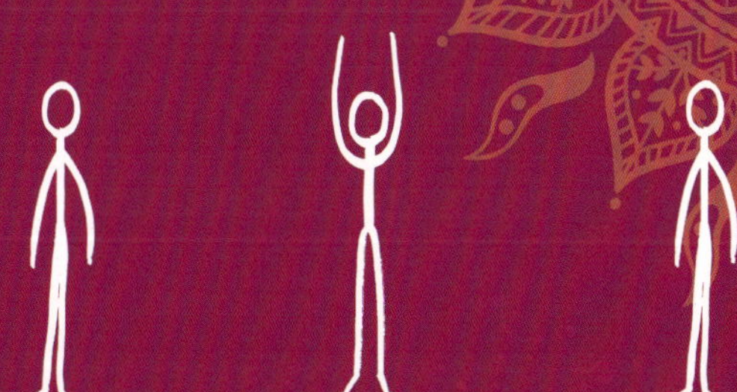

Vorbereitend ausatmen — Einatmend auf die Zehenspitzen kommen — Ausatmend Fersen senken

Der Tag klingt aus – bei uns sein, zur Ruhe kommen

Friede ist in diesem Augenblick ganz bei sich sein können.

Wenn die Sonne jeden Abend beginnt unterzugehen, übernimmt langsam die Dunkelheit die Herrschaft über das Licht. Die nach außen in die Welt gerichteten Aktivitäten werden weniger, das Tempo wird langsamer, der Tag klingt aus. In der hinduistischen Mythologie steht *Shiva* oder *Devo maheshwara* für das Ende. Der Gott Shiva steht auch für die Zerstörung. Unsere übliche Reaktion auf die Wörter Zerstörung oder Ende sind Abwehr und Unbehagen. Ihnen haftet etwas Endgültiges an; etwas geht unwiederbringlich, es wird uns einmal mehr bewusst, dass der natürliche Rhythmus des Lebens die Veränderung ist.

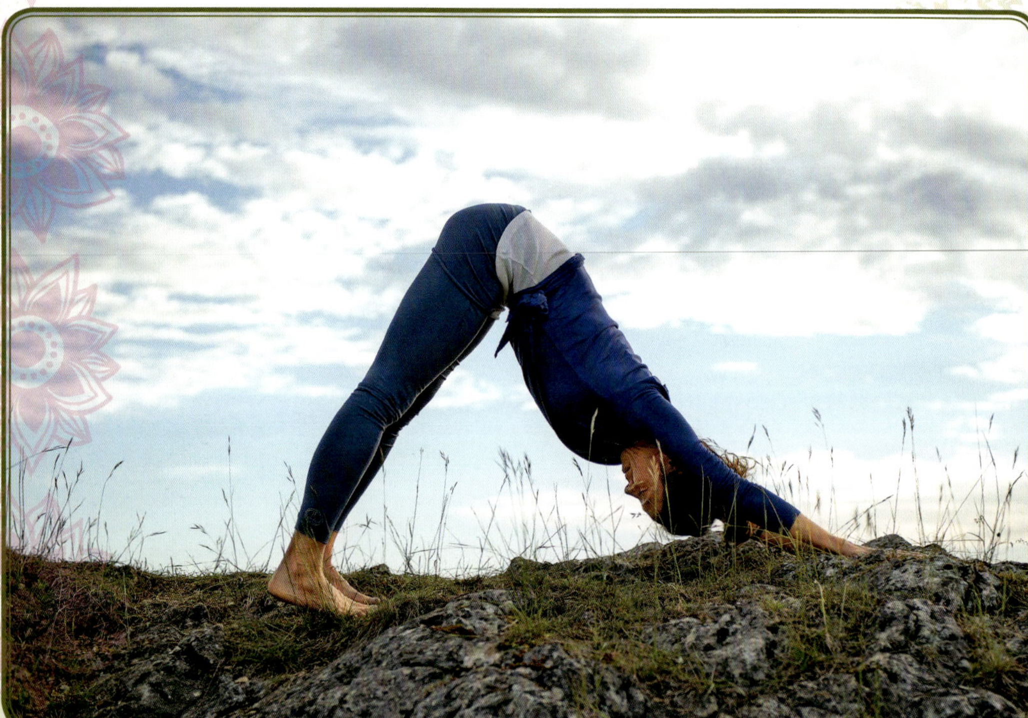

Im natürlichen Rhythmus der Zeiten

Alles Sein unterliegt diesem Rhythmus, alles Sein endet. Wir wissen das und doch macht es uns Angst. *Shiva* tritt auch in der Gestalt des *Nataraja*, des Königs der Tänzer, auf. Er tanzt in einem Ring aus Flammen und aus Licht. Dabei schlägt er die Trommel. Mit jedem Trommelschlag leitet er ein altes Jahrtausend aus und ein neues ein. Er ist der Herr des Wandels der Zeiten. Er ist in einer Person Schöpfer, Erhalter und Zerstörer. Zugleich steht er symbolisch für die in diesem Zyklus innewohnende Ewigkeit (vgl. Heinrich Zimmer). Für ihn haben Veränderung und das Ende keine beängstigende Bedeutung. Er ruht in dem tiefen Wissen um die Unendlichkeit des Zyklus aus Werden, Sein und Vergehen. Er tanzt an der Kante des Universums. Solange er den unendlichen Tanz tanzt, dehnt sich das Universum immer weiter aus, um ihm neuen Raum für seinen Tanz zu geben.

Mit zunehmender Technisierung der Welt haben wir uns vom natürlichen Rhythmus der Zeiten entfernt. Jeden Abend vergeht ein gelebter Tag. Ein Tag, an dem wir x-fach auf etwas von außen Kommendes reagiert haben, eine Fülle an Gedanken, die uns durch den Kopf gegangen sind, eine Vielzahl an Gefühlen, die durch die unterschiedlichsten Situationen ausgelöst wurden. All diese Reaktionen, Gedanken und Gefühle hinterlassen ihre eigenen Abdrücke in Körper, Geist und Atem. Spuren, die das Leben unaufhörlich in jedem von uns zeichnet. In unserer Yogapraxis am Abend können wir uns Zeit nehmen, die Spuren des Tages bewusst zu betrachten, und Körper, Geist und Atem Schritt für Schritt aus der Geschwindigkeit des Alltags zurück in die Ruhe zu führen. Sie gibt Zeit, den Tag, so wie er gewesen ist, loszulassen. Alle Anspannung, Aufregung, Hektik, Freude, Trauer oder Glück. Wir lassen los und spüren, wie die sanfte Kraft des Yoga uns zurückführt zu uns selbst, uns in Balance auf allen Ebenen bringen kann. Der Körper entspannt, der Geist kommt zur Ruhe und richtet sich aus, der Atem fließt ruhig. So beenden wir nicht nur den Tag auf eine heilsame Art für uns selbst, sondern wir bereiten zugleich einen guten Neuanfang vor. Wie *Nataraja*, der sich tanzend mit Leichtigkeit im Fluss der Zeiten bewegt, lassen wir das Vergangene los, legen uns zur Ruhe. Beginnt der neue Tag, so können wir diesen wirklich neu beginnen. Wir haben das Alte bewusst beendet und haben innerlich Raum geschaffen für neue Erfahrungen und Eindrücke, die unser Leben für uns bereithält.

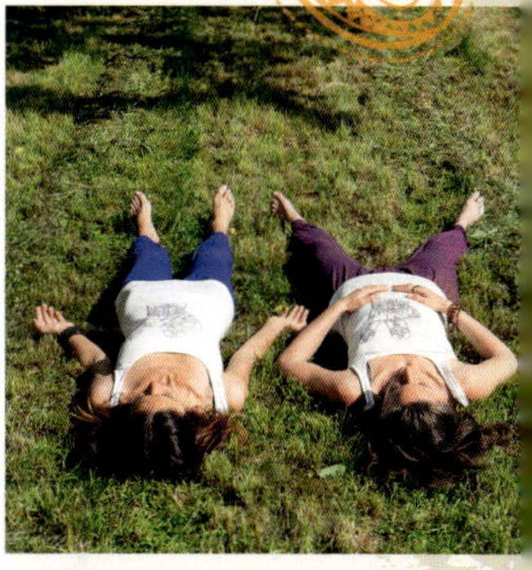

***Shavasana* – den Moment genießen, in dem es nichts, gar nichts zu tun gibt.**

Den Tag ausklingen lassen

1 Legen Sie sich auf den Rücken und stellen Sie die Füße in einem bequemen Abstand auf.
Lassen Sie den Körper schwer werden und alle Anspannung des Tages in den Boden unter Ihnen sinken. Die Aufmerksamkeit auf den Atem richten. Lassen Sie vor Ihrem inneren Auge den Tag vorüberziehen und beginnen Sie mit jeder Ausatmung bewusst Stück für Stück den Tag, so wie er heute war, loszulassen. Nehmen Sie Situationen, Momente, einzelne Begegnungen so wahr, wie sie waren, und lassen Sie sie mit dem Bewusstsein, dass sie nun Vergangenheit sind, gehen.

2 Atmen Sie vorbereitend aus.
Einatmend nehmen Sie den rechten Arm nach hinten neben den Kopf.
Ausatmend drehen Sie den Kopf zur linken Seite.
Einatmend drehen Sie den Kopf gerade und richten den Blick zur Decke.
Ausatmend führen Sie den rechten Arm neben den Körper zurück.
Wiederholen Sie zur anderen Seite, 3-mal je Seite durchführen.

3a Ziehen Sie ausatmend das rechte Knie zum Brustkorb und greifen Sie um Knie oder Schienbein. Atmen Sie für 5 bis 8 Atemzüge ruhig und gleichmäßig in den Brustkorb ein und aus dem Bauchraum aus.

3b **Einatmend** lassen Sie den Oberschenkel vom Bauchraum nach vorne gehen, bis sich Ihre Arme strecken.
Ausatmend ziehen Sie den Oberschenkel wieder sanft Richtung Bauchraum.
5-mal wiederholen.

1

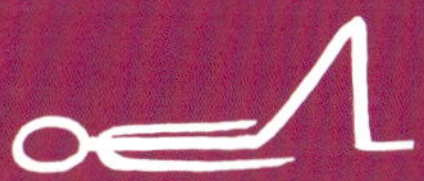

Lassen Sie entspannt den Tag los

2

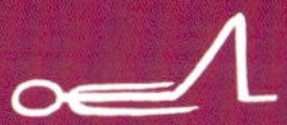

Vorbereitend ausatmen

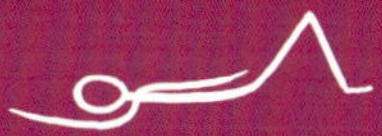

Einatmend Arm über den Kopf führen

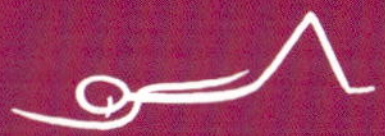

Ausatmend Kopf zur Seite drehen

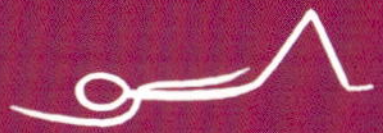

Einatmend Kopf gerade

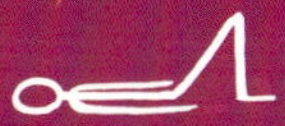

Ausatmend Arm neben Körper führen

3a

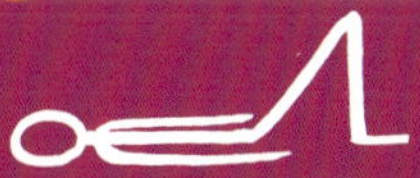

Rückenlage, Beine aufgestellt, vorbereitend ausatmen

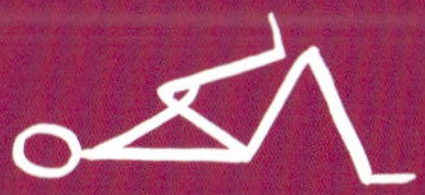

Ausatmend Knie zum Brustkorb führen

3b

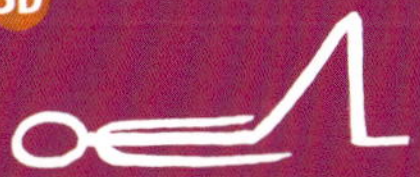

Rückenlage, Beine aufgestellt, vorbereitend einatmen

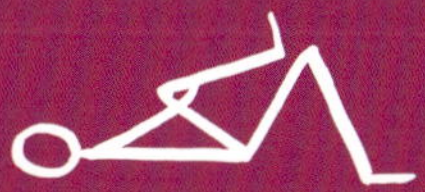

Ausatmend Oberschenkel zum Bauch ziehen

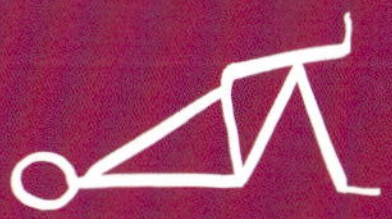

Einatmend Bein nach vorne strecken

3c **Einatmend** strecken Sie das Bein gerade zur Decke, der Fuß ist geflext. **Ausatmend** beugen Sie das Knie, ziehen den Oberschenkel Richtung Oberkörper und pointen den Fuß.
5-mal wiederholen.

3d Halten Sie das Bein für 5 Atemzüge gerade zur Decke gestreckt. Ziehen Sie die Zehen sanft Richtung Körper. Mit der Einatmung lassen Sie das Bein Richtung Decke wachsen. Ausatmend dehnen Sie die Beinrückseite. Wiederholen Sie zur anderen Seite.

3e Legen Sie sich auf den Rücken, strecken Sie die Beine aus. Spüren Sie nach.

4 Stellen Sie die Füße eng nebeneinander und atmen Sie vorbereitend aus. **Einatmend** öffnen Sie die Knie zur Seite und führen die Arme hinter den Kopf. Lassen Sie Becken und unteren Rücken mit in die Bewegung gehen. **Ausatmend** schließen Sie die Knie und führen die Arme neben den Körper zurück. Der untere Rücken senkt sich wieder zum Boden.
5-mal wiederholen.

Öffnen Sie einatmend die Knie und bleiben Sie für 5 bis 8 Atemzüge. Drücken Sie dabei die Fußsohlen sanft aneinander, um die Dehnung nicht zu groß werden zu lassen. Sie können die Öffnung mit Decke oder Kissen unter den Oberschenkeln unterstützen.

3c

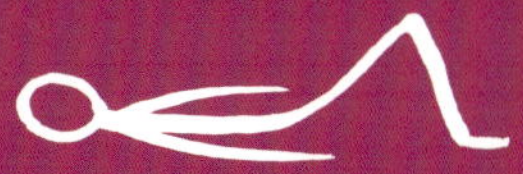

Rückenlage, Beine aufgestellt, vorbereitend einatmen

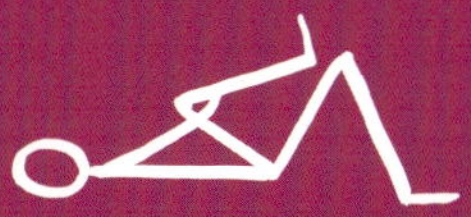

Ausatmend Oberschenkel zum Oberkörper ziehen

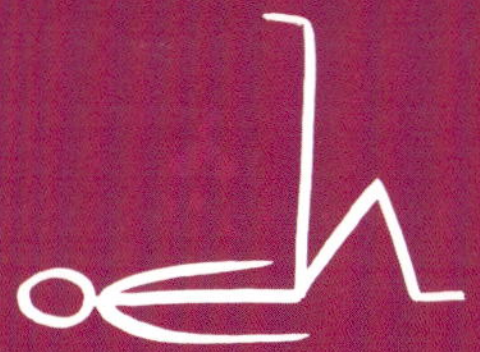

Einatmend Bein zur Decke strecken, Fuß ist geflext

3d

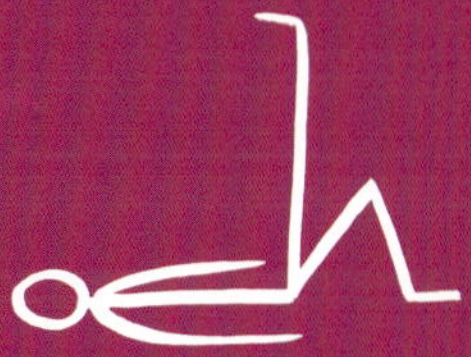

Bein zur Decke strecken, Fuß ist geflext, 5 Atemzüge halten

3e

Rückenlage, Beine gestreckt, nachspüren

4

Rückenlage, Beine aufgestellt, vorbereitend ausatmen

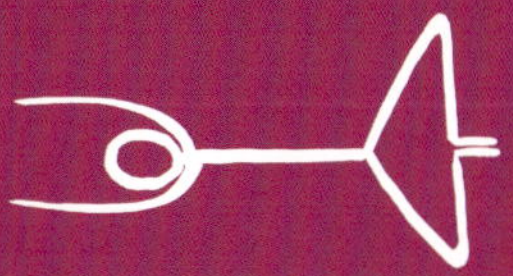

Einatmend Knie zur Seite öffnen, Arme über den Kopf führen

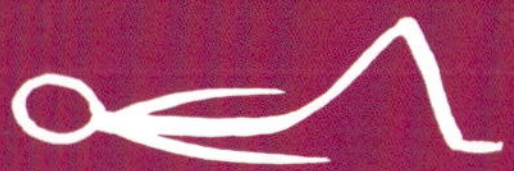

Ausatmend zurück in die Ausgangsposition kommen

5a Setzen Sie sich auf die Fersen und legen Sie die Hände im Schoß zu einer Schale. Achten Sie darauf, dass Sie keinerlei Spannung oder Schmerz in den Knien spüren; sonst legen Sie ein Meditationskissen auf die Fersen und sitzen Sie so hoch, dass die Knie entlastet sind.

5b Atmen Sie vorbereitend aus.
Einatmend kommen Sie in den Kniestand und heben Sie die Arme über den Kopf. **Ausatmend** aus der Hüfte nach vorne beugen, das Gesäß geht zu den Fersen. Beide Hände locker auf dem Rücken, die rechte Wange auf dem Boden ablegen. **Einatmend** kommen Sie nach oben in den Kniestand.
Ausatmend zur anderen Seite wiederholen, die linke Wange ist auf dem Boden abgelegt
Einatmend kommen Sie wieder in den Kniestand.
Ausatmend kommen Sie zurück in den Fersensitz.
3- bis 5-mal wiederholen.

6a Kommen Sie in die Gebetshaltung und atmen Sie vorbereitend aus.
Einatmend kommen Sie in den Vierfüßlerstand, Kopf und Brustbein führen die Bewegung. **Ausatmend** in den herabschauenden Hund kommen. Achten Sie darauf, die Handgelenke gerade nach vorne auszurichten, der Nacken ist lang, der Blick nach hinten gerichtet.
Einatmend in den Vierfüßlerstand kommen.
4- bis 5-mal wiederholen.

6b Üben Sie wie bei Praxis 6a, bleiben Sie für 3 bis 5 Atemzüge im herabschauenden Hund.

5b

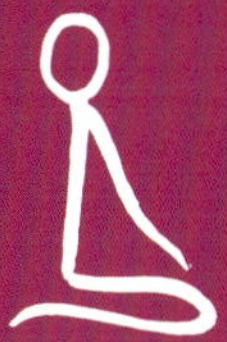

Fersensitz, Hände im Schoß zu Schale, vorbereitend ausatmen

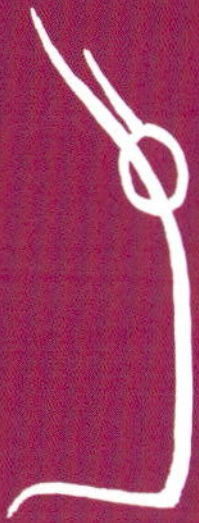

Einatmend in Kniestand kommen, Arme heben

Ausatmend nach vorne beugen, Hände auf dem Rücken

Einatmend in den Kniestand

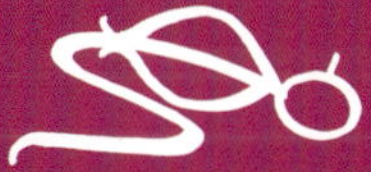

Ausatmend Kopf zur anderen Seite drehen

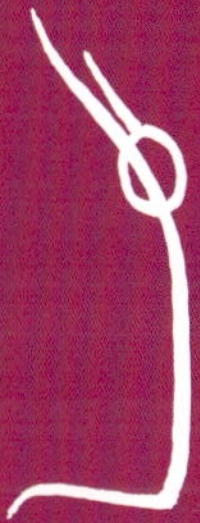

Einatmend Kniestand

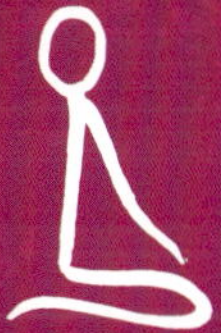

Ausatmend Fersensitz

6

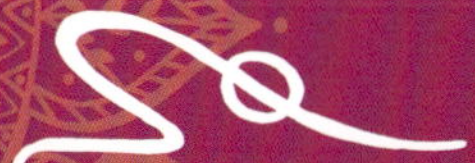

Gebetshaltung vorbereitend ausatmen

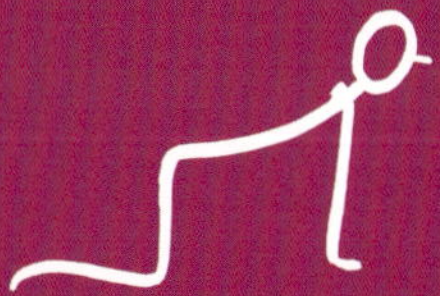

Einatmend in den 4-Füßlerstand kommen

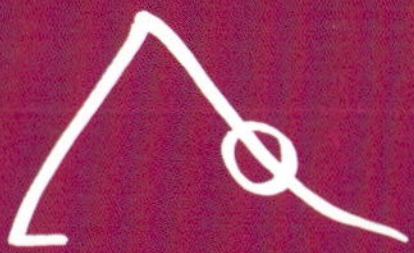

Ausatmend in den Hund, einatmend in 4-Füßlerstand

7 Stellen Sie sich in eine gut weite Grätsche.
Einatmend heben Sie die Arme zur Seite auf Schulterhöhe.
Ausatmend greifen Sie Ihre Finger locker hinter dem Rücken.
Einatmend den Atem einströmen lassen und das Brustbein anheben.
Ausatmend nach vorne unten beugen, die Hände bleiben locker auf dem Rücken.
Einatmend den Oberkörper parallel zum Boden, die Arme auf Schulterhöhe zur Seite gestreckt halten.
Ausatmend beugen Sie sich nach vorne unten, die Hände zum Boden.
Einatmend den Rücken lang werden lassen, mit den Armen über die Seite zum Stehen kommen.
Ausatmend die Hände sinken lassen.
4- bis 5-mal wiederholen.

8 Stehen Sie am Anfang der Matte und verbinden Sie sich mit Ihrem Atem.
Einatmend die Arme über vorne heben.
Ausatmend nach vorne unten beugen und die Hände zum Boden bringen.
Einatmend das rechte Bein nach hinten bringen. Nacken/Kopf dabei gerade halten.
Ausatmend setzen Sie das rechte Knie am Boden ab.
Einatmend den Oberkörper und die Arme heben, das Brustbein geht Richtung Decke.
Ausatmend die Arme locker zur Seite auf Schulterhöhe öffnen, die Gelenke sind durchlässig und entspannt.
In dieser Postion den Atem langsam und sanft in den Brustkorb einströmen lassen, das Brustbein hebt sich.
Ausatmend bringen Sie die Hände zum Boden und kommen zurück in die Vorwärtsbeuge.
Einatmend den Kopf leicht heben, den Rücken lang werden lassen und nach oben zum Stehen kommen.
Ausatmend die Arme senken.
3-mal je Seite wiederholen.

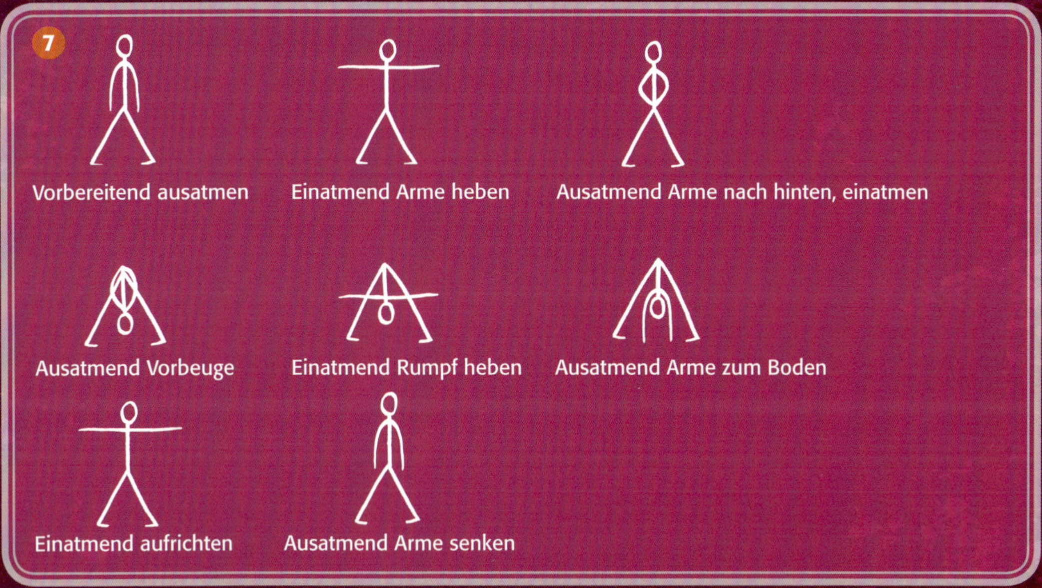
7
Vorbereitend ausatmen
Einatmend Arme heben
Ausatmend Arme nach hinten, einatmen
Ausatmend Vorbeuge
Einatmend Rumpf heben
Ausatmend Arme zum Boden
Einatmend aufrichten
Ausatmend Arme senken

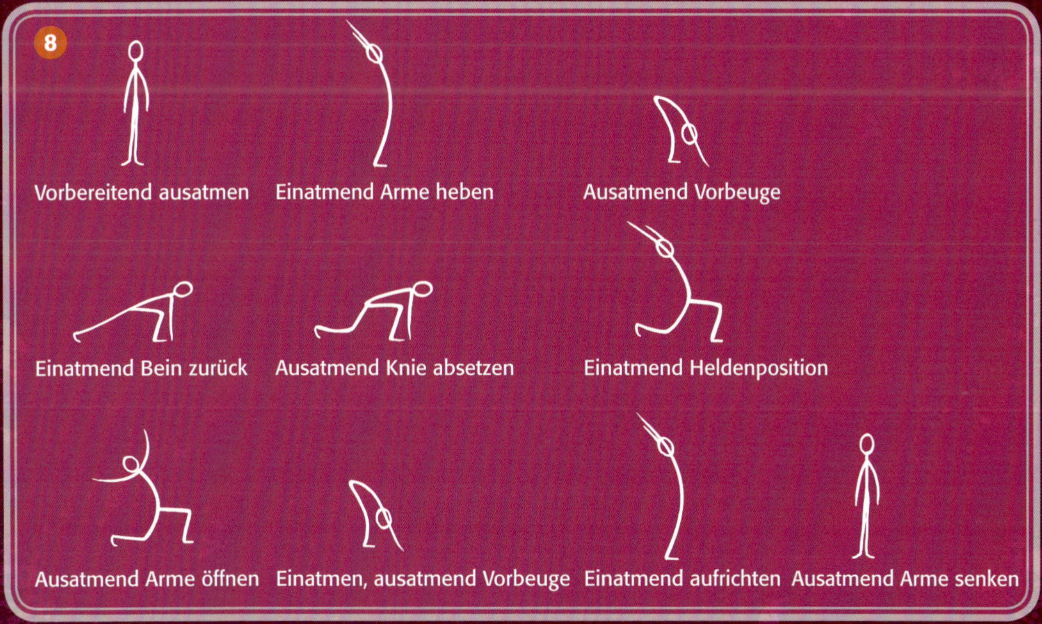
8
Vorbereitend ausatmen
Einatmend Arme heben
Ausatmend Vorbeuge
Einatmend Bein zurück
Ausatmend Knie absetzen
Einatmend Heldenposition
Ausatmend Arme öffnen
Einatmen, ausatmend Vorbeuge
Einatmend aufrichten
Ausatmend Arme senken

9 Legen Sie sich auf den Rücken und stellen Sie die Füße auf.
Ausatmend ziehen Sie die Knie zum Brustkorb.
Einatmend die Arme hinter den Kopf und die Beine zur Decke heben.
Wiederholen Sie diese Bewegung mehrere Male, bis Sie das Gefühl haben, dass Rücken und Schultern gut ausgeglichen sind.
Bleiben Sie für einige Zeit in der Rückenlage mit aufgestellten Füßen. Nehmen Sie wahr, wie sich Ihr Rücken und Ihre Beine nun anfühlen. Wenn Sie das Gefühl haben, dass der Rücken, insbesondere der untere Rücken, nicht ausgeglichen und entspannt sind, ziehen Sie nochmals mit der Ausatmung die Knie Richtung Brustkorb, bewegen Sie einatmend die Oberschenkel vom Bauchraum aus nach vorne und ziehen sie ausatmend wieder zu sich heran. Wiederholen Sie diese Bewegung, bis sich der untere Rücken entspannt anfühlt.

10 Legen Sie sich auf den Rücken, die Füße gut hüftbreit geöffnet und locker nach außen fallend. Die Hände sind neben oder auf dem Körper abgelegt. Lassen Sie alle Bewegungen zur Ruhe kommen, folgen Sie Ihrem Atem. Lassen Sie nach und nach auch den Atem los – lassen Sie zu, dass Sie geatmet werden.

11 Kommen Sie zum Sitzen. Folgen Sie Ihrem Atem und tauchen Sie ein in seine friedliche und gleichmäßige Bewegung. Überlassen Sie sich dem Frieden des Augenblicks: Der Tag ist nun vergangen und ein neuer Tag ist noch nicht da. Es gibt nichts zu tun.

9

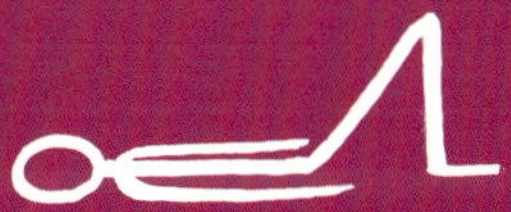

Rückenlage, Beine aufgestellt, vorbereitend ausatmen

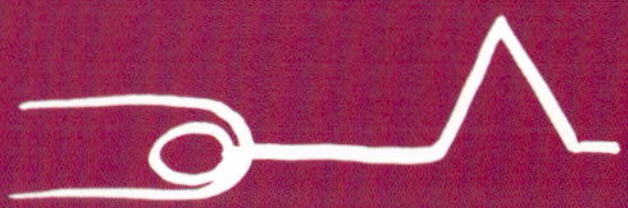

Einatmend Arme über den Kopf heben

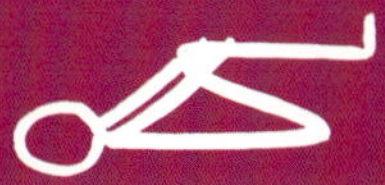

Ausatmend Beine zum Oberkörper ziehen

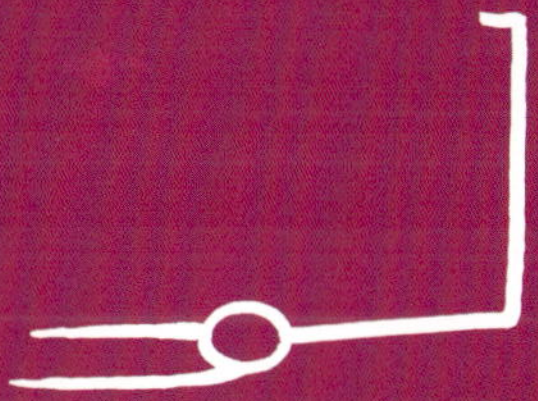

Einatmend Beine zur Decke strecken, Arme über den Kopf

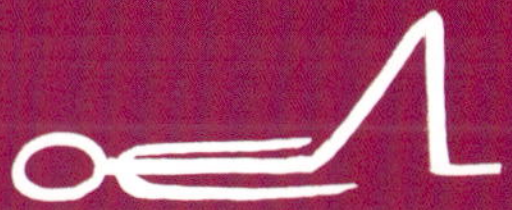

Ausatmend Beine senken, Arme neben den Körper

10

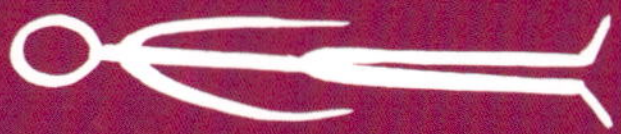

Entspannte Rückenlage, Beine gestreckt, dem Atem folgen

11

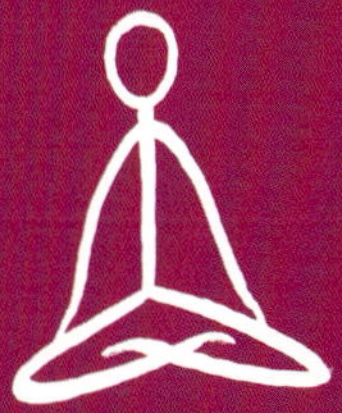

Sitzhaltung, dem Atem folgen, den Tag loslassen

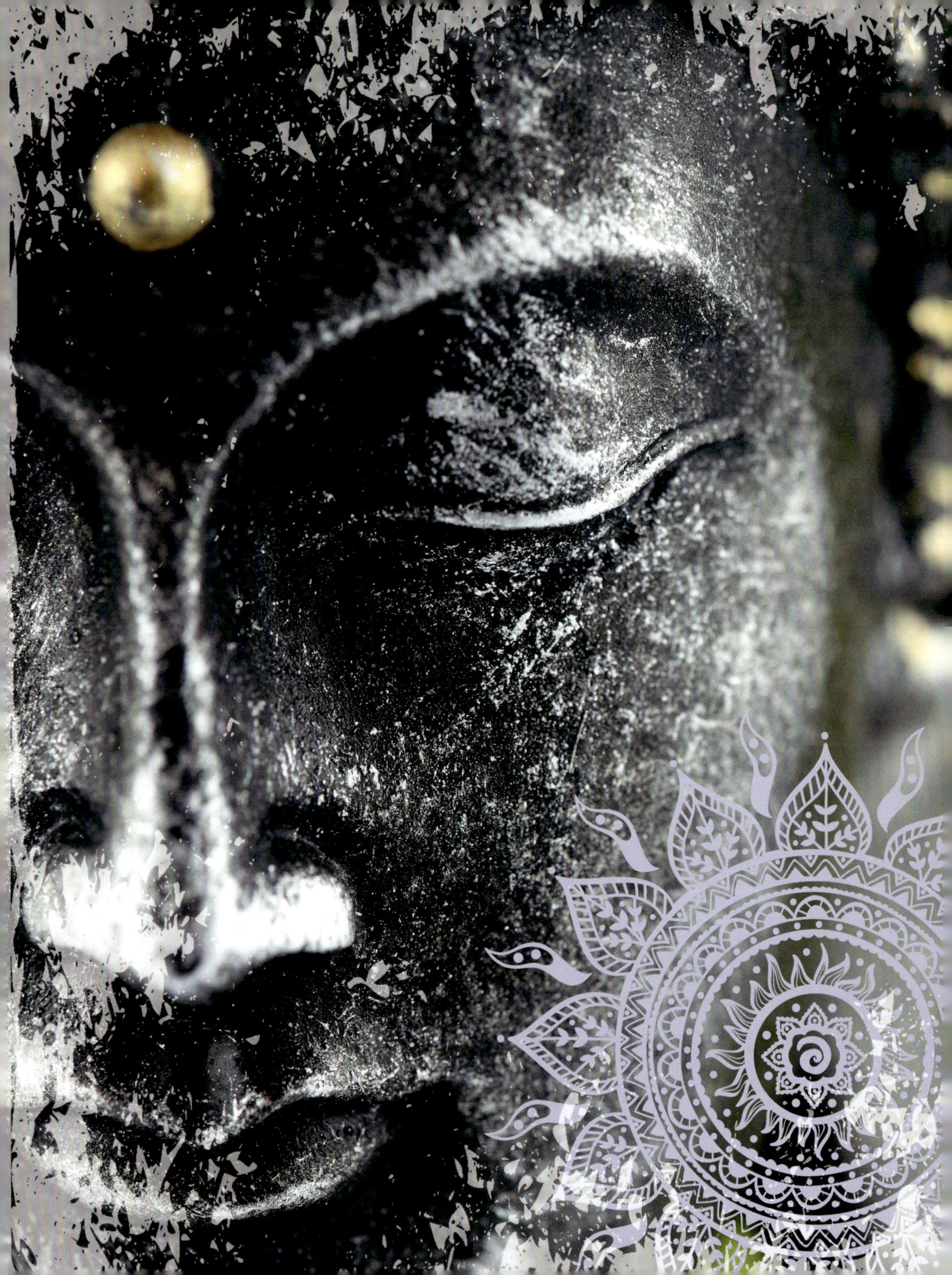

Körper, Geist und Seele im Einklang

Ein kleines Wohlfühlprogramm: Wir sehnen uns nach Stabilität und Leichtigkeit und möchten dauerhaft glücklich und zufrieden leben. Yoga und seine Methoden helfen und zeigen uns, wie wir uns auf der Matte und im Alltag wohlfühlen und der Welt und unserem Leben mit mehr Freundlichkeit begegnen können. Nicht erst morgen, sondern: jetzt!

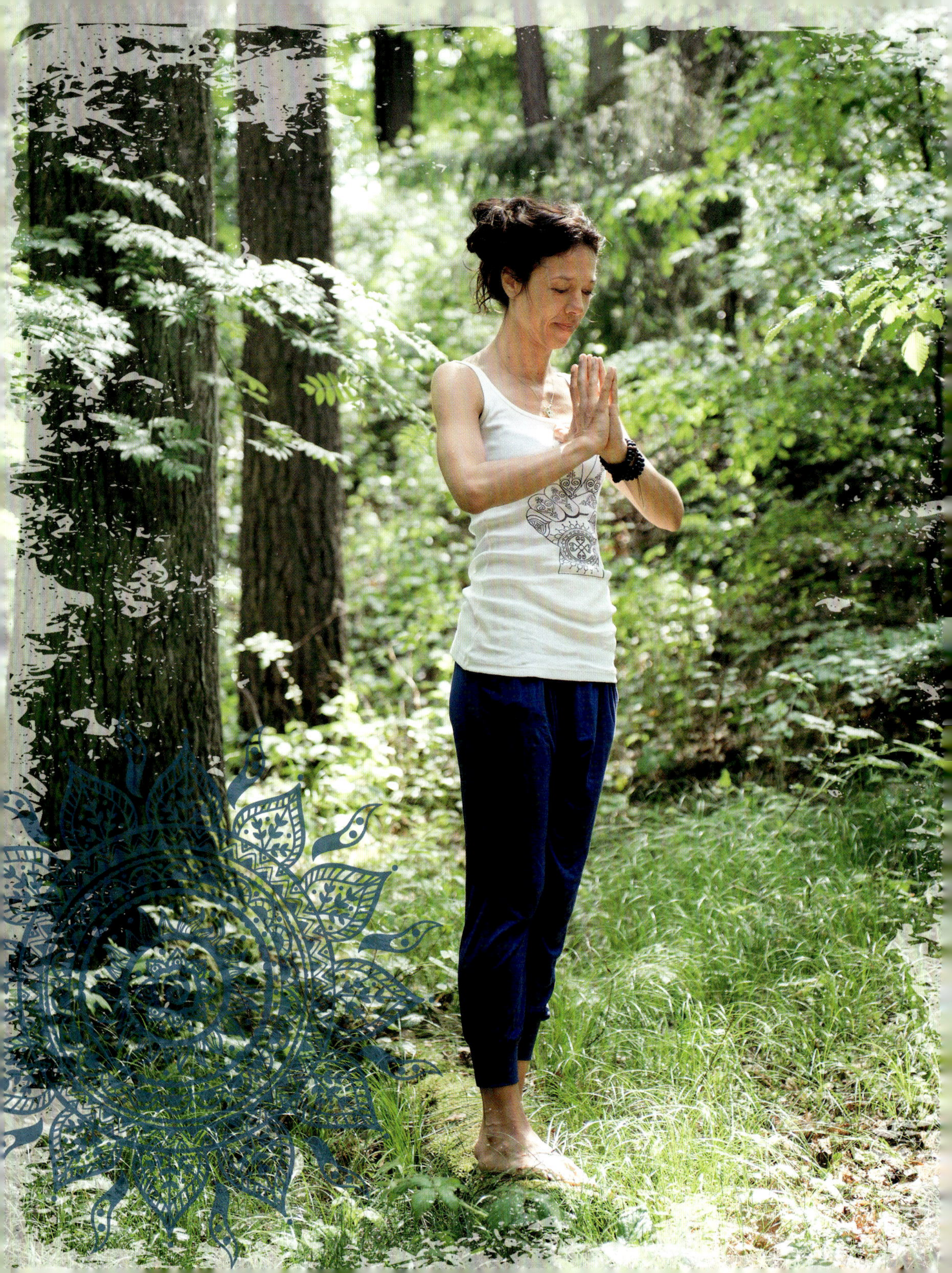

Jetzt – der ewige Augenblick

»Je stärker wir uns auf Vergangenheit und Zukunft konzentrieren, umso mehr entgeht uns das Jetzt – das Kostbarste, was es gibt.«

Eckhart Tolle

Der gute Wille ist da, nur an der Umsetzung hapert es leider so oft. Und dann haben wir wieder kein Yoga geübt. Nicht heute. Nicht gestern. Vielleicht auch nicht morgen. Weil uns die Zeit dazu fehlt, es zu früh oder zu spät ist. Wir Schnupfen haben, einen verspannten Nacken, Schmerzen im Rücken oder keinen Babysitter. Weil die Yogakurse nicht mit dem Terminkalender kompatibel sind und man nicht weiß, was man alleine zu Hause üben soll. Es kann aber auch passieren, dass wir zwar auf der Matte stehen, aber mit den Gedanken ganz woanders sind. Wir würden wirklich gerne üben – nur hält uns jetzt gerade eine ganze Menge davon ab.

Dabei ist »jetzt« tatsächlich der einzige Augenblick, in dem wir üben können. Natürlich können wir uns vornehmen, morgen auf die Matte zu gehen, oder kommende Woche in die Yoga-Klasse. Aber die Erfahrung, dass und wie wir üben, welche Wirkung Yoga auf uns hat und welche Schlussfolgerungen wir möglicherweise daraus ziehen, machen wir immer nur: jetzt.

Unser Leben darf uns jetzt wichtig sein

Jetzt ist der einzige Moment, in dem unser Leben stattfindet, der Moment, in dem wir es ganz bewusst wahrnehmen können. Wir verpassen es, wenn wir es in der Vergangenheit leben oder in die Zukunft träumen, wenn wir nicht kontinuierlich gegenwärtig sind. Sollte das Jetzt deshalb nicht einen wichtigen Platz in unserem Leben haben dürfen, einfach aus dem Grund, weil uns unser Leben wichtig ist?

>> The mastery of yoga must not be measured simply by the ability to master the teachings of yoga like asana and pranayama, but how it influences our day to day living, how it enhances our relationship, and how it promotes clarity and peace of mind.<<

T.K.V. Desikachar

Patanjali beginnt sein Yoga-Sutra, eine der wichtigsten Schriften des Yoga, ganz bewusst mit *atha*, dem Sanskritwort für »jetzt«. Schon in der Tradition der Veden, also der heiligen Schriften, die als göttliche Offenbarungen verehrt werden, wurde *atha* als Anfangswort verwendet. Einerseits, um etwas wirklich Wichtiges und Bedeutsames einzuführen oder zu präsentieren, andererseits um sicherzugehen, dass das Begonnene oder Vorgestellte auch vollendet wird – und zwar ohne sich davon und dabei ablenken zu lassen.

Für Sri T. Krishnamacharya signalisiert das *atha* »eine ununterbrochene Kontinuität und ein passendes Ende« (www.yogastudies.org). Wünschen wir uns nicht genau das auch für unser Leben?

Der vollständige erste Sutra lautet: *Atha yoganusasanam*. Es gibt unterschiedliche Interpretationen zu diesem Vers. Jetzt ist die Disziplin von Yoga, lautet eine. Das Jetzt ist Yoga, wie ich es in der natürlichen Welt wahrgenommen habe, eine andere. Der Yoga-Lehrer R. Sriram interpretiert Patanjalis Worte mit: »Jetzt folgt eine Einführung in Yoga, die auf Erfahrung beruht«. Krishnamacharya selbst übersetzte ihn folgendermaßen: »Jetzt folgen die Lehren des Yoga.« (www.yogastudies.org). Aber auch er konkretisierte, dass Yoga ein Wissen, ein Prozess und ein Weg ist, der auf Erfahrungen beruht, die von weisen Menschen gemacht wurden.

Yoga ist Erfahrungswissen

Schauen wir uns die einzelnen Wörter des Sutra einmal genauer an: *Anusasana* bedeutet, »das, was auf Erfahrung basiert; eine Einführung in die Erfahrung; Erklärung; Auslegung«. Doch was sind Erfahrungen? Erfahrungen sind einerseits die Beobachtungen, Wahrnehmungen, Erlebnisse, die man im Lauf seines Lebens macht, andererseits die Schlussfolgerungen, die man daraus zieht. Oder, um den Schriftsteller Aldous Huxley zu zitieren: »Erfahrung ist nicht das, was einem zustößt. Erfahrung ist das, was man aus dem macht, was einem zustößt.«

Erfahrungen sammeln wir, indem wir unser Leben und das Leben, das uns umgibt, mit allen Sinnen wahrnehmen: den Geschmack eines Apfels, Regentropfen auf der Haut, die Wärme von Sonnenstrahlen, den Wechsel von Tag und Nacht, die natürliche Kraft des Lebens, die in allem pulsiert, und auch sein Kommen und Gehen. Erfahrungen sammeln wir auch, wenn wir unser eigenes Dasein in und mit der Welt beobachten. Ganz wichtig ist auch, wie wir auf Ereignisse und andere Menschen reagieren, welche Verhaltensmuster uns wie handeln lassen, wie weit die Sozialisierung, das Umfeld, die Erziehung uns prägen, wie wir Yoga oder Meditation üben. Und natürlich, welche Schlussfolgerungen wir daraus ziehen.

Krishnamacharya bezeichnet Yoga auch als Erfahrungswissen. Ein Erfahrungswissen, das seine Wurzeln in der Zeit der Veden hat, aber bis jetzt, *atha*, gültig ist. Das Wissen ist lebendig, weil es von den Weisen an ihre Schüler weitergeben wurde, die ihrerseits Erfahrungen mit dem Wissen machten, bevor sie diese wiederum an ihre Schüler weitergaben. Patanjali war derjenige, der die Lehren in Form des Yoga-Sutra schließlich schriftlich festhielt.

Die Wirkung eines Asanas lässt sich immer nur im gegenwärtigen Augenblick erfahren.

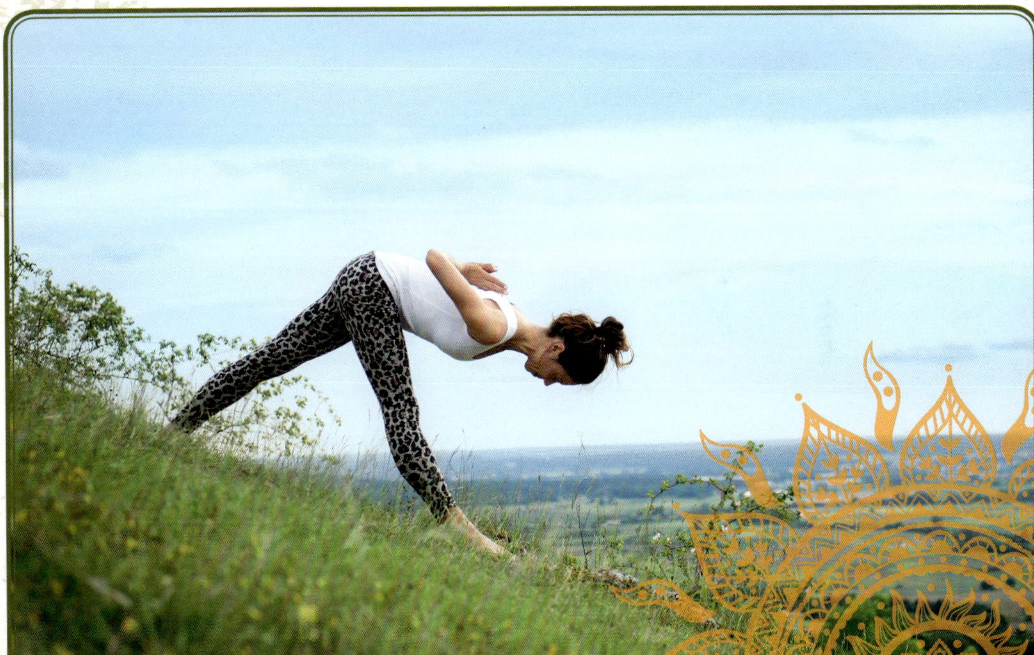

Das Yoga-Sutra ist so gesehen die Schlussfolgerung von Erfahrungen, die Patanjali und vor ihm eine lange Generation von Weisen mit ihrem Leben in dieser Welt gemacht haben, ihre Erfahrungen mit dem, was ihr Leben schwierig – und was es schließlich friedlich machte.

Gleich im ersten Sutra schreibt Patanjali, dass es Yoga ist, der unser Leben friedlich macht. Denn Yoga ist ein Prozess, der uns zum einen ermöglicht, die Dinge zu erkennen, die wir in unserem Leben erreichen möchte. Und der uns zum anderen darauf vorbereitet, unser größtes Potenzial zu entdecken, nämlich die Erkenntnis des Atman, unseres wahren göttlichen Selbst (siehe »Über Freiheit und Meditation«, T.K.V. Desikachar). Doch für diese Erkenntnis ist ein klarer, beruhigter Geist Voraussetzung. Yoga, im Sinne Patanjalis, ist darum als der Zustand zu verstehen, in dem alle Bewegungen unseres Geistes zur Ruhe gekommen sind, in dem wir unseren Seelenfrieden gefunden haben. Er nennt das *citta vritti nirodah.*

Üben kann man zu jeder Zeit und an jedem Ort, aber immer nur: jetzt.

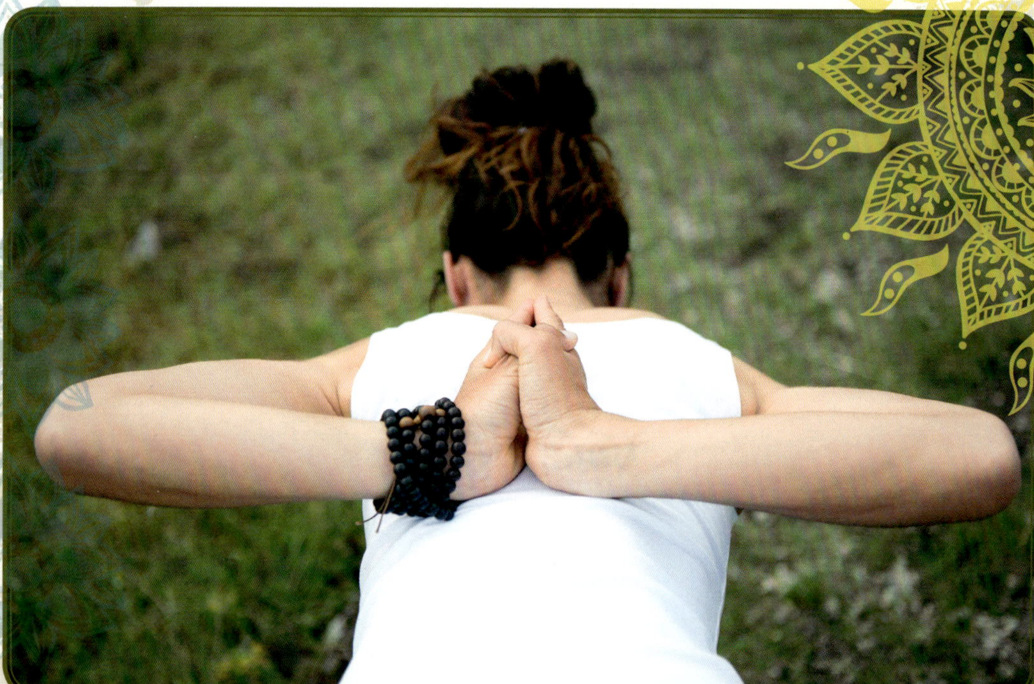

Unseren Seelenfrieden werden wir aber nur finden, wenn wir erkennen und loslassen, was ihn wirklich stört. Erfahren können wir das nur, wenn wir uns mit unserem Leben und unser Leben mit dem Jetzt verbinden, weil das, wie wir gesehen haben, der einzige Moment ist, in dem Erfahrungen gemacht werden. Wie wir wissen, lautet die andere, die geläufige Bedeutung von Yoga Verbindung.

Krishnamacharyas Sohn T. K. V. Desikachar nennt Yoga »die Fähigkeit, sich ausschließlich auf einen Gegenstand, eine Frage oder einen Inhalt auszurichten und in dieser Ausrichtung ohne Ablenkung zu verweilen« (Desikachar, S. 22). Möglich ist das immer nur jetzt. Gelingt es uns das auch in Bezug auf unser Leben, sind wir im Zustand von *samadhi*, der Einheit mit dem, was und wer wir sind.

Wird man eins mit seiner Asana-Praxis, wird sie zur Meditation in Bewegung.

Das Üben von Yoga umfasst das ganze Leben

Wenn wir also selbst erfahren möchten, ob dieses Erfahrungswissen, ob Yoga individuell für uns Sinn macht, müssen wir es in unser eigenes Leben integrieren, unser Leben mit ihm verbinden. Aus den Schlussfolgerungen, die wir dann aus unseren eigenen Erfahrungen ziehen, können wir entscheiden, ob wir einen einmal eingeschlagenen Weg weitergehen möchten, an einer Meinung, Ansicht oder einem Verhalten festhalten möchten. Oder ob es Zeit ist, unsere Sichtweisen zu verändern.

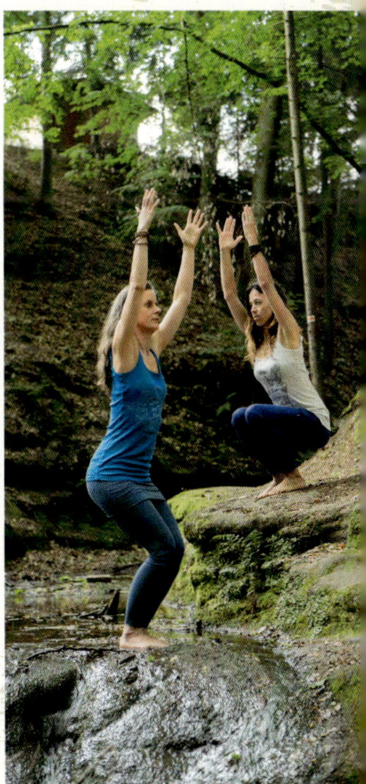

Dafür, so sagen es die Weisen, sollten wir regelmäßig, also kontinuierlich und ohne Ablenkung üben. Nicht nur auf der Matte, sondern auch im Alltag. Yoga ist schließlich ein Erfahrungsprozess, der sich nicht alleine in der Asana-, Pranayama- und Meditationspraxis entwickelt, sondern, im Gegenteil, das ganze Leben mit einbezieht. Darum gibt es eigentlich auch keine Ausreden, warum man kein Yoga üben konnte. Denn Üben kann man zu jeder Zeit. Der beste Augenblick, damit zu beginnen, ist: jetzt!

Im Hier und Jetzt ankommen

1 Kommen Sie in einen aufrechten, hüftgelenksbreiten Stand. Die Zehen zeigen nach vorne. Der Scheitel ist der höchste Punkt, die Schultern sind weich, der Oberkörper aus dem Becken aufgerichtet.
Beobachten Sie, was jetzt gerade ist: Welche Eindrücke, Gefühle, Bilder, Emotionen, Gedanken, Gerüche und Geräusche nehmen Sie wahr? Betrachten Sie das Wahrgenommene, ohne es zu bewerten oder zu beurteilen. Verbinden Sie sich mit Ihrem Atem und blicken Sie zu Ihrer rechten Hand.

2 Kommen Sie in einen aufrechten Stand. **Einatmend** heben Sie Brustbein und Kinn und bewegen den rechten Arm auf Schulterhöhe. Der Blick folgt der Bewegung. **Ausatmend** führen Sie die rechte Hand zur linken Schulter und folgen ihr mit dem Blick. **Einatmend** den rechten Arm zurück auf Schulterhöhe bewegen, der Blick folgt. **Ausatmend** den rechten Arm sinken lassen, der Blick folgt. **Wiederholen Sie auf der linken Seite. Beide Seiten insgesamt 3-mal wiederholen.**

3 Kommen Sie in den aufrechten Stand, die Arme entspannt neben dem Rumpf. Verbinden Sie sich mit Ihrem Atem. **Einatmend** heben Sie beide Arme auf Schulterhöhe, die Schultern und Ellbogen sind weich, die Handflächen zeigen nach unten. **Ausatmend** die Handflächen nach oben drehen. **Einatmend** das Gewicht auf die Ballen verlagern, auf die Zehenspitzen kommen und die Arme nach oben führen. **Ausatmend** bringen Sie die Aufmerksamkeit zum Bauchnabel und senken die Arme auf Schulterhöhe. **Einatmend** in dieser Haltung verweilen. Nehmen Sie die Weite des Brustkorbs wahr. **Ausatmend** drehen Sie die Handflächen nach unten und lassen Arme und Fersen sinken. **2- bis 3-mal wiederholen.**

4 Kommen Sie an das vordere Ende der Matte in einen hüftgelenksbreiten Stand, die Zehen zeigen nach vorne. Verbinden Sie sich mit Ihrem Atem und seien Sie ganz im Hier und Jetzt. Atmen Sie vorbereitend aus. **Einatmend** heben Sie Brustbein und Kinn sanft an und führen die Arme nach oben. **Ausatmend** den Oberkörper aus der Hüfte mit langem Rücken nach vorne beugen, den Bauch auf den Oberschenkeln ablegen: Gegebenenfalls die Knie leicht beugen. Die Hände berühren den Boden. **Einatmend** den rechten Fuß

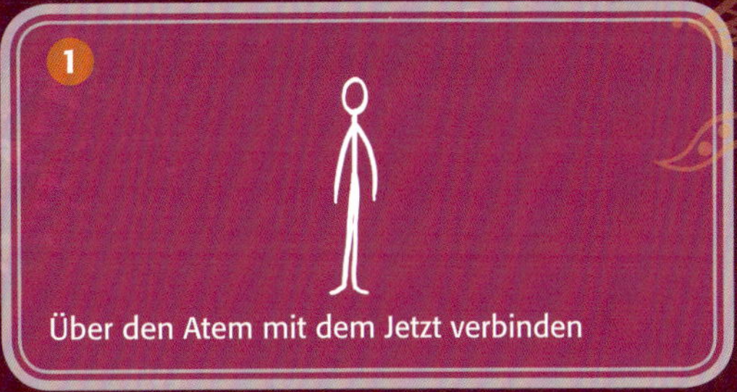
1
Über den Atem mit dem Jetzt verbinden

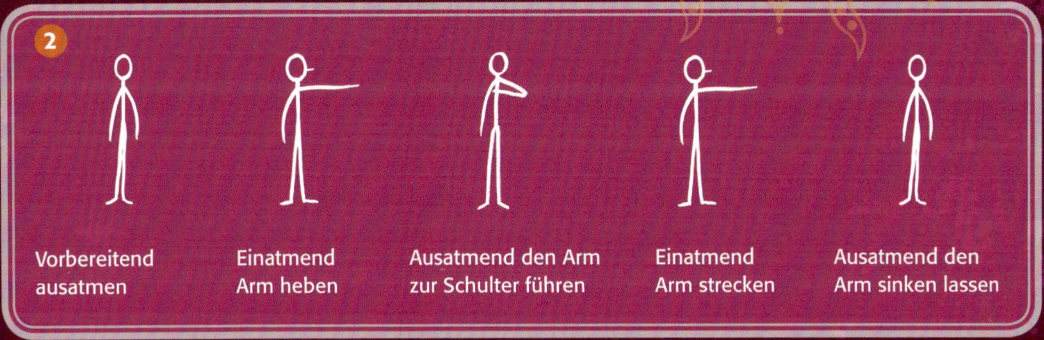
2
Vorbereitend ausatmen
Einatmend Arm heben
Ausatmend den Arm zur Schulter führen
Einatmend Arm strecken
Ausatmend den Arm sinken lassen

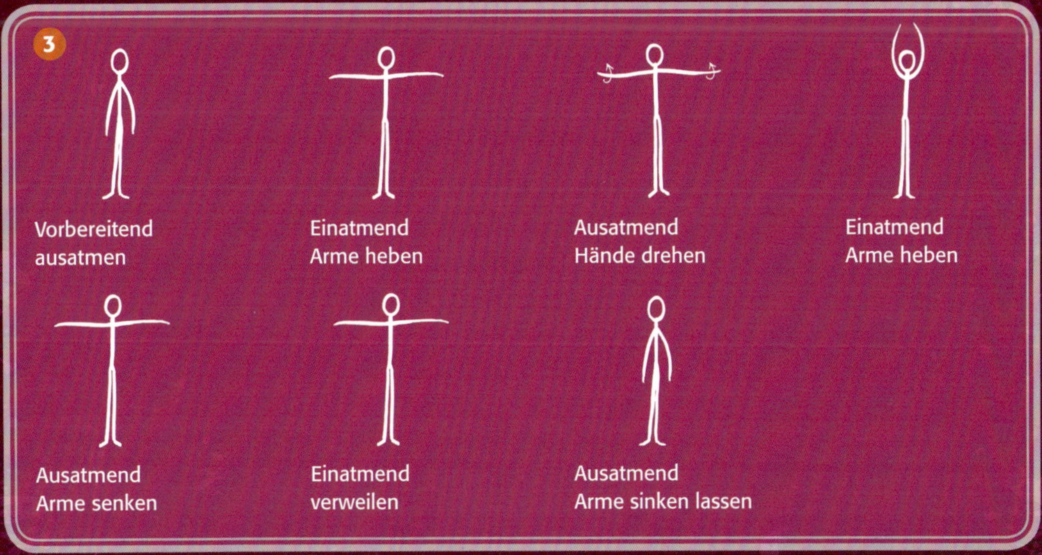
3
Vorbereitend ausatmen
Einatmend Arme heben
Ausatmend Hände drehen
Einatmend Arme heben
Ausatmend Arme senken
Einatmend verweilen
Ausatmend Arme sinken lassen

in einem 45-Grad-Winkel weit nach hinten auf die Matte stellen. Das linke Knie gleichzeitig über die linke Ferse beugen, die Arme nach vorne schwingen und den Oberkörper in eine leichte Rückbeuge nach oben aufrichten. Die Arme sind gestreckt über dem Kopf. **Ausatmend** die Hände schulterbreit rechts und links neben dem linken Fußes abstellen, die Finger zeigen nach vorne. Den linken Fuß nach hinten auf Höhe des rechten Fußes setzen, das Gesäß Richtung Decke bewegen und den Rücken lang machen: *adho mukha svanasana*. Einatmend setzen Sie die Knie unter den Hüften auf dem Boden ab. Den Blick anheben, die Schultern weg von den Ohren bewegen: *chakravakasana*. Ausatmend das Gesäß Richtung Fersen schieben. Bei Knieproblemen die Bewegung entsprechend dosieren. **Einatmend** kommen Sie zurück in den Vierfüßlerstand, das Brustbein strebt nach vorne. **Ausatmend** das Gesäß zurück zu den Fersen schieben, dann nach oben anheben, das Becken beugen. Den Rücken und die Arme lang machen und den Nacken entspannen. Der Blick ist zu den Füßen gerichtet: *adho mukha svansana*, der herabschauende Hund. **Einatmend** den linken Fuß in einen 45-Grad-Winkel aufdrehen, den rechten Fuß nach vorne neben die rechte Hand bringen. Das rechte Knie über die Ferse beugen, die Arme nach vorne anheben und den Oberkörper nach oben aufrichten: *virabhadasana*. **Ausatmend** die Hüfte beugen und den Oberkörper mit langem Rücken nach vorne beugen, dabei den linken Fuß neben den rechten stellen: *uttanasana*. **Einatmend** den Hinterkopf anheben und den Oberkörper mit langem Rücken nach oben in den Stand bewegen. Die Arme seitlich oder über vorne mitnehmen. **Ausatmend** lassen Sie die Arme sinken. **Auf der anderen Seite wiederholen, insgesamt 2-mal pro Seite.**

5 Kommen Sie in eine großzügige Schrittstellung. Der rechte, hintere Fuß ist im 45-Grad-Winkel aufgedreht. Das Gewicht auf die Fußaußenkannte legen, die Zehenballen zur Ferse ziehen. Die Zehen des linken, vorderen Fußes zeigen nach vorne, das Knie zeigt Richtung zweiter Zehe. Die Zehenballen zur Ferse bewegen. Hüfte, Nabel, Schulter und Nase zeigen nach vorne. Eventuell die Schrittbreite entsprechend variieren. Die linke Hand ist auf dem Rücken. **Einatmend** heben Sie Brustbein und Kinn sanft an und führen den rechten Arm über vorne nach oben. **Ausatmend** mit langem Rücken aus der Hüfte über das vordere Bein beugen, das Knie dabei eventuell leicht mitbeugen. Die linke Hand ist auf dem Rücken. **Einatmend** den Oberkörper parallel zum Boden anheben, der rechte Arm schwingt nach vorne, die linke Hand

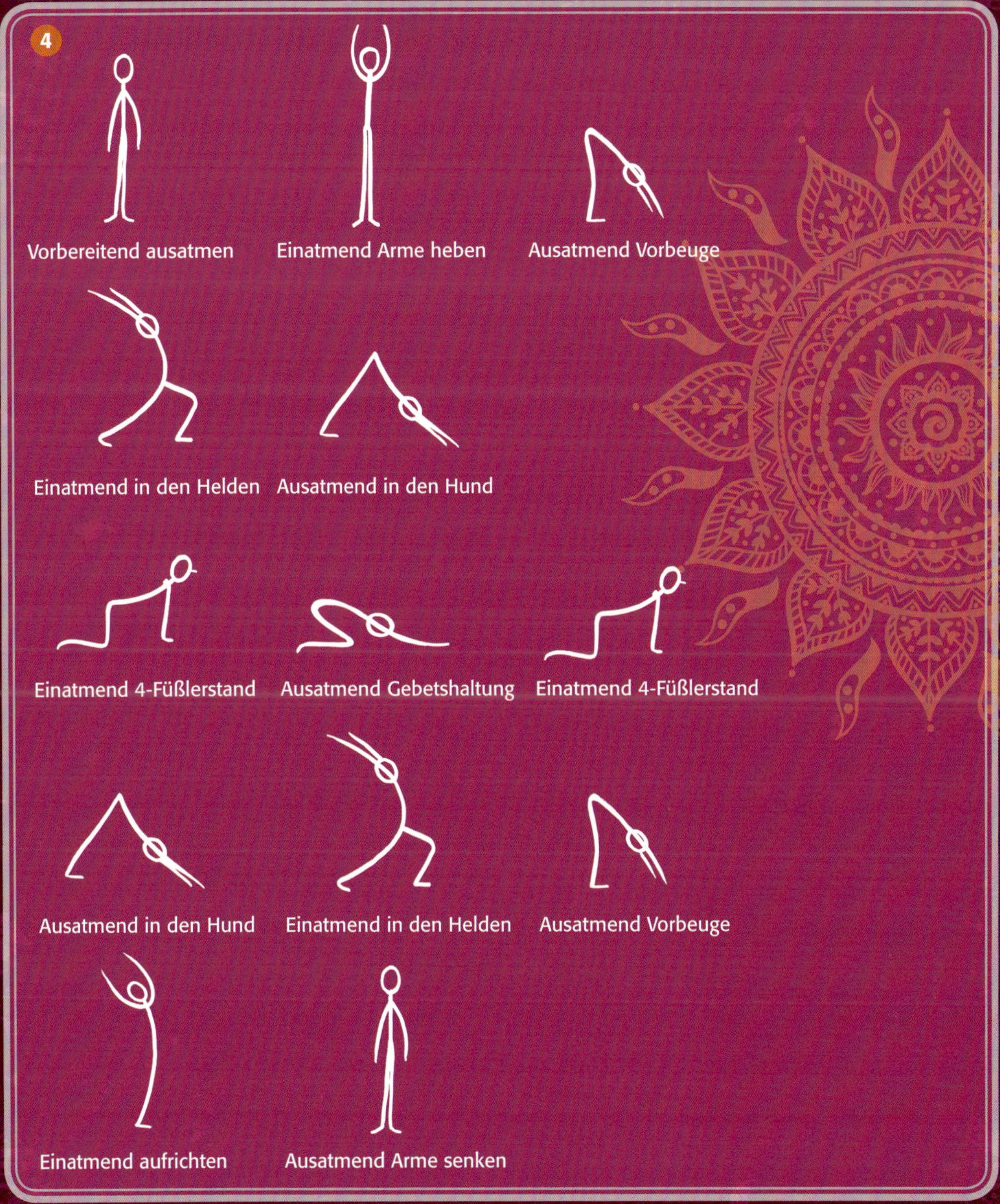
4
Vorbereitend ausatmen
Einatmend Arme heben
Ausatmend Vorbeuge
Einatmend in den Helden
Ausatmend in den Hund
Einatmend 4-Füßlerstand
Ausatmend Gebetshaltung
Einatmend 4-Füßlerstand
Ausatmend in den Hund
Einatmend in den Helden
Ausatmend Vorbeuge
Einatmend aufrichten
Ausatmend Arme senken

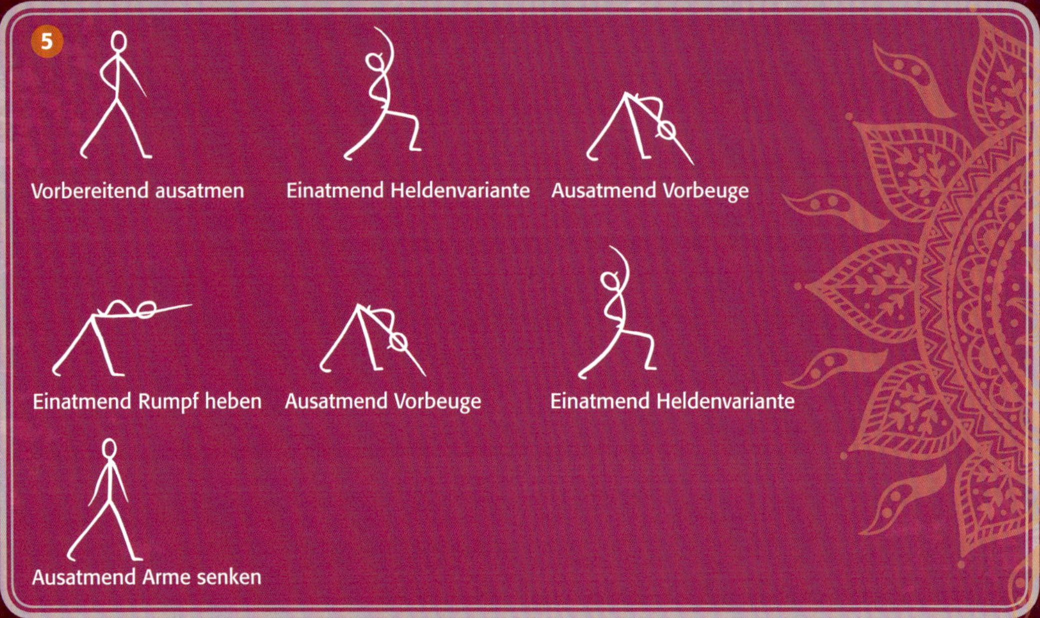
5
Vorbereitend ausatmen
Einatmend Heldenvariante
Ausatmend Vorbeuge
Einatmend Rumpf heben
Ausatmend Vorbeuge
Einatmend Heldenvariante
Ausatmend Arme senken

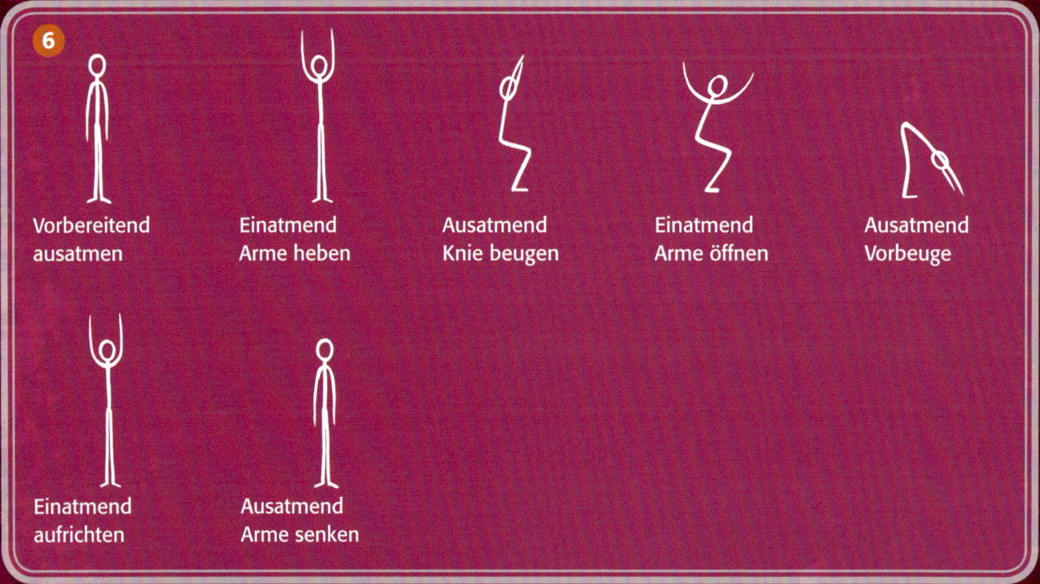
6
Vorbereitend ausatmen
Einatmend Arme heben
Ausatmend Knie beugen
Einatmend Arme öffnen
Ausatmend Vorbeuge
Einatmend aufrichten
Ausatmend Arme senken

bleibt auf dem Rücken. **Ausatmung:** den Oberkörper wieder über das linke Bein beugen. Die linke Hand ist weiterhin auf dem Rücken. **Einatmend** das linke Knie über die linke Ferse beugen, den rechten Arm nach vorne schwingen, Oberkörper und rechten Arm nach oben führen: *virabhadasana*. Ausatmend strecken Sie das linke Bein und lassen die Arme sinken.
Auf der anderen Seite wiederholen, insgesamt 3-mal pro Seite.

6 Kommen Sie in einen hüftgelenksbreiten aufrechten Stand. Die Zehen zeigen nach vorne, die Fußaußenkanten sind parallel zu den Mattenrändern. Die Schultern sind weich, der Scheitel ist Ihr höchster Punkt.
Einatmend heben Sie Brustbein und Kinn und führen die Arme über die Seite nach oben. **Ausatmend** beugen Sie die Knie, schieben das Gesäß weit nach hinten und kommen in eine Hocke-Haltung, so, als ob Sie sich auf einen Stuhl setzen möchten: *ardha uttkatasana*. **Einatmend** die Arme auf Schulterhöhe sinken lassen. **Ausatmend** aus der Hüfte mit langem Rücken nach vorne beugen. Die Hände sind am Boden, der Nacken ist entspannt, die Knie gegebenenfalls leicht gebeugt. **Einatmend** Hinterkopf und Oberkörper leicht anheben. Führen Sie die Arme nach vorne oder zur Seite und richten Sie den langen Rücken nach oben auf. **Ausatmend** lassen Sie die Arme sinken.
3- bis 4-mal wiederholen.

7 Kommen Sie in die Bauchlage. Die Hände rechts und links neben der Brust abstellen. Die Ellbogen zeigen nach oben, die Ellbogeninnenseiten streben zueinander. Die Stirn ist abgelegt oder der Kopf zur Seite gedreht. Die Schultern sind von den Ohren entfernt. Die Beine liegen eng aneinander, bei Rückenbeschwerden sind sie leicht gegrätscht. Verbinden Sie sich mit Ihrem Atem und atmen Sie vorbereitend ein. **Ausatmend** Hinterkopf, Schultern und oberen Rücken anheben, den Nacken lang lassen. In dieser Haltung einatmen. **Ausatmend** heben Sie die Arme auf Schulterhöhe an. **Einatmen**. **Ausatmend** die Arme nach vorne führen. **Einatmen**. **Ausatmend** den Oberkörper zurück in die Ausgangslage ablegen, die Hände sind neben dem Brustkorb. Vereinfachen Sie die Übung, indem Sie die Arme nur seitlich anheben oder nur die erste Haltung üben. **Insgesamt 3-mal wiederholen.**

8 Drehen Sie sich in die Rückenlage und strecken Sie die Beine. Die Arme sind neben dem Körper. Schenken Sie sich genügend Zeit, um sich von

Übung 6 auszuruhen. Der ruhig fließende Atem sagt Ihnen, wann Sie mit der neuen Übung beginnen können. Atmen Sie dann vorbereitend aus. **Einatmend** die Arme hinter den Kopf führen. **Ausatmend** stabilisieren Sie Ihren unteren Rücken und heben die Beine nach oben an. **Einatmend** halten Sie den unteren Rücken mit der Bauchkraft stabil und lassen die gestreckten Beine in 4 Atemtakten bzw. Sekunden zum Boden sinken. Zählen Sie bei der nächsten Wiederholung auf 6 Atemtakte, bei der dritten auf 8.
Vereinfachen Sie die Übung, indem Sie die Beine nacheinander anheben: Ein Bein nach oben führen und absenken; das andere aufgestellt lassen. Für den Atemtakt ein eigenes Maß wählen.

9 Kommen Sie in die Sitzposition. Stellen Sie die Füße vor sich auf und die Hände hinter das Becken ab. Die Finger und Zehen zeigen nach vorne. Einatmend das Brustbein anheben, Nase und Kinn nach oben führen, den Rücken lang machen. **Ausatmend** die Hände seitlich an die Knie legen. Halten Sie dabei die Aufrichtung des Rückens. **Einatmend** beide Fersen anheben, auf die Aufrichtung der Wirbelsäule achten. **Ausatmend** den

7

Bauchlage, Stirn am Boden, vorbereitend einatmen

Ausatmend Oberkörper heben und einatmen

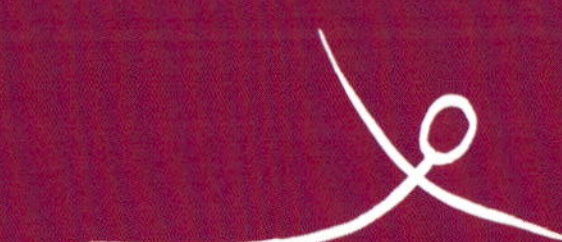

Ausatmend Arme auf Schulterhöhe anheben und einatmen

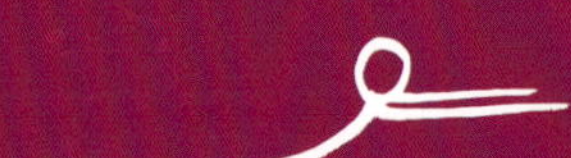

Ausatmend Arme nach vorne führen und einatmen

Ausatmend Oberkörper und Stirn ablegen

8

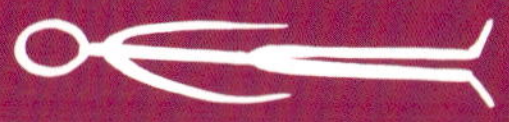

Rückenlage, Arme neben dem Körper, vorbereitend ausatmen

Einatmend Arme hinter den Kopf führen, Schultern entspannt

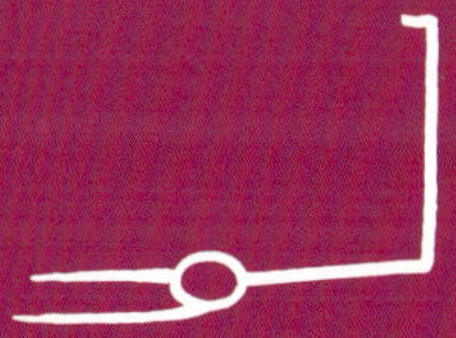

Ausatmend gestreckte Beine nach oben führen

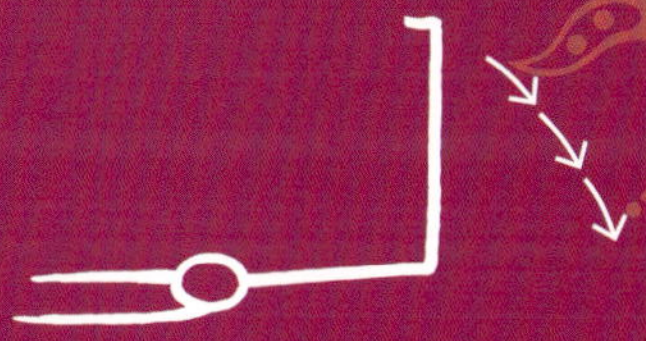

Einatmend Bein langsam zu Boden sinken lassen

9

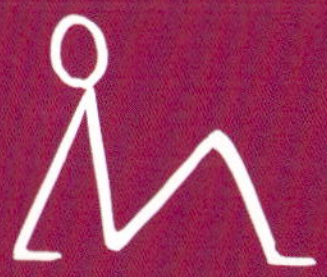

Sitzposition, Finger zeigen nach vorne, vorbereitend ausatmen

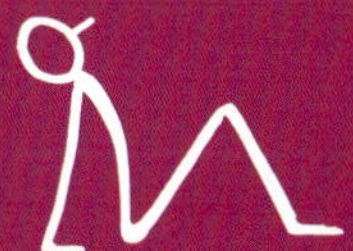

Einatmend Brustbein und Nase sanft anheben

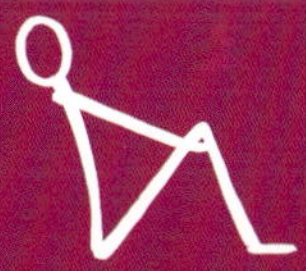

Ausatmend Hände seitlich an die Knie legen

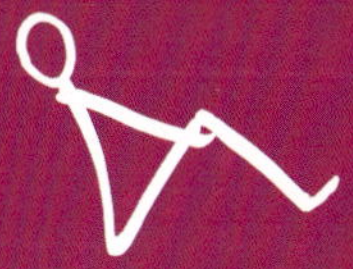

Einatmend beide Fersen vom Boden heben

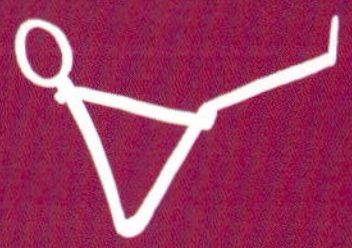

Ausatmend Beine weiter anheben, Wirbelsäule aufgerichtet lassen

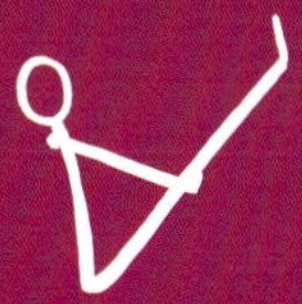

Einatmend Beine strecken, ausatmend absetzen

10

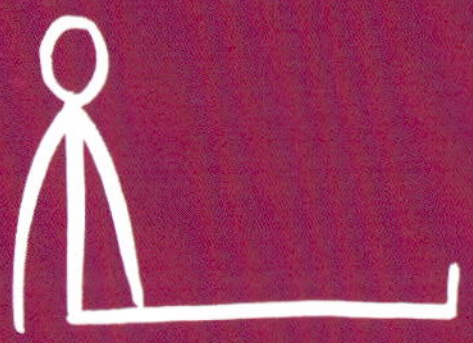

Sitzhaltung mit langen Beinen, vorbereitend ausatmen

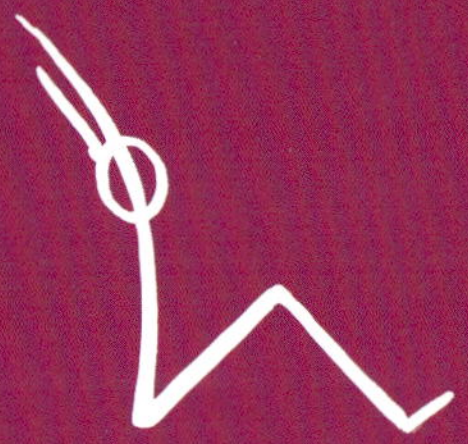

Einatmend Knie beugen, Arme über den Kopf nach oben führen

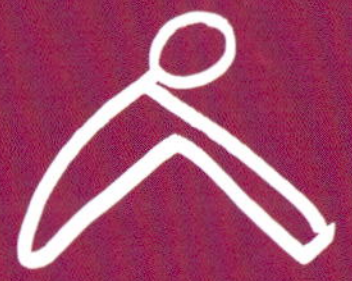

Ausatmend über die Knie beugen, ein- und ausatmend Weg zurück

11

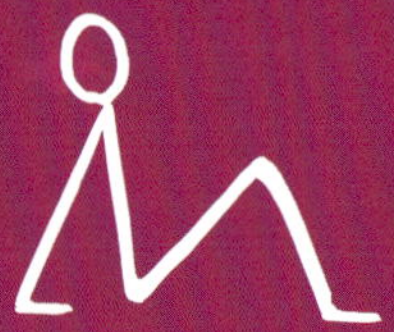

Sitzposition mit gebeugten Beinen, vorbereitend ausatmen

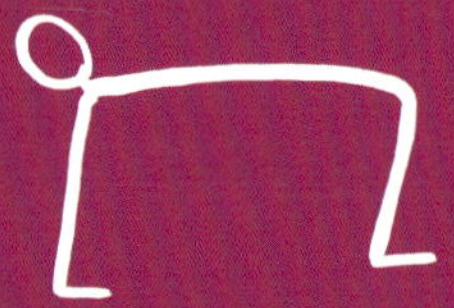

Einatmend Becken anheben, Blick zu den Knien

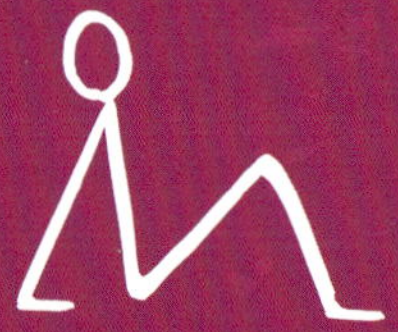

Ausatmend Gesäß zum Boden senken

12

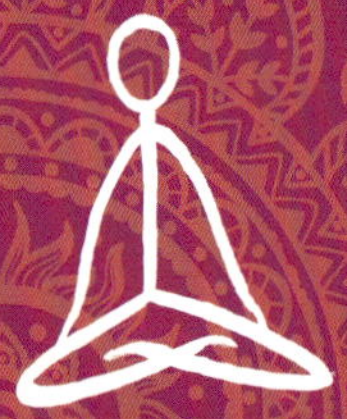

Aufrecht, bequeme Sitzhaltung, vorbereitend ausatmen

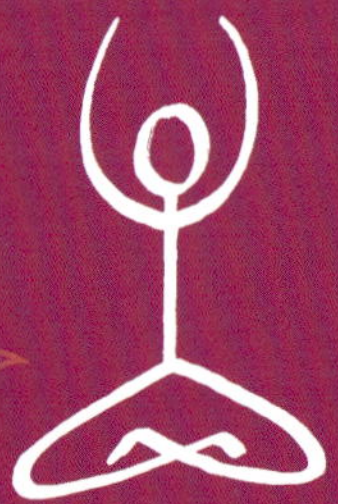

Einatmend Arme entspannt nach oben heben

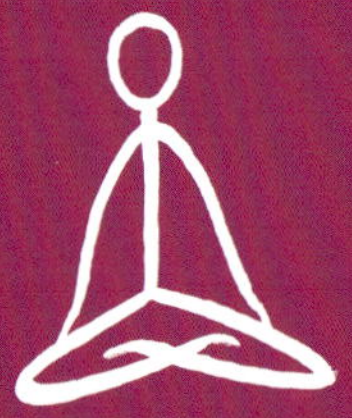

Ausatmend die Arme langsam und entspannt sinken lassen

Oberkörper etwas zurücknehmen, die Wirbelsäule dabei lang lassen. Heben Sie die Fersen mit leicht gebeugten Beinen Richtung Schulterhöhe. Atmen Sie ein und setzen Sie mit einer Ausatmung die Füße ab. Wiederholen Sie den Ablauf dann noch 2-mal. Nach der zweiten Wiederholung die Beine nicht absetzen, sondern: **Einatmend** die Beine strecken, ohne dabei die Aufrichtung der Wirbelsäule zu verlieren. Halten Sie *navasana*, das Boot, für 3 bis 4 Atemzüge. Mit einer Ausatmung setzen Sie die Beine ab und lassen die Anspannungen los. Vereinfachen Sie die Haltung, indem Sie nur ein Bein anheben, das andere aufgestellt lassen, mit beiden Händen kurz oberhalb der Kniekehlen die Rückseite der Oberschenkel umfassen oder die Beine in *navasana* leicht gebeugt lassen.

10 Nehmen Sie ein Sitzhaltung ein und spüren Sie zunächst zu Ihrem Körper, Ihrem Atem, Ihren Gedanken und allem, was Sie jetzt empfinden. Beugen Sie dann die Knie leicht an. **Einatmend** heben Sie die Arme über den Kopf, die Schultern bleiben entspannt. **Ausatmend** sanft aus der Hüfte über die Oberschenkel nach vorne beugen. **Einatmend** den Oberkörper langsam wieder nach oben aufrichten, die Arme sind über dem Kopf. **Ausatmend** lassen Sie Ihre Arme langsam sinken. **Wiederholen Sie einige Male.**

11 Stellen Sie die Beine vor sich auf, die Wirbelsäule ist lang, der Rücken leicht nach hinten verlagert. Die Hände sind ungefähr eine Handlänge hinter dem Becken, die Fingerspitzen zeigen nach vorne. **Einatmend** das Becken anheben, der Blick geht zu den Knien. **Ausatmend** das Becken langsam wieder absetzen. **3- bis 4-mal wiederholen.** Vereinfachen Sie die Haltung, indem Sie die Finger Richtung Mattenrand drehen.

12 Kommen Sie in einen aufrechten Sitz Ihrer Wahl. Ihr Becken ist aufgerichtet. Sorgen Sie für einen guten Abstand zwischen Brustbein und Bauchnabel. Lassen Sie Ihre Schultern weich werden. **Einatmend** die entspannten Arme über die Seite nach oben anheben. **Ausatmend** die Arme langsam sinken lassen. **Einige Male wiederholen.** Anschließend in der Stille bleiben. Spüren Sie hin und nehmen Sie wahr, was jetzt ist, was Sie in diesem Moment wahrnehmen. Abschließend die Hände vor das Herzzentrum führen. In Gebetshaltung verneigen Sie sich vor dem eigenen Üben.

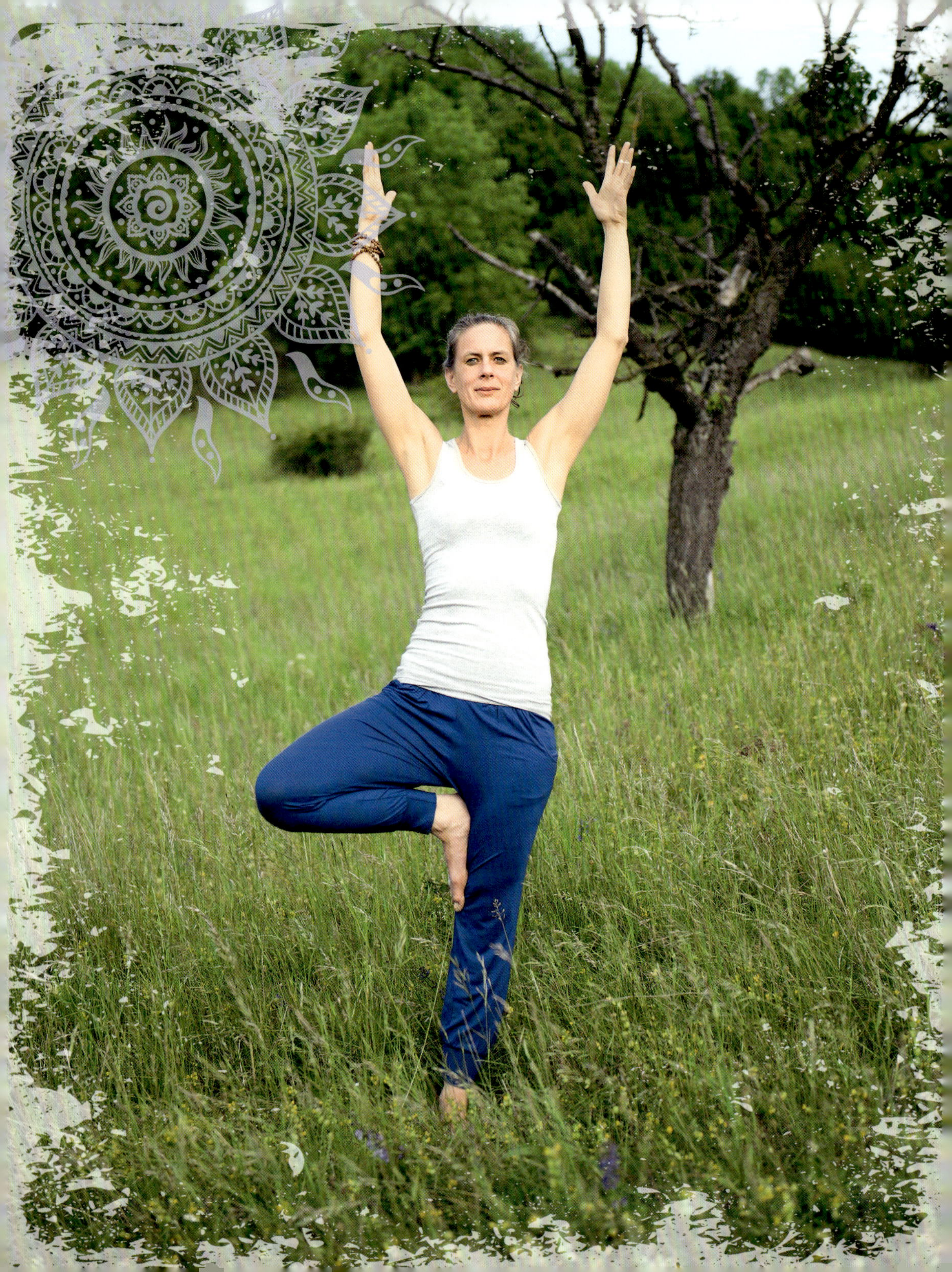

Stabilität und Leichtigkeit

»Wenn man nicht feste, ruhige Linien am Horizonte seines Lebens hat, Gebirgs- und Waldlinien gleichsam, so wird der innerste Wille des Menschen selber unruhig, zerstreut und begehrlich.«

Friedrich Nietzsche

In der Zeit zwischen zwei Schöpfungen, der sogenannten Weltnacht, ruht, so die indische Schöpfungsmythologie, der Gott Vishnu auf der tausendköpfigen Weltenschlange Anantashesha. Gemeinsam schwimmen sie auf dem Milchozean, dem kosmischen Urmeer der Möglichkeiten, in das alle Universen nach ihrer Auflösung eingehen, bis ein neuer Schöpfungskreislauf beginnt. Damit Vishnu sich auf ihr zu Hause fühlt, muss Anantashesha zwei Qualitäten erfüllen: Sie muss so stabil sein, dass sie das Gewicht eines Gottes tragen kann, gleichzeitig aber auch so bequem sein, damit er sich auf ihr wohlfühlt. Das Yoga-Sutra bezeichnet diese zwei Qualitäten als *sthira* und *sukha*, als Stabilität und Leichtigkeit. »Ist beides zusammen«, sagte der alte Yoga-Meister B. K. S. Iyengar in einem Interview, »ist man ein ganzer Mensch und fühlt sich wohl.«

>>The ultimate goal of yoga is to always observe things accurately, and therefore never act in a way that will make us regret our actions later.<<

T. K. V. Desikachar

Die Suche nach dem guten Gefühl

Tatsächlich versuchen wir von unserem ersten Atemzug an, in diesen Zustand des Wohlfühlens zu kommen. Unbewusst und bewusst streben und suchen wir nach diesem guten Gefühl. Darum essen und trinken wir, wenn wir Hunger und Durst haben. Darum atmen wir nach einer Ausatmung ein und nach dem Einatmen aus. Darum verändern wir unsere Körperhaltung automatisch, wenn sie sich unbequem anfühlt. Darum treffen wir uns mit Freunden, wenn wir Gesellschaft wünschen, oder besuchen Schweigeseminare, wenn uns nach Stille ist. Darum üben wir Yoga, weil er uns Stabilität und Leichtigkeit auf allen Ebenen ermöglicht. Und darum passen wir, wenn wir uns auf ein sanftes Üben einlassen, ein Asana an das für uns momentan Machbare an. Dem Wunsch, sich wohlzufühlen, das lebenslange Streben nach dem guten Gefühl liegt die Sehnsucht nach der Einheit mit und der Rückkehr zu unserem natürlichem Wesenszustand zugrunde. Dieser Zustand wird *Sat Chit Ananda* genannt, das reine, glückselige, bewusste Sein, das existiert, ohne dass es irgendeine Hilfe, Unterstützung oder Anregung von außen benötigt. Unser »Ego-Ich«, das sich einerseits zwar nach diesem Zustand sehnt, hält uns mit seinen Wünschen und Anhaftungen aber auch gleichzeitig davon ab.

Um diesen Zustand zu erreichen, müssen wir die geeigneten Rahmenbedingungen schaffen, die uns helfen, nicht mehr abgelenkt zu sein, nicht mehr darüber nachzudenken, was noch verändert werden müsste, damit wir uns gut fühlen. Damit wir in uns ruhen können, wie der Gott Vishnu auf der Weltenschlange Anantashesha. Und genau deren Eigenschaften empfiehlt uns Patanjali darum zu kultivieren, wenn er im Yoga-Sutra 2.46 schreibt: *»sthiramsukhamasanam«*. Was übersetzt bedeutet: »Die ideale Haltung ist stabil und leicht.« Zunächst klingt es fast paradox, gleichzeitig stabil und leicht, also *sthira sukha* zu sein. Gemeint ist bei dieser Einheit allerdings weder eine leichte Stabilität noch eine stabile Leichtigkeit. Die Stabilität und die Leichtigkeit stehen gleichberechtigt, wirken aber in ihrer Verbindung einzigartig wohltuend.

Die Qualität eines Asanas

Sthira ist das Sanskritwort für stabil, fest, aufmerksam. Stabilität ist die Struktur, die Basis, der Rahmen, die Wurzel, die uns Halt und Sicherheit in und für unser Leben gibt. Ein Baum braucht ein gutes Wurzelwerk und einen stabilen Stamm, um in stürmischen Zeiten nicht umzuknicken. Unsere Wirbelsäule und unsere Knochenstruktur brauchen Stabilität, um uns durchs Leben tragen zu können. Stabile Strukturen geben uns Orientierungshilfen und Halt im Alltag. Lernen wir eine neue Sprache, brauchen wir einen stabilen Grundwortschatz und ein ebensolches Grammatikverständnis, um uns flüssig und ausdrucksstark unterhalten zu können. Das Gleiche ist der Fall, wenn wir Asanas und Pranayamas lernen oder Meditation üben.

Gleichzeitig müssen wir darauf achten, dass aus der Stabilität nichts Hartes, Unbewegliches wird. Die Leichtigkeit kann uns davor bewahren. Die Leichtigkeit sollte darum immer der Partner sein, der im Tanz von Stabilität und

Leichtigkeit den führenden Part übernimmt, schreibt der Yoga-Lehrer Sriram in seinem Buch »Neun Schritte zur Freiheit«.

Sukha, so das Sanskritwort, bedeutet leicht, glücklich, angenehm. *Sukha* ist die Weite, die Freiheit, nicht mehr unbewusst agieren zu müssen. *Sukha* ist der Zustand, zu dem uns Yoga zurückbringen möchte. Die Leichtigkeit kann aber auch zu etwas sehr Flüchtigem werden. Sie kann dazu führen, dass wir die Bodenhaftung verlieren, dass wir leichtfertig werden, nachlässig oder überheblich. Die Yogapraxis hilft uns, unseren Körper und unsere Wirbelsäule stabil, kraftvoll, flexibel und leicht zu halten. Gleichzeitig sind die Qualitäten *sthira* und *sukha* die Leitlinien, nach denen wir üben sollten: Nicht zu anstrengend, aber auch nicht zu leicht, denn in beiden Fällen würde unser Geist wandern und nicht mehr fokussiert bleiben. Solange unser Atem ruhig und gleichmäßig fließen kann, wissen wir, dass unser Üben angemessen ist.

Stabilität und Leichtigkeit sind die Leitlinien unseres Übens.

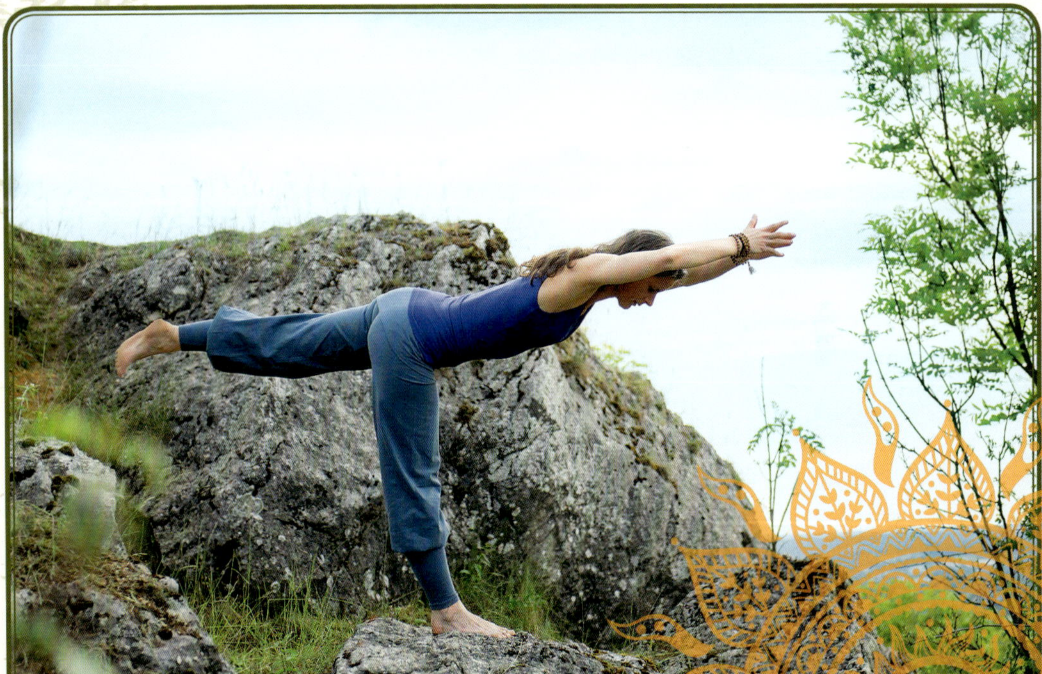

Stabil und leicht durchs Leben

1 Kommen Sie in einen aufrechten, hüftgelenksbreiten Stand. Zehen zeigen nach vorne. Sprung-, Knie-, Hüft- und Schultergelenke sind auf einer Linie. Entspannen Sie Stirn, Kiefer, Nacken und Schultern. Lassen Sie Ihre äußere und innere Haltung stabil und leicht werden.

2 Vorbereitend ausatmen. **Einatmend** die Arme über die Seite nach oben. Die Hände sind verschränkt, Handflächen zeigen zur Decke. **Ausatmend** Arme über die Seiten senken und Hände hinter dem Rücken verschränken. **Einatmend** Brustbein, Nase und Blick zur Decke heben, Arme und verschränkte Hände sanft vom Körper weg bewegen – ohne die Schultern zu heben. **Ausatmend** aus der Hüfte mit langem Rücken nach vorne beugen. Versuchen Sie, Bauch und Oberschenkel zueinander zu bringen. Ggf. die Knie beugen. Die Hände liegen verschränkt auf dem Becken. **Einatmend** den Oberkörper parallel zum Boden anheben. Der Nacken ist lang, die Schultern weg von den Ohren. Die Hände ruhen verschränkt auf dem unteren Rücken. Beine, falls möglich, strecken, das Gewicht mehr auf die Ballen verlagern. **Ausatmend** mit langem Rücken nach vorne beugen. Arme und verschränkte Hände zum Kopf bewegen. Schulter- und Nackenbereich sind entspannt. Bringen Sie **einatmend** den Fokus zu Ihrem Brustbein. Hände lösen, Knie leicht beugen, Arme nach vorne oben schwingen und dabei den Oberkörper gerade aufrichten. **Ausatmend** die Arme senken. **2- bis 3-mal wiederholen.**

3 Schritthaltung, rechtes Bein hinten, rechter Fuß etwa 45 Grad nach außen aufgedreht, die Beine gestreckt. Hintere Ferse fest im Boden. Nase, Schultern, Bauchnabel, Hüften zeigen nach vorne. Der Oberkörper ist aufgerichtet. Die linke Hand liegt auf dem unteren Rücken, der rechte Arm ist neben dem Rumpf. **Einatmend** Brustbein heben, linkes Knie über die Ferse beugen, rechten Arm nach oben führen. Gewicht gleichmäßig auf beide Füße verteilen. **Ausatmend** Oberkörper über den linken gebeugten Oberschenkel strecken. Rechter Arm zeigt nach vorne, linke Hand liegt auf dem unteren Rücken. Gewicht ist gleichmäßig auf beiden Füßen verteilt, hintere Ferse fest am Boden. **Einatmend** den linken Arm nach vorne schwingen und in die Heldenhaltung aufrichten. Gewicht auf dem hinteren Fuß, die Ferse fest am Boden. Gewicht auf das linke Bein verlagern. **Ausatmend** langsam den Oberkörper

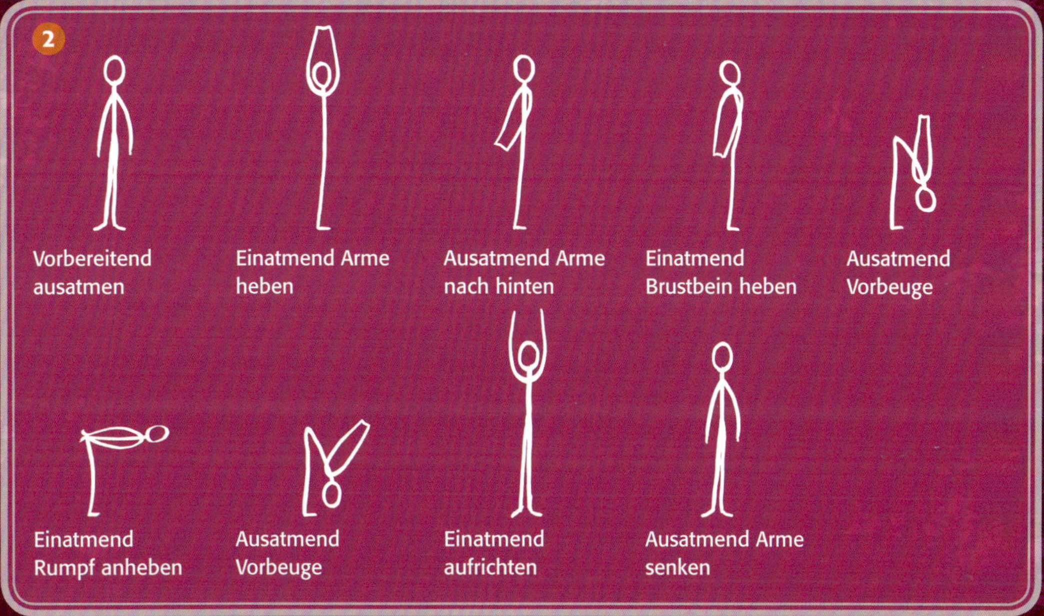
2
Vorbereitend ausatmen
Einatmend Arme heben
Ausatmend Arme nach hinten
Einatmend Brustbein heben
Ausatmend Vorbeuge
Einatmend Rumpf anheben
Ausatmend Vorbeuge
Einatmend aufrichten
Ausatmend Arme senken

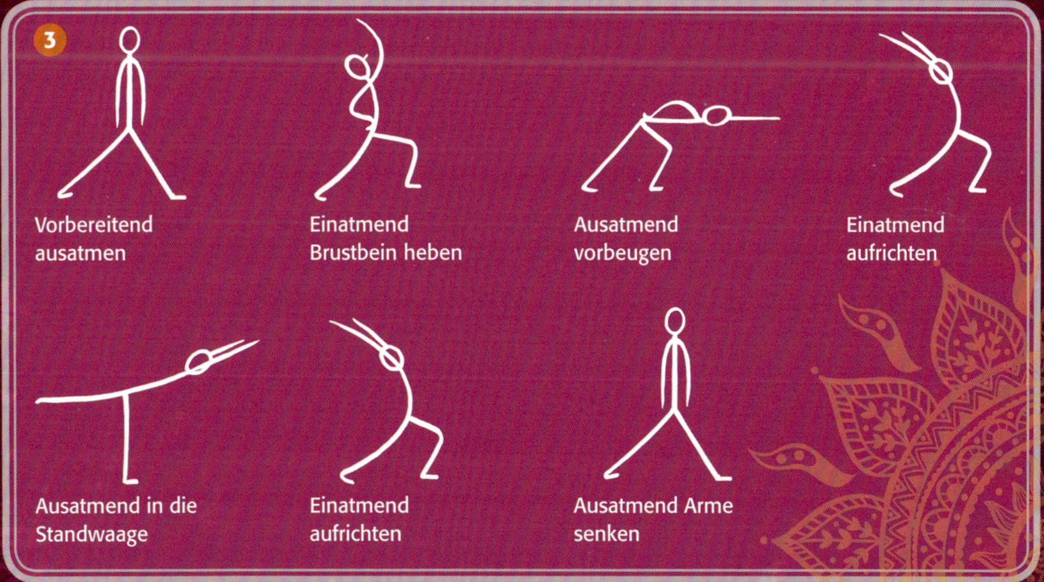
3
Vorbereitend ausatmen
Einatmend Brustbein heben
Ausatmend vorbeugen
Einatmend aufrichten
Ausatmend in die Standwaage
Einatmend aufrichten
Ausatmend Arme senken

und das rechte Bein parallel zum Boden in die Standwaage bringen. Führen Sie Ihre Arme dabei entweder nach vorne, zur Seite oder nach hinten. **Ausatmend** linkes Bein sanft beugen, rechtes Bein langsam in einen Ausfallschritt zurückbringen, Oberkörper und Arme in die Heldenhaltung anheben. **Ausatmend** Arme sinken lassen, linkes Bein strecken. 2-mal, dann Seite wechseln. Vereinfachen Sie die Sequenz, indem Sie die Standwaage auslassen, intensivieren Sie, indem Sie 1 bis 2 Atemzüge in ihr bleiben.

4 Nehmen Sie einen aufrechten, hüftgelenksbreiten Stand ein. **Einatmend** die Arme über die Seite nach oben heben, Hände verschränken, Handflächen zeigen nach oben. **Ausatmend** die linke Seite lang machen und den Oberkörper nach rechts beugen. Linke Schulter und Hüfte nicht nach vorne kippen. Einen Atemzug bleiben. **Einatmend** zurück in die Mitte. **Wiederholen Sie die Bewegung auf der linken Seite. Wiederholen Sie den Ablauf beim 2. Durchgang auf den Zehenspitzen. Wiederholen Sie den 3. Durchgang auf Zehenspitzen und – falls möglich – mit geschlossenen Augen.**

5 Kommen Sie in die Rückenlage, die Beine aufgestellt. Die Innenseiten der Füße und Knie berühren sich. Die Arme liegen neben dem Körper, der Nacken ist lang. **Einatmend** die Arme hinter den Kopf führen und die Knie rechts und links zum (oder Richtung) Boden senken. Achten Sie auf entspannte Schultern oder variieren Sie die Armhaltung, indem Sie die Arme in eine Trichter- oder Kreuzhaltung bringen. Ein- und ausatmen. **Ausatmend** Knie zum Oberkörper bewegen und Hände auf die Knie legen. **Einatmend** die Arme hinter den Kopf bringen und die Füße eng nebeneinander auf den Boden stellen. **Ausatmend** die Arme nach vorne bringen. **3- bis 4-mal.**

4

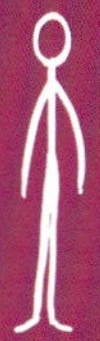

Vorbereitend ausatmen

Einatmend Arme heben

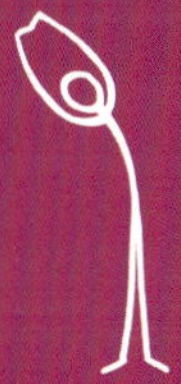

Ausatmend zur Seite beugen, 1 AZ verweilen

Einatmend zur Mitte kommen

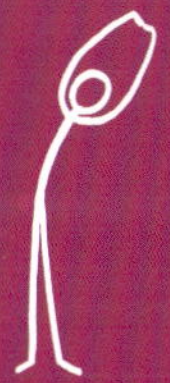

Ausatmend zur anderen Seiten, 1 AZ verweilen

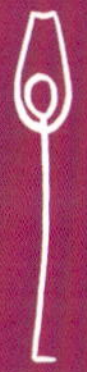

Einatmend zurück zur Mitte, 1 AZ verweilen

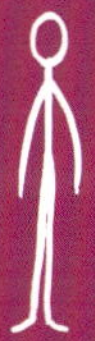

Ausatmend Arme senken

5

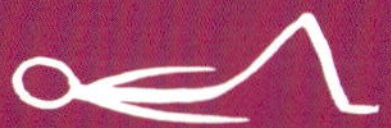

Rückenlage, Beine aufgestellt, vorbereitend ausatmen

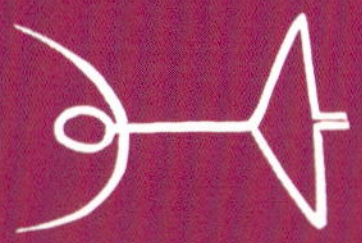

Einatmend, Arme hinter den Kopf, Knie zur Seite

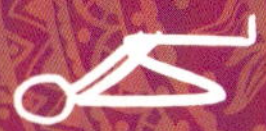

Ausatmend Knie zum Oberkörper ziehen

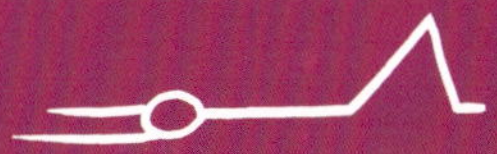

Einatmend Beine aufstellen, Arme hinter den Kopf

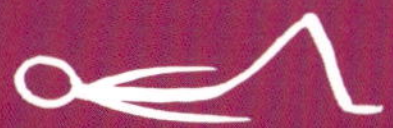

Ausatmend Arme neben den Körper führen

6 Rückenlage, Beine aufgestellt, Füße hüftgelenksbreit. Zehen zeigen nach vorne. Arme neben dem Rumpf. Langer Nacken, entspannte Schultern. Rechtes Bein beugen, rechten Unterschenkel über den linken Oberschenkel legen, das rechte Sprunggelenk ist links neben der Außenseite des linken Oberschenkels. Der rechte Fuß ist geflext. Gewicht auf dem linken Großzehballen. Becken fest am Boden. **Einatmend** die Arme hinter den Kopf heben. **Ausatmend** die Arme nach vorne führen, das Becken anheben. Die Unterarme und Handflächen sind fest am Boden, die Hüften parallel ausgerichtet. Lassen Sie das rechte Becken dazu ganz minimal Richtung Boden sinken. Das rechte Knie tendiert zum vorderen Mattenrand. **Einatmen. Ausatmend** Becken und Rücken zurück zum Boden. **Wiederholen, Seite wechseln.**

7 Kommen Sie in einen aufrechten Sitz: entweder eine Schneidersitz-Variante oder Fersensitz. Schließen Sie die Augen und lassen Sie vor Ihrem inneren Augen einen Baum entstehen. Mit seinen starken Wurzeln, seinem Stamm, seinen Ästen und Blättern oder Nadeln. Nehmen Sie die Stabilität und Leichtigkeit, die dieser Baum symbolisiert, wahr und in sich auf. Kommen Sie, wenn Sie so weit sind, zum Stehen.

8 Aufrechter Stand. Verlagern Sie das Gewicht auf das linke Bein und setzen Sie Ihre rechte Fußsohle entweder an: **a)** die Innenseite Ihres linken Oberschenkels oder **b)** die Innenseite Ihres linken Unterschenkels. Legen Sie die Handflächen vor dem Herzen aneinander. Heben Sie **einatmend** die Arme. Lassen Sie die Haltung stabil und leicht werden. 4 bis 6 Atemzüge bleiben. **Ausatmend** Arme senken, rechtes Knie nach vorne bringen und Bein absetzen. Ein bis zwei Atemzüge warten, dann auf die andere Seite wechseln.

9 Kommen Sie in die Rückenlage. Knie zum Oberkörper, Hände auf die Knie. **Einatmend** Arme hinter den Kopf (oder seitlich), Beine nach oben. Einen Atemzug bleiben, **ausatmend** zurück in die Ausgangsposition.

10 Strecken Sie die Beine aus oder stellen Sie die Beine auf. Arme neben dem Körper. Lassen Sie alle Anspannung los, den Atem sanft fließen, die Gedanken zur Ruhe kommen. Atmen Sie einige Male Ihre Wirbelsäule auf und ab und geben Sie dann den Atem wieder frei. **Bleiben Sie etwa 5 Minuten in dieser Position.**

6

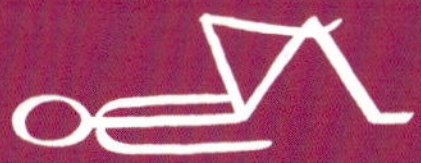

Rückenlage, rechtes Bein auf linkes Knie, vorbereitend ausatmen

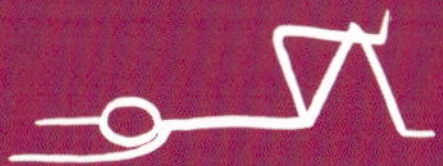

Einatmend die Arme über den Kopf führen

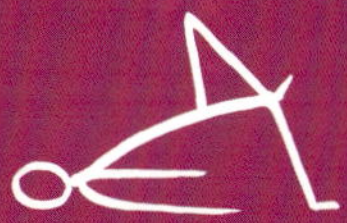

Ausatmend Arme nach vorne, Becken anheben

7

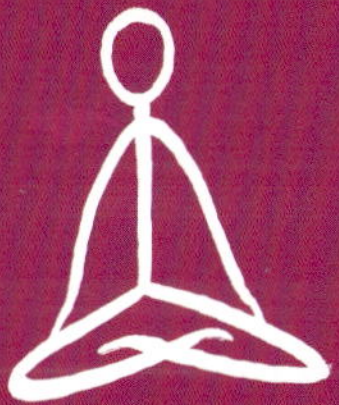

Schneidersitz, zur Ruhe kommen

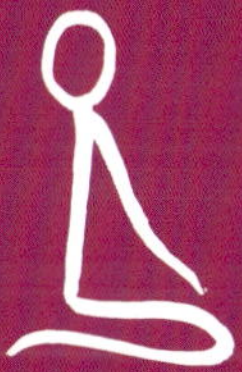

Alternative: Fersensitz, zur Ruhe kommen

8

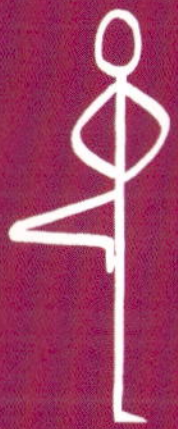

Baum: Fuß auf Oberschenkel

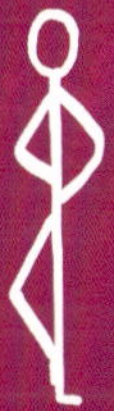

Baum: Fuß auf Unterschenkel

9

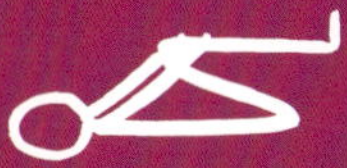

Ausatmend Knie zum Oberkörper ziehen

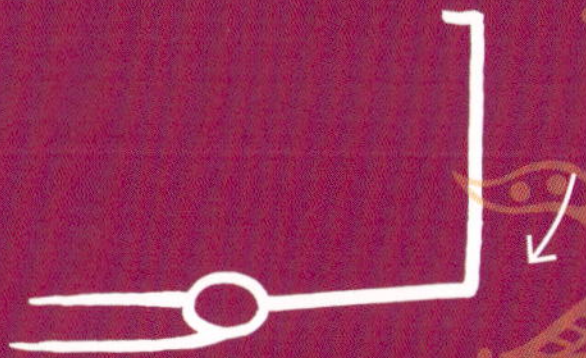

Einatmend Beine strecken, Arme über Kopf heben

10

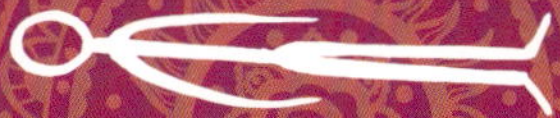

Rückenlage, Beine gestreckt, Atem fließen lassen

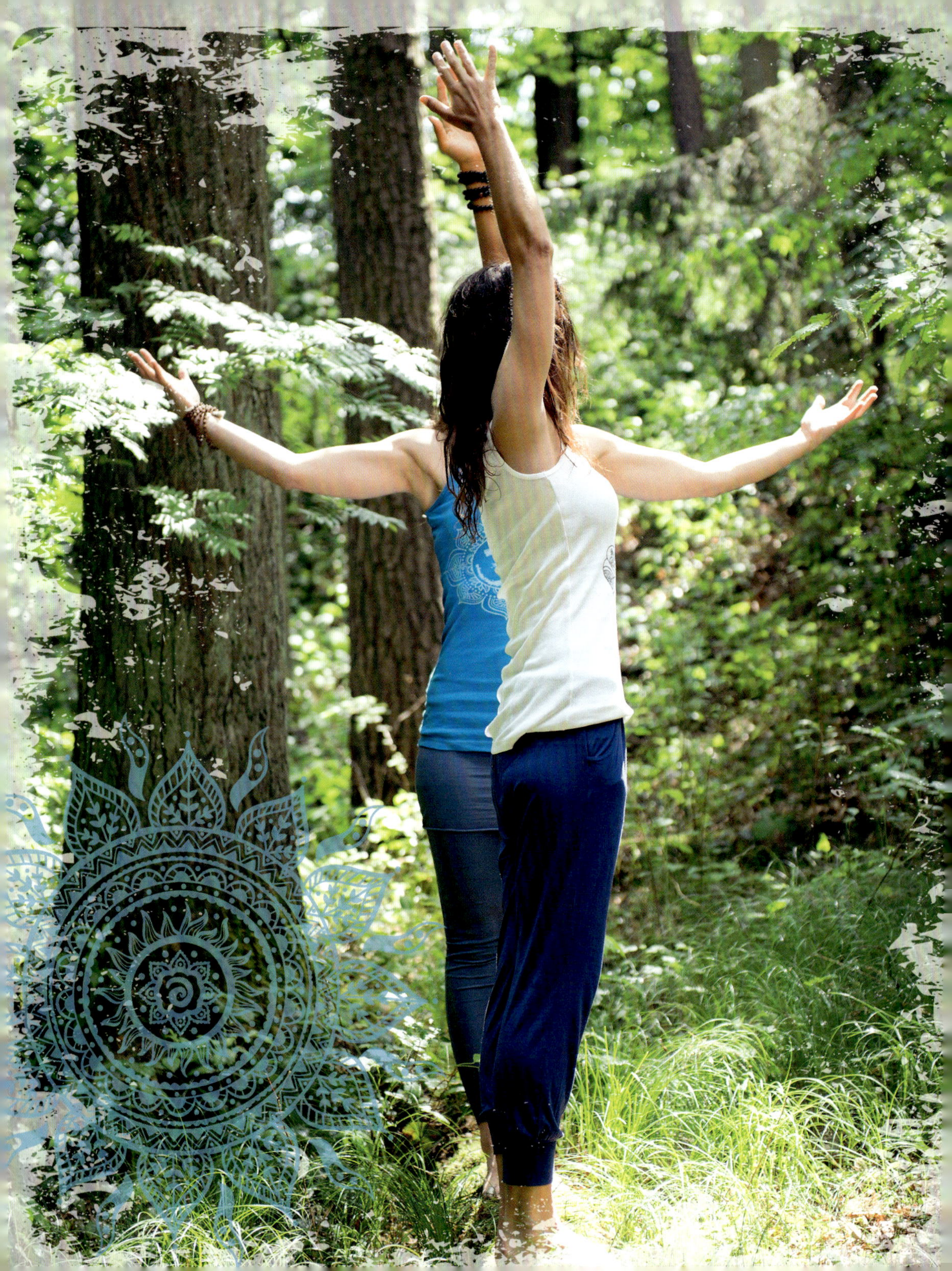

Zufriedenheit

»Wer ist blind? Der eine andere Welt nicht sehen kann. Wer ist stumm? Der zur rechten Zeit nichts Liebes sagen kann. Wer ist arm? Der von allzu heftigem Verlangen Gequälte. Wer ist reich? Dessen Herz zufrieden ist.«

aus Indien

Jeder kennt es, dieses Gefühl tiefer Zufriedenheit. Wir erleben es im Urlaub, wenn der Alltag weit weg ist. Oder am Strand mit Blick auf die Weite des Meeres. Oder auf dem Gipfel eines Berges. Wenn wir nichts mehr tun müssen, außer zu sehen, außer zu sein. Tatsächlich, sagen die Schriften, sind wir dann unserer wahren Wesensnatur sehr nahe. Weil wir uns gut fühlen, weil in dem Moment nichts mehr da ist, was uns einspannt oder verspannt. Dieses Gefühl, völlig entspannt zu sein, erleben wir auch auf der Yogamatte, am Ende unserer Praxis, in *shavasana*, der Totenhaltung. Wenn wir alles Schwere und alle Anspannung, die wir während der Übungen gebraucht haben, loslassen dürfen. Wenn unser Atem ruhig und gleichmäßig und mühelos fließt und wenn alle Gedanken zur Ruhe gekommen sind. Wenn in uns alles friedlich wird, dann sind wir zufrieden.

Im zweiten Kapitel des Yoga-Sutra, dem *Saddhana-Pada* genannten »Übungsweg des Yoga«, spielt Zufriedenheit als Teil dieses Weges eine Rolle. Das Sanskritwort für Zufriedenheit lautet *samtosa*. *Samtosa* ist eines der fünf *nyama* genannten Vorschläge für den Umgang mit uns selbst. *Nyamas* sind in Patanjalis Yoga-Sutra das zweite Glied des achtgliedrigen *(ashtanga)* Pfads, der uns hilft, die *klesas*, die störenden Kräfte, abzubauen. Die *nyama* sind keine Regeln oder Übungen, die man lernen kann, sondern stellen eine innere Haltung dar, die sich in einer äußeren Handlungsweise widerspiegelt. *Samtosa* ist das zweite der fünf *nyama*. *Samtosa* ist die Fähigkeit, sich mit dem zufriedengeben zu können, was man hat. Es ist eine Zufriedenheit, die aus dem Herzen kommt. Zufriedenheit ist die Kunst des Karma-Yoga, bei dem wir handeln, ohne auf die Ergebnisse unseres Handelns und Tuns zu spekulieren, sondern annehmen, was sich daraus ergibt. Zufriedenheit ist die Abwesenheit von Begierden und Verlangen, von Ich-Bezogenheit und Ablehnung.

>> Zufriedenheit mit seiner Lage ist der grösste und sicherste Reichtum.<<

Marcus Tullius Cicero

Zufriedenheit hält uns gesund

Zufriedenheit ist ein wichtiger Faktor für unser Wohlbefinden auf körperlicher und psychischer Ebene. Je zufriedener wir sind, desto weniger anfällig sind wir für Stress. Studien haben ergeben, dass Zufriedenheit das Risiko einer Herz-Kreislauf-Erkrankung um bis zu 50 Prozent verringern kann. Doch Zufriedenheit können wir nicht erzwingen, aber wir können sie fördern. Zum Beispiel, indem wir uns mit dem auseinandersetzen, was uns unzufrieden macht. Oft ist es Neid und der Vergleich mit anderen. Die hohe Erwartungshaltung, die wir an uns haben. Sowohl im Beruf als auch im Privatleben und sogar auf der Yogamatte. Wir wollen perfekt sein, weil wir glauben, unperfekt zu sein. Aber wer gibt vor, was Perfektion ist? Was beispielsweise der Mattennachbar kann, sollte für unsere eigene Zufriedenheit nicht von Belang sein.

>>Zufriedenheit bringt auch in der Armut Glück; Unzufriedenheit ist Armut, auch im Glück.<<

Konfuzius

Um die Zufriedenheit und damit unser gutes, entspanntes Gefühl zu verstärken, sollten wir uns klar machen, was wir erreichen möchten, warum und für wen? Wir sollten auch überprüfen, ob die Ziele, die wir uns gesetzt haben, für den Augenblick zu hoch angesetzt sind. Denn wenn sich eine Erwartung nicht erfüllt hat, werden wir leicht unzufrieden und von uns enttäuscht. Wir sollten uns realistische, machbare Ziele setzen und den Weg, der zum Ziel führt, unseren momentanen Möglichkeiten anpassen und uns dann geduldig auf den Weg machen. Nichts anderes tun wir, wenn wir nach den Prinzipien des Viniyoga unser Leben gestalten oder unsere Yogapraxis üben. Auch Dankbarkeit kann die Zufriedenheit stärken. Die Dankbarkeit, Luft zum Atmen, ein Dach über dem Kopf, einen Beruf oder genügend zu essen zu haben. Die Dankbarkeit, Yoga üben zu können.

Wenn das Glück grenzenlos wird

Eine Zufriedenheit, die heilsam wirkt, entsteht aus Akzeptanz, Dankbarkeit und auch durch Freude über und für das, was wir im Augenblick können und haben. Speist sich unsere Zufriedenheit dagegen aus dem Gefühl, etwas besser zu können als andere, dann ist es keine echte Zufriedenheit. Wenn wir heute Yoga üben, können wir versuchen, dabei auch *samtosa* zu kultivieren. Indem wir das annehmen, was wir und unser Körper heute können. Indem wir bei allem, was wir üben, gut auf uns achten und uns weder über- noch unterfordern. Indem wir uns nicht ärgern, dass wir heute nur wenig Zeit haben zu üben, sondern das Beste daraus machen und zufrieden sind, dass wir überhaupt geübt haben. Und selbst wenn wir heute gar nicht auf der Matte standen, sollten wir versuchen, das mit Gelassenheit zu nehmen. Wir werden unsere Gründe gehabt haben. Und wenn es nicht zum Dauerzustand wird, gibt es keinen Anlass, unzufrieden mit uns zu sein. Allerdings kann Unzufriedenheit durchaus auch der Motor sein, Dinge und unser Leben zu verändern, aus alten Mustern auszubrechen, abzulegen, was uns unzufrieden macht, und Neues, Ungewohntes und Unbekanntes auszuprobieren.

Ein erster Schritt zur Veränderung und zur Heilung ist auch die eigene Zufriedenheit, das Akzeptieren dessen, wer, was und wie man ist. Ein Schritt, der sich lohnt, gewagt zu werden. Denn das Yoga-Sutra verspricht: »Tiefe Zufriedenheit lässt uns grenzenloses Glück erfahren«.

Den Augenblick genießen – in Zufriedenheit und Dankbarkeit eintauchen.

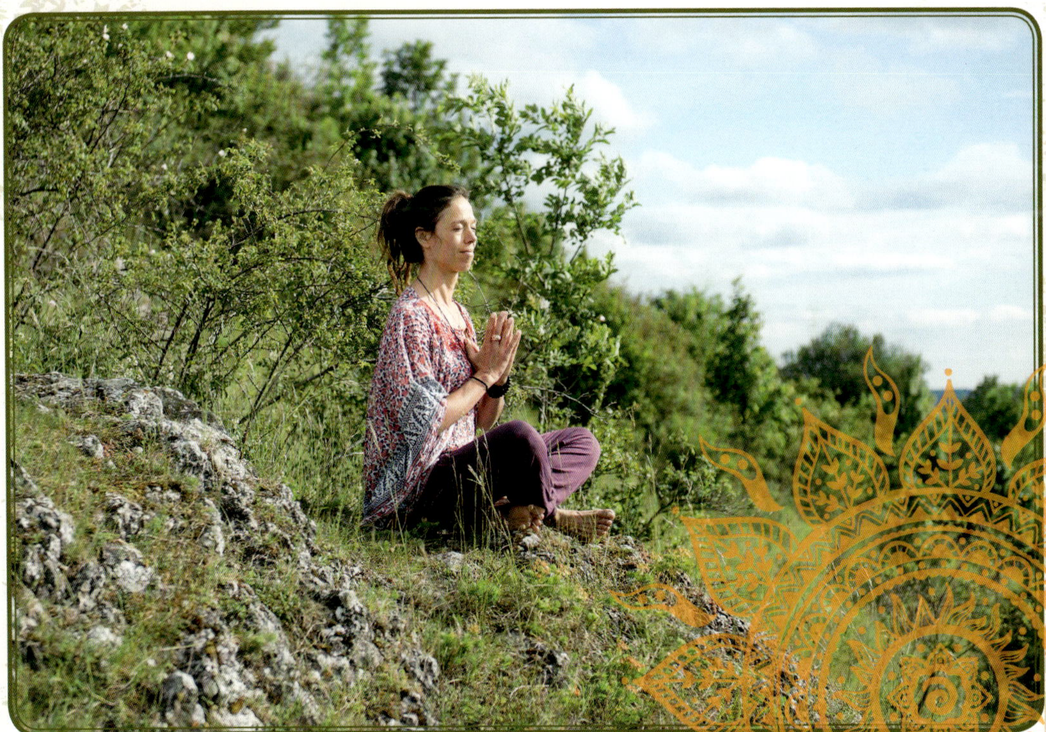

In Zufriedenheit üben

1 Fersensitz, bei Knieproblemen Kniestand. Die Hände vor das Herz. Erlauben Sie sich, zufrieden zu sein. **Einatmend** Brustbein, Kinn und Blick heben, die Arme über vorne nach oben führen. **Ausatmend** aus der Hüfte nach vorne beugen, Hände und Arme auf dem Boden ablegen, Gesäß Richtung Fersen schieben. Bei Knieproblemen das Gesäß über den Hüften lassen bzw. nicht ganz in die Endhaltung gehen. **Einatmend** Kopf heben, in den Vierfüßlerstand kommen. Brustbein zieht nach vorne. Knie sind unter den Hüftgelenken, Hände schulterbreit, Finger zeigen nach vorne. **Ausatmend** Gesäß Richtung Fersen schieben, dann nach oben anheben. Rücken lang machen, Beine strecken, Nacken entspannen, Blick zu den Füßen. **Einatmend** in den Vierfüßlerstand. **Ausatmend** Gesäß Richtung Fersen schieben bzw. bei Knieproblemen eine Variante wählen. **Einatmend** Kopf sanft anheben, Oberkörper aufrichten und Arme nach oben führen. **Ausatmend** in den Fersensitz, die Hände vor das Herz. **Zwischenatmen, 2- bis 3-mal.**

2 Grätsche, Zehen zeigen nach vorne, Gewicht ist gleichmäßig auf beide Füße verteilt. Schultern sind entspannt. **Einatmend** die Arme auf Schulterhöhe heben. **Ausatmend** die linke Handfläche nach oben drehen, dehnen Sie sich nach rechts und lassen Sie die rechte Hand auf die rechte Oberschenkelaußenseite sinken. Die linke Schulter nicht nach vorne kippen lassen. Dehnen Sie die gesamte linke Körperseite. Ein- und ausatmen. **Einatmend** Oberkörper zurück in die Mitte. **Ausatmend** Oberkörper aus der Hüfte mit langem Rücken nach vorne beugen, Handflächen kommen zum Boden. **Einatmend** Hinterkopf anheben, Rücken lang machen, Arme zur Seite führen und Oberkörper langsam aufrichten. Ggf. die Beine leicht beugen. **Ausatmend** Arme sinken lassen. **Auf der anderen Seite wiederholen. Insgesamt 2-mal pro Seite.**

3 Großzügige Schrittstellung. Der hintere Fuß ist im 45-Grad-Winkel aufgedreht. Gewicht auf der Fußaußenkante, Zehenballen zur Ferse ziehen. Die Zehen des vorderen Fußes zeigen nach vorne, das Knie Richtung zweiter Zeh. Zehenballen zur Ferse bewegen. Hüfte, Nabel, Schulter, Nase zeigen nach vorne. Eventuell die Schrittbreite variieren. **Einatmend** Brustbein und Kinn sanft anheben, Arme über vorne nach oben führen. **Ausatmend** mit langem Rücken aus der Hüfte über das vordere Bein beugen, das Knie dabei

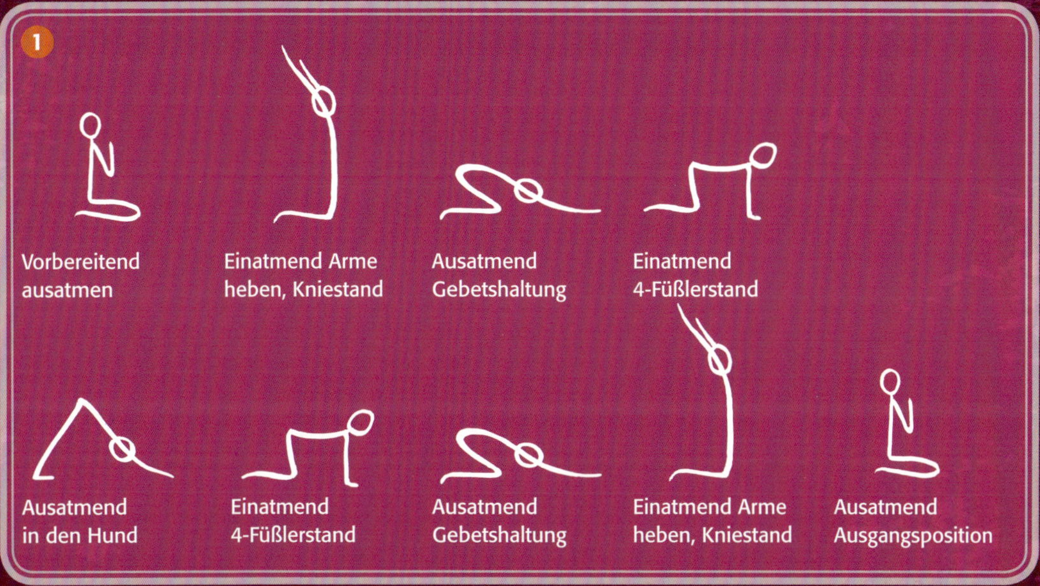
1
Vorbereitend ausatmen
Einatmend Arme heben, Kniestand
Ausatmend Gebetshaltung
Einatmend 4-Füßlerstand
Ausatmend in den Hund
Einatmend 4-Füßlerstand
Ausatmend Gebetshaltung
Einatmend Arme heben, Kniestand
Ausatmend Ausgangsposition

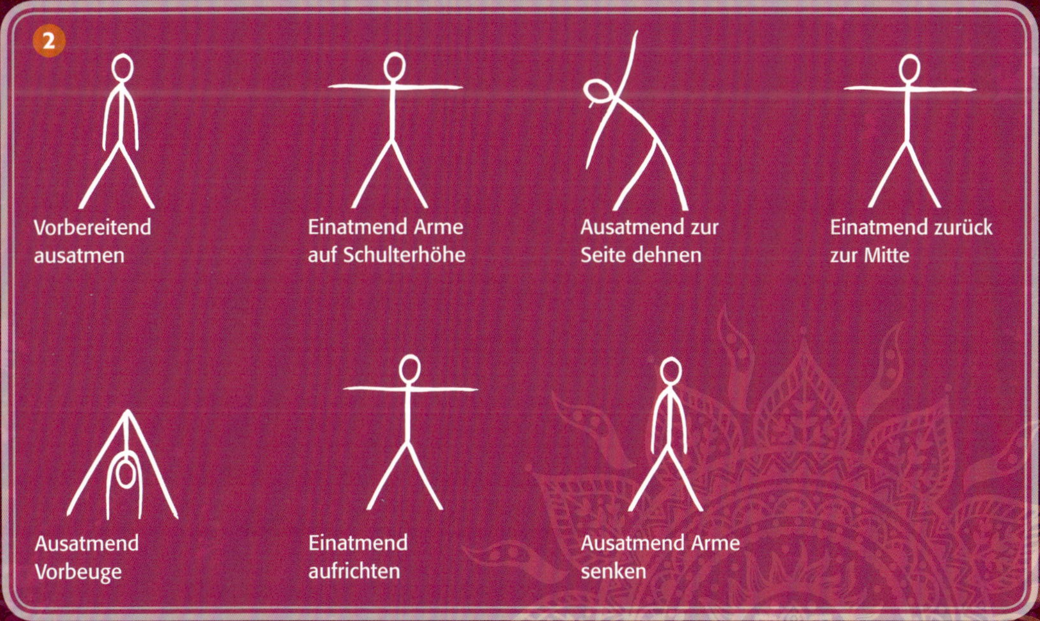
2
Vorbereitend ausatmen
Einatmend Arme auf Schulterhöhe
Ausatmend zur Seite dehnen
Einatmend zurück zur Mitte
Ausatmend Vorbeuge
Einatmend aufrichten
Ausatmend Arme senken

leicht beugen. Ein- und ausatmen. **Einatmend** das vordere Knie über die Ferse beugen, Arme nach vorne schwingen, Oberkörper und Arme nach oben führen. **Ausatmend** Oberkörper zur rechten Seite drehen. Die linke Hand ist am linken Knie, die rechte Hand im Rücken. **Einatmend** Oberkörper zurück in die Mitte drehen. **Ausatmend** das linke Bein strecken, die Arme sinken lassen. Seite wechseln. **2- bis 3-mal pro Seite.**

4 Hüftgelenksbreiter, aufrechter Stand. **Einatmend** Arme über die Seite nach oben führen. **Ausatmend** Knie beugen, Gesäß weit nach hinten schieben und in eine Hocke kommen, so, als ob Sie sich auf einen Stuhl setzen möchten. **Einatmend** die Ellbogen auf Schulterhöhe sinken lassen. Handflächen zeigen nach vorne, Finger nach oben. **Ausatmend** Oberkörper nach rechts drehen. Die linke Hand ist auf der Außenseite des rechten Knies, die rechte Hand im unteren Rücken. **Einatmend** zurück in die Mitte drehen. **Ausatmend** nach vorne beugen. Hände sind am Boden, Nacken ist entspannt, Knie ggf. leicht gebeugt. **Einatmend** aufrichten. Arme nach oben führen. **Ausatmend** Arme sinken lassen. **2- bis 3-mal pro Seite.**

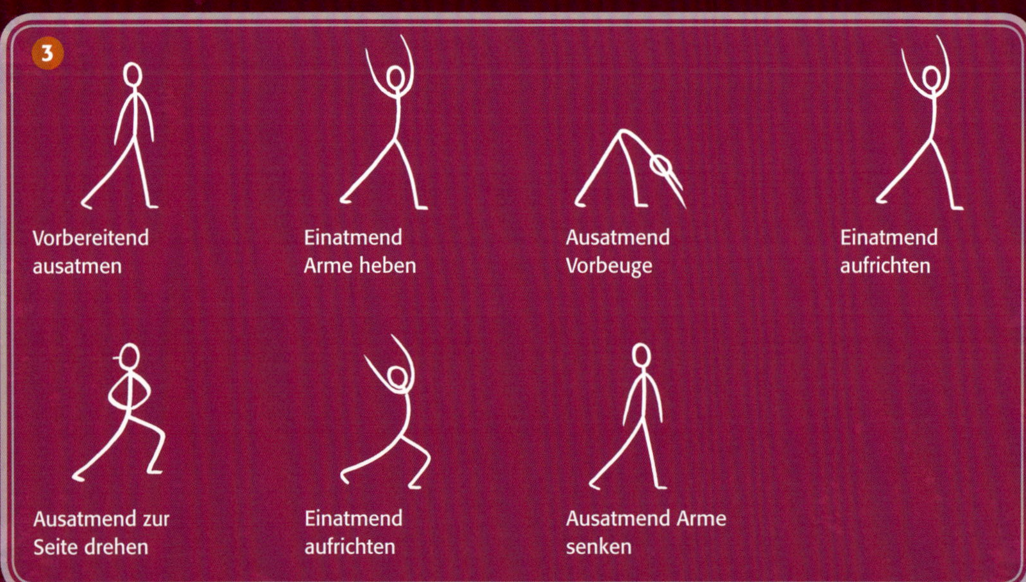

4

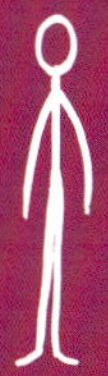

Vorbereitend
ausatmen

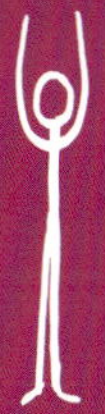

Einatmend
Arme heben

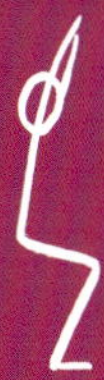

Ausatmend in die
Hocke kommen

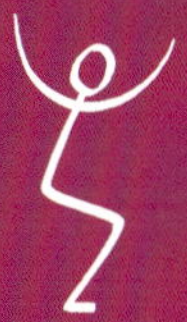

Einatmend Arme auf
Schulterhöhe senken

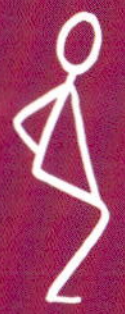

Ausatmend zur
Seite drehen

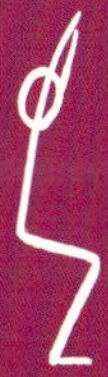

Einatmend zurück
zur Mitte

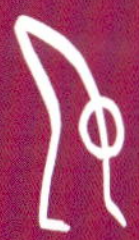

Ausatmend
Vorbeuge

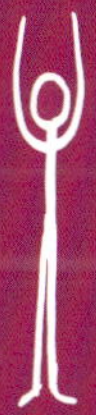

Einatmend aufrichten

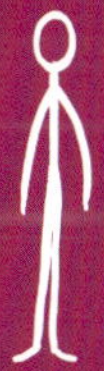

Ausatmend Arme senken

5

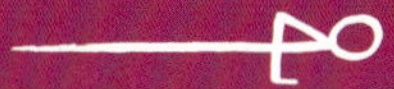

Vorbereitend
ausatmen

Einatmend Oberkörper
anheben

5 Bauchlage, Hände rechts und links neben der Brust. Die Ellbogeninnenseiten streben zueinander. Die Stirn ist abgelegt oder der Kopf zur Seite gedreht. Die Schultern weg von den Ohren. Beine liegen eng aneinander, bei Rückenbeschwerden sind sie leicht gegrätscht. **Einatmend** Hinterkopf, Schultern und oberen Rücken anheben, der Nacken ist lang. Aus- und einatmen. **Ausatmend** Stirn, Schultern und oberen Rücken ablegen. Wenn möglich, **bei der 2. Wiederholung 2 Atemzüge, bei der 3. 3 AZ bleiben.**

6 Rückenlage, Füße aufstellen, die Zehen zeigen nach vorne. Nacken ist lang. **Einatmend** Arme hinter den Kopf führen. Die Schultern entspannt lassen. **Ausatmend** Knie Richtung Oberkörper ziehen und Hände auf den Knien ablegen. **Einatmend** Arme rechts und links in die Kreuzhaltung ablegen. Die Füße eng nebeneinander vor dem Becken abstellen. **Ausatmend** die Knie auf die rechte Seite sinken lassen, dann den Kopf zur linken Seite drehen. Bei Nackenproblemen den Kopf in der Mitte lassen. **Einatmend** Kopf zurück in die Mitte drehen, die Knie folgen. **3- bis 4-mal pro Seite.**

7 Aufrechter Sitz, Gewicht gleichmäßig auf beiden Sitzbeinhöckern verteilt. Setzen Sie sich ggf. auf das vordere Ende einer gefalteten Decke. Das linke Bein strecken, das rechte beugen. Der rechte Fuß ist auf Höhe des linken Knies. Linker Fuß ist geflext. Beide Hände sind neben dem Gesäß. **Einatmend** linken Arm heben. **Ausatmend** Oberkörper nach rechts drehen, linken Ellbogen um das rechte Knie legen und die rechte Hand hinter das rechte Gesäß stellen. Nase dreht zur rechten Schulter. 3 bis 5 Atemzüge halten. **Einatmend** Oberkörper zurück in die Mitte drehen. Linken Arm heben. **Ausatmend** linken Arm sinken lassen. **Zur anderen Seite wiederholen.** Drehen Sie sich in der Haltung mental von allem weg, was Sie unzufrieden macht.

8 Sitzhaltung, Knie leicht gebeugt. **Einatmend** Arme anheben. **Ausatmend** Oberkörper entspannt nach vorne beugen. **Einatmend** Oberkörper langsam aufrichten. **Ausatmend** Arme sinken lassen. **Einige Male wiederholen.**

9 Rückenlage. Bei Rückenbeschwerden eine Decke unter die Knie legen oder Beine aufstellen. Lassen Sie das Gefühl tiefer Zufriedenheit entstehen.

10 Aufrechter Sitz, beenden Sie Ihr Üben mit der Verneigung vor sich selbst.

6

Vorbereitend ausatmen

Einatmend die Arme hinter den Kopf

Ausatmend Knie zum Körper

Einatmend in die Kreuzhaltung

Ausatmend Knie zur Seite

7

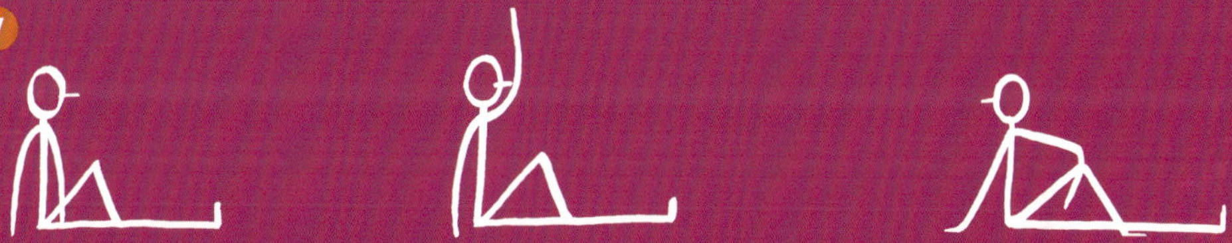

Vorbereitend ausatmen

Einatmend Arm heben

Ausatmend zur Seite drehen

8

Ausatmen

Einatmend Arme heben

Ausatmend Vorbeuge

Einatmend aufrichten

Ausatmend senken

9

Das Gefühl tiefer Zufriedenheit spüren

10

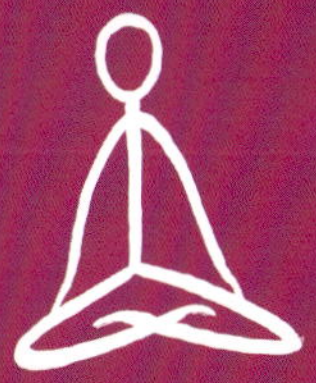

Vor dem eigenen Üben verneigen

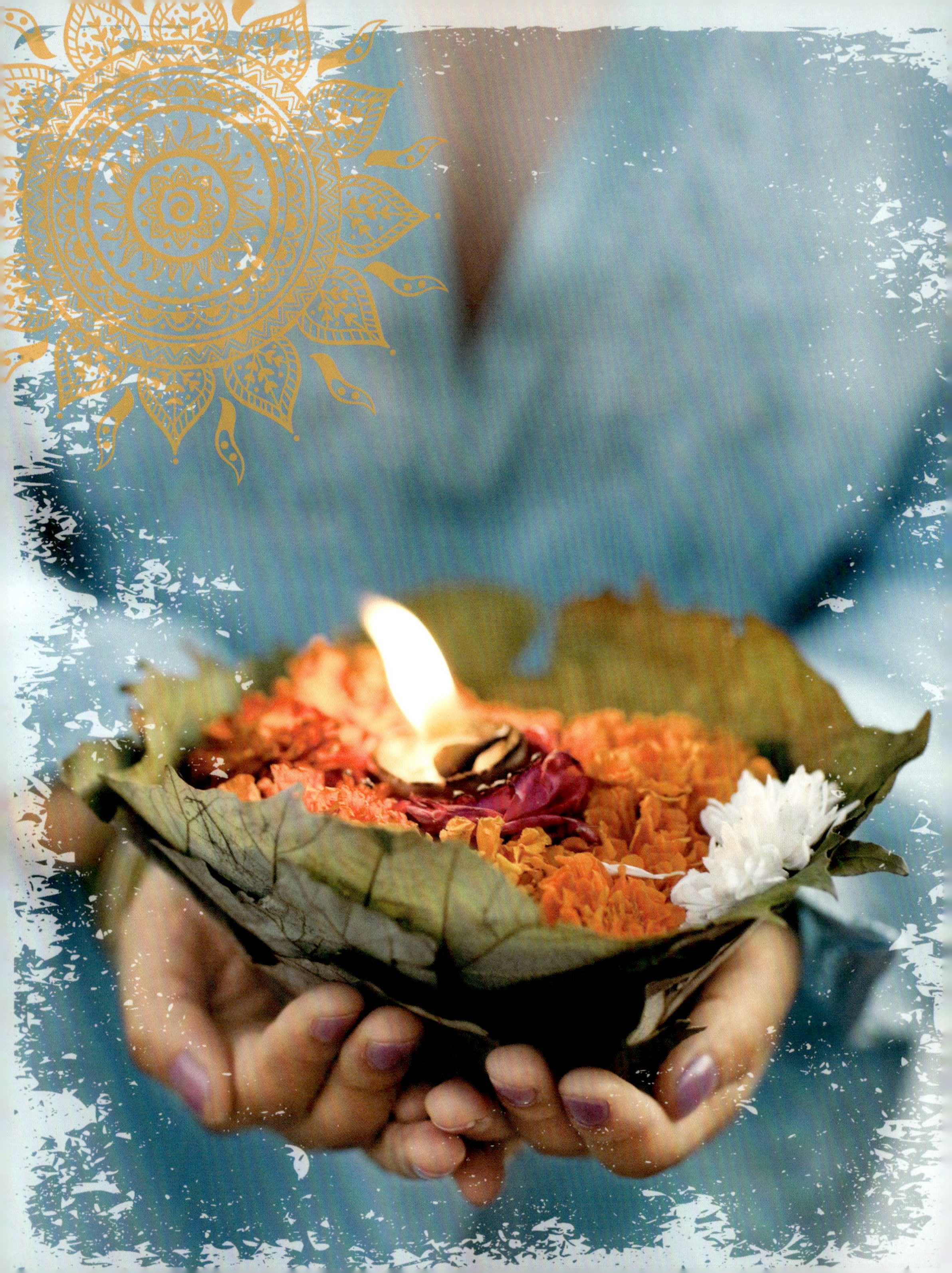

Freundlichkeit – uns selbst und anderen gegenüber

»Freundlichkeit ist eine Sprache, die Taube hören und Blinde lesen können.«
(Mark Twain)

»Sie lebten glücklich und zufrieden bis ans Ende ihrer Tage.« Märchen enden oft mit diesem Satz. Er signalisiert uns, dass eine Geschichte einen guten Ausgang nahm und die Hauptdarsteller von nun an ein sorgenfreies Leben führen konnten. Ein Wunsch, den wir alle kennen. Tatsächlich sind Zufriedenheit und Glück die Seins-Zustände, die wir bewusst und unbewusst ein Leben lang anstreben. In den Vereinigten Staaten ist dieses Streben nach Glück als Pursuit of Happiness sogar in der Verfassung verankert.

Wir verwenden eine Menge Zeit und Geld auf unsere Suche nach Glück, suchen im Außen und forschen im Innen, konsumieren und fasten und übersehen dabei, dass es ein ganz simples Mittel gäbe, glücklicher und zufriedener zu leben: Freundlichkeit. Nicht nur gegenüber anderen, sondern auch und besonders gegenüber uns selbst. Freundlichkeit ist das, was Sozialpsychologen »das anerkennende und liebenswürdige Verhalten eines Menschen, aber auch die innere wohlwollende Geneigtheit gegenüber seiner sozialen Umgebung« nennen.

>> Sich freuen, wenn andere Glück haben; ihnen zur Seite stehen, wenn sie leiden; sich für ihre guten Seiten begeistern und ihre schlechten betrachten, ohne sie zu verurteilen: Dadurch werden Fühlen und Denken klar. <<

Yoga-Sutra 1.33

Kleine Gesten, die Freude machen

Glücksforscher haben mit Studien festgestellt, dass die Zufriedenheit und das persönliche Glücksempfinden steigen, wenn man freundlich handelt, anderen Gutes tut oder ihnen hilft. Es kommt dabei im Übrigen weniger darauf an, was man macht, sondern dass man etwas macht. Random Acts of Kindness, Freundlichkeit per Zufallsprinzip, wird das genannt. Gemeint sind damit die kleinen Gesten, mit denen wir Bekannten und Unbekannten eine Freude machen. Einfach so, der reinen Freundlichkeit willen.

Fünf freundliche Gesten am Tag, einmal die Woche, würden schon reichen, um die eigene Zufriedenheit nachhaltig zu steigern. Es spricht allerdings überhaupt nichts dagegen, sich jeden Tag in Freundlichkeit zu üben, der Tag bietet uns schließlich genügend Möglichkeiten. Wir könnten die Verkäuferin an der Supermarktkasse freundlich anlächeln. Einem anderen Menschen die Tür aufhalten. Ein aufrichtiges Kompliment machen. Einem Obdachlosen etwas zu essen kaufen. Dem Partner das Frühstück zubereiten. Ein unbezahltes Ehrenamt annehmen. Den Kollegen Kaffee mitbringen. Einem älteren Menschen den Platz im Bus anbieten. Der Mutter Blumen schenken. Matten und Decken im Yogaraum ordentlich aufräumen.

Wer Asanas übt oder meditiert, ist freundlich zu sich selbst.

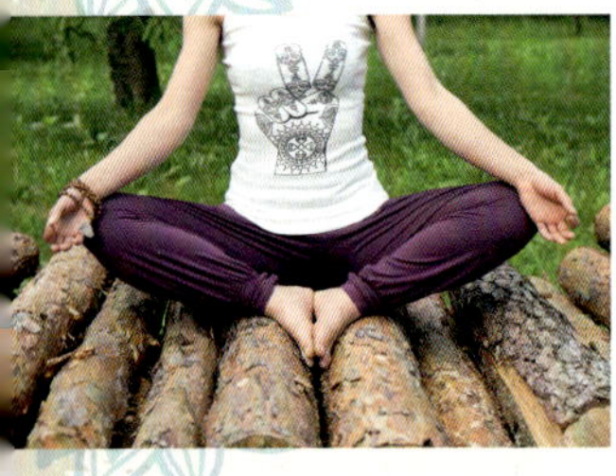

Bei aller Freundlichkeit sollten wir uns aber auch immer die Frage stellen, was wir uns dafür erwarten. Sobald wir nämlich auf eine Gegenleistung spekulieren, wird unsere Freundlichkeit berechnend und wir reagieren enttäuscht oder beleidigt, wenn unsere damit verbundene Erwartung nicht erfüllt wird. Heilsam und glücklich machend wird unsere Freundlichkeit nur, wenn sie absichtslos und erwartungsfrei bleibt. Wenn sie das ist, was wir Karma-Yoga nennen, weil sie nicht auf die Früchte ihres Handelns schielt. Wenn die Freundlichkeit, die wir schenken, wirklich von Herzen kommt und wir auch dann noch ehrlich freundlich bleiben können, wenn wir keine Gegenreaktion bekommen. Wenn wir nicht aus der verlangenden Haltung: »Wie ich dir, so du mir« agieren, sondern aus dem tiefen Wissen: »Wie ich dir, so ich mir.« Denn wenn wir zu einem anderen Wesen freundlich sind, sind wir es immer auch zu uns selbst.

Herzensgüte stärkt Körper, Geist und Seele

Bei Patanjali heißt diese liebevolle Freundlichkeit und Herzensgüte *maitri*. Buddhisten ist sie als *metta* ein zentraler Begriff. Beide, das Yoga-Sutra und der Buddhismus, empfehlen uns, *maitri* und *metta* als Geistes-, Gefühls- und Bewusstseinshaltung, als sogenanntes *bhavana*, zu kultivieren. Patanjali nennt *maitri* als eine der Heilmethoden, die unseren Geist beruhigen, uns von leidvollen Gefühlen befreien. Dadurch kann sich unsere Sicht auf die Welt und unser Verhalten in ihr verändern. Studien aus der jüngeren Zeit bestätigen, was Patanjali und Buddhisten schon vor 2000 Jahren wussten: Metta-Meditation führt zu einer Zunahme positiver Emotionen, größerer Achtsamkeit, zu liebevolleren und besseren Beziehungen zu anderen Menschen und weniger körperlichen und psychischen Problemen. Metta- oder Maitri-Meditation wirkt sogar schon, wenn man sie täglich nur wenige Minuten praktiziert. Im Buddhismus nennt man diese *bhavanas* darum auch »himmlische Verweilzustände«, und weil es davon vier gibt, neben *maitri* noch *karuna, mudita* und *upeksa*, heißen sie auch »Die vier Unermesslichen«. *Karuna, mudita* und *upeksa* sind die Sanskritwörter für Mitgefühl, Mitfreude und »verständnisvolles Abstandhalten«. Doch der Schlüssel zur Heilung ist Maitri. Nur aus ihr können sich alle anderen drei Bhavanas entwickeln.

>> **Würden die Menschen beschliessen, *metta* zur Grundlage ihres Handelns zu machen, um Aggression und Feindseligkeit entgegenzutreten, so würde die Welt zu einer echten Heimstatt des Friedens. Nur wenn die Menschen Frieden in sich selbst und grenzenloses Mitgefühl für andere haben, wird der Frieden in der Welt wahrhaft und andauernd sein.** <<

Acharya Buddharakkhita

Wer sich verzeiht, kann anderen vergeben

Maitri basiert auf dem Interesse am Glück aller und wurzelt nicht in Begierden, Forderungen oder egoistischen Erwartungen. *Maitri*, die freundliche Liebe, ist bedingungslos. Um sich entfalten zu können, setzt sie aber voraus, dass wir zuallererst beginnen, freundlich mit uns selbst umgehen. Dazu gehört, dass wir uns annehmen und akzeptieren können, so wie wir sind, mit all unseren Facetten, unseren Sonnen- und Schattenseiten. Erst dann können wir ehrliches Verständnis für unsere Mitmenschen entwickeln. Es ist nämlich so viel einfacher, die Fehler anderer zu verstehen und zu verzeihen, wenn es die Fehler sind, die wir schon selbst gemacht – und uns verziehen – haben.

Warum beginnen wir also nicht, die beliebigen Akte der Freundlichkeit täglich bei uns selbst anzuwenden? Wir können uns morgens anlächeln, unsere Bedürfnisse ernst nehmen, auf unseren Körper hören. Wir könnten uns Blumen schenken oder fünf Minuten entspannt in der Sonne sitzen. Wir könnten einen Freund anrufen, den wir lange nicht mehr gesehen haben, oder Frieden schließen mit einer Person, über die wir uns seit Langem ärgern. Wir könnten uns in der Metta-Meditation üben. Wir können *maitri* auch auf der Yogamatte kultivieren, indem wir auf eine Weise üben, die zu unseren individuellen Möglichkeiten passt. Uns nicht zu viel, aber auch nicht zu wenig zumuten. Freundlichkeit sollte die Haltung sein, mit der wir unsere Praxis üben und mit der wir durch unser Leben gehen. Denn Freundlichkeit oder liebende Güte ist das, was uns Menschen nicht nur zufrieden macht, sondern auch verbindet und die Welt zu einer friedlicheren machen kann.

Freundlich zu uns selbst sein

1 Rückenlage, schließen Sie, wenn es Ihnen möglich ist, die Augen. Lassen Sie alle unfreundlichen Gedanken los und ein freundliches Gefühl entstehen. Schließen Sie dann sich und Ihr Üben in dieses Gefühl der Freundlichkeit ein. Nehmen Sie sich vor, mit einer freundlichen inneren Haltung zu üben.

2 Fersensitz, bei Knieproblemen Kniestand. Hände vor dem Herzen aneinanderlegen. **Einatmend** Arme über vorne nach oben heben. **Ausatmend** Becken kippen, Oberkörper nach vorne beugen, Hände und Arme auf dem Boden ablegen, Gesäß Richtung Fersen schieben. Bei Knieproblemen das Gesäß über den Hüften lassen bzw. nicht ganz in die Endhaltung gehen. **Einatmend** Kinn sanft anheben, Oberkörper aufrichten, Arme nach oben führen. **Ausatmend** tiefer in eine sanfte Rückbeuge bewegen. Schulterblätter leicht zueinanderbewegen. Nicht ins Hohlkreuz fallen. **Einatmend** den oberen Rücken wieder gerade machen. **Ausatmend** zurück in den Fersensitz kommen bzw. im Kniestand bleiben, die Hände vor das Herz. **3-mal üben.**

3 Aufrechter Stand. Füße hüftgelenksbreit, Zehen zeigen nach vorne. **Einatmend** Brustbein anheben und Arme über die Seite nach oben führen. **Ausatmend** Rumpf nach vorne über die Oberschenkel beugen. Bei Beschwerden im unteren Rücken in den Knien entsprechend nachgeben. **Einatmend** rechten Fuß weit nach hinten, Fußrücken und rechtes Knie ablegen. Gleichzeitig linkes Knie beugen, den Oberkörper aufrichten und die Arme nach oben führen. **Ausatmend** beide Hände schulterbreit auf Höhe des linken Fußes platzieren, rechtes Knie anheben, Gesäß zur Decke anheben, den linken Fuß nach hinten führen und auf Höhe des rechten Fußes abstellen, der herabschauende Hund. Fingerspitzen zeigen nach vorne, Gewicht ist gleichmäßig auf beide Hände verteilt. Fersen Richtung Boden schieben, Knie eventuell entsprechend beugen. Ein- und ausatmen. **Einatmend** den rechten Fuß zwischen die Hände, linkes Knie absetzen, linken Fußrücken auf dem Boden ablegen, rechtes Knie beugen, Oberkörper und Arme nach oben bringen. **Ausatmend** linken Fuß neben den rechten stellen, Oberkörper nach vorne beugen. **Einatmend** aufrichten. Ggf. Knie leicht beugen und Arme über die Seite nach oben führen. **Ausatmend** die Arme sinken lassen.

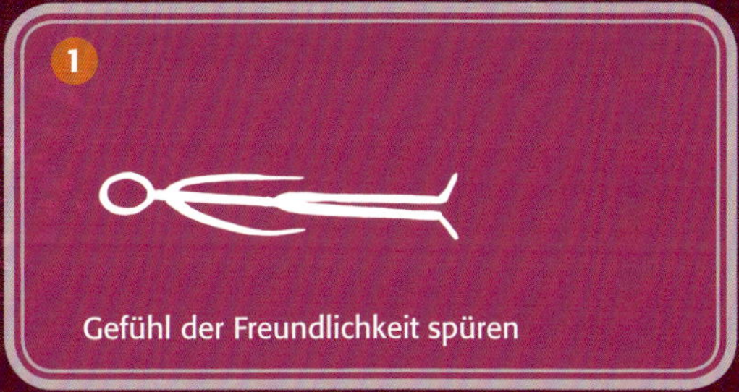
1
Gefühl der Freundlichkeit spüren

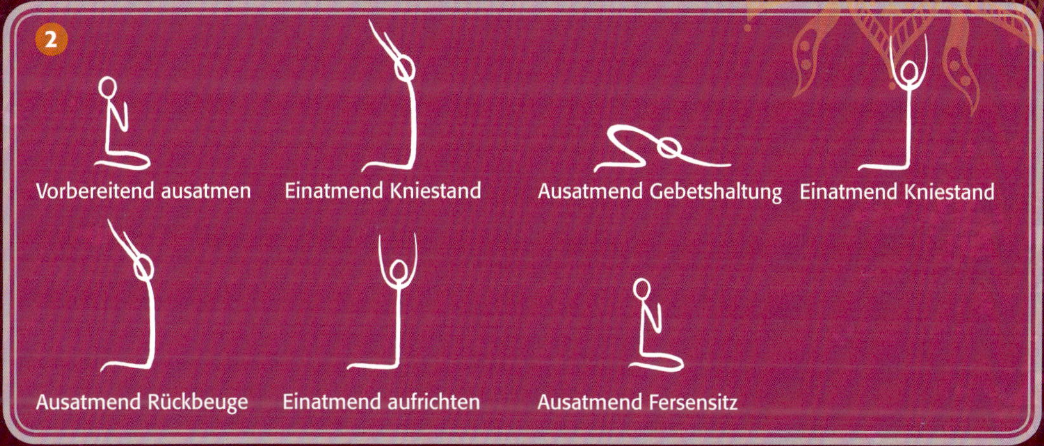
2
Vorbereitend ausatmen
Einatmend Kniestand
Ausatmend Gebetshaltung
Einatmend Kniestand
Ausatmend Rückbeuge
Einatmend aufrichten
Ausatmend Fersensitz

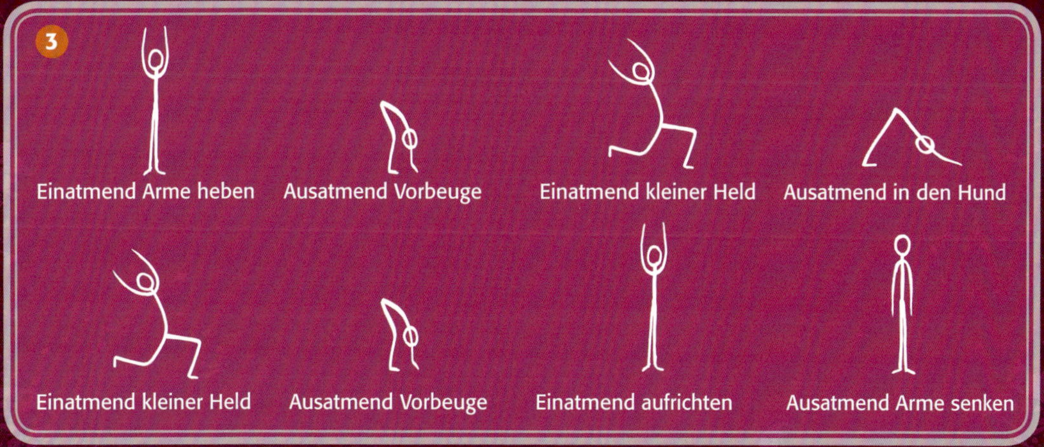
3
Einatmend Arme heben
Ausatmend Vorbeuge
Einatmend kleiner Held
Ausatmend in den Hund
Einatmend kleiner Held
Ausatmend Vorbeuge
Einatmend aufrichten
Ausatmend Arme senken

4 Kommen Sie in eine Grätsche, die Sie noch 2-mal vergrößern können. Zehen zeigen nach vorne, Gewicht ist gleichmäßig auf beiden Füßen verteilt. Hinterkopf, Schultern, Becken und Fersen sind auf einer Linie. Atmen Sie vorbereitend aus. **Einatmend** Arme auf Schulterhöhe heben. **Ausatmend** aus der Hüfte nach vorne beugen. Die verschränkten Hände auf den unteren Rücken legen. Die Knie ggf. leicht beugen. **Einatmend** Oberkörper parallel zum Boden anheben. Nacken ist lang, Arme ziehen sanft aus den Schultern Richtung Gesäß und liegen auf dem Rücken. Hände sind verschränkt. Ein- und ausatmen, dabei bei der Einatmung den oberen Rücken in eine leichte Rückbeuge bewegen. **Ausatmend** langsam nach vorne beugen, die verschränkten Hände und gestreckten Arme Richtung Kopf bewegen. Schulter- und Nackenbereich sind entspannt. Gewicht leicht auf die Ballen verlagern. Ein- und ausatmen. **Einatmend** Brustbein heben, die verschränkten Hände sinken auf das Becken, Oberkörper mit einem langen Rücken aufrichten, Arme auf Schulterhöhe bringen. **Ausatmend** Arme sinken lassen. **Wiederholen Sie 2-mal und vergrößern Sie jedes Mal die Grätsche.** Stellen Sie abschließend die Füße nebeneinander und lassen Sie Ihren Atem ruhig werden.

5 Bauchlage, die Hände sind auf Brusthöhe, die Ellbogeninnenseiten bewegen sich sanft zueinander. Die Beine liegen eng nebeneinander, die Fußrücken sind am Boden. Aktivieren Sie Ihre Oberschenkelmuskulatur leicht. Bei Problemen im unteren Rücken die Beine leicht grätschen legen. Die Stirn ist am Boden oder der Kopf auf eine Seite gedreht. **Einatmend** Kopf, Schultern und Oberkörper anheben. Der Nacken bleibt lang, die Füße liegen am Boden. **Ausatmend** den Oberkörper ablegen. **Wiederholen Sie 5-mal. Legen Sie dann die Hände unter die Stirn und spüren Sie nach.**

6 Kommen Sie mit aufgestellten Beinen in die Rückenlage. Die Innenseiten Ihrer Füße und Knie berühren sich. Die Arme liegen neben dem Körper. **Einatmend** die Arme hinter den Kopf führen, die Knie sinken rechts und links Richtung Boden. **Ausatmend** die Knie zum Oberkörper führen, die Hände auf die Knie legen. Die Unterschenkel sind entspannt, die Fußspitzen zeigen Richtung Boden. **Einatmend** die Arme hinter den Kopf führen und die Füße eng nebeneinander vor dem Gesäß absetzen. **Ausatmend** die Arme nach vorne bringen. **Nehmen Sie eventuell einen Zwischenatemzug und wiederholen Sie dann noch 3-mal.**

4

Vorbereitend ausatmen

Einatmend Arme heben

Ausatmend Vorbeuge

Einatmend Oberkörper heben

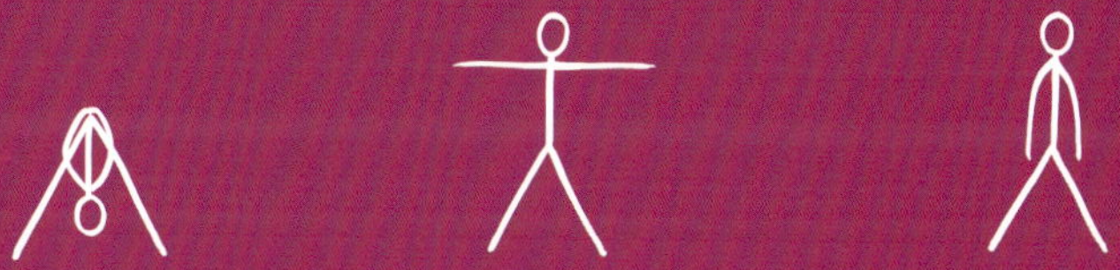

Ausatmend Vorbeuge

Einatmend ganz aufrichten

Ausatmend Arme senken

5

Bauchlage, vorbereitend ausatmen

Einatmend Oberkörper heben

6

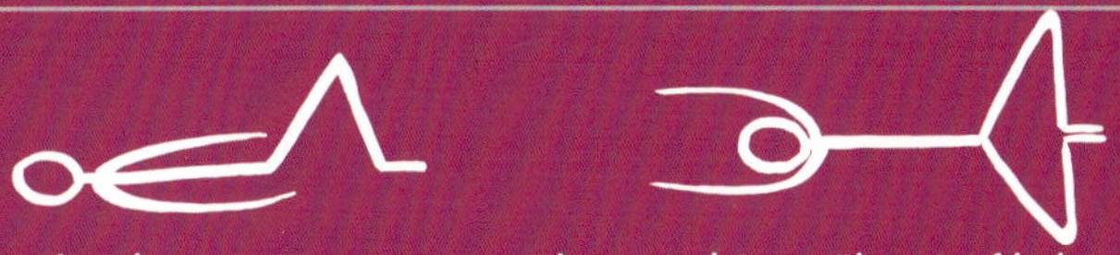

Vorbereitend ausatmen

Einatmend Arme über Kopf heben

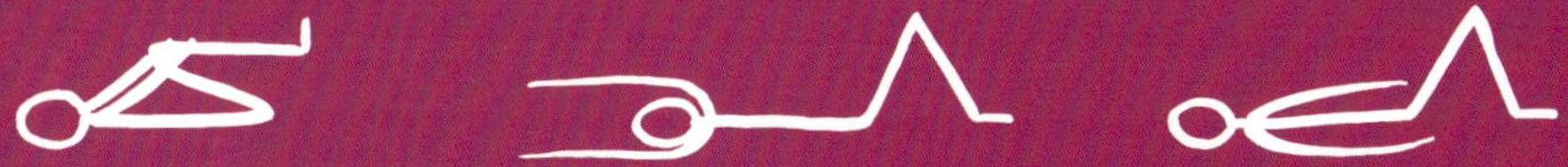

Ausatmend Beine zum Bauch

Einatmend Arme über Kopf

Ausatmend Arme neben Körper

7 Aufrechter Sitz. Linkes Bein ausgestreckt, linker Fuß geflext. Winkeln Sie Ihr rechtes Bein ab und legen Sie die rechte Fußsohle fest an die Innenseite des linken Oberschenkels. Die Hüften sind parallel und beide Sitzbeinhöcker fest am Boden. Unterstützen Sie Ihr rechtes Knie ggf. mit einem Kissen oder einer Decke. Der Oberkörper ist aus dem Becken aufgerichtet. Die Arme sind neben dem Rumpf. **Einatmend** Brustbein heben, Arme nach oben führen. **Ausatmend** Oberkörper mit langem Rücken aus der Hüfte über das linke Bein beugen. Ihr Bauch will zum linken Oberschenkel, beugen Sie ggf. Ihr linkes Bein entsprechend an. **Einatmend** Kinn, Arme und Oberkörper anheben und langsam zurück in die Ausgangsposition kommen. **3-mal pro Seite.**

8 Sitzpostition, die Beine sind rautenförmig angewinkelt, die Fußsohlen berühren sich. Ihre Hände umfassen die Sprunggelenke. Richten Sie sich in der Haltung aus dem aufgerichteten Becken gerade auf. Achten Sie auf einen guten Abstand zwischen Brustbein und Bauchnabel. Unterstützen Sie ggf. Ihre Knie oder setzen Sie sich auf eine Decke. Lassen Sie in Ihrem Herzraum *maitri*, die gütige Freundlichkeit, entstehen. Bleiben Sie für 6 bis 8 ruhige Atemzüge. Lassen Sie optional den Oberkörper nach vorne sinken und legen Sie sich Ihr Herz zu Füßen. 5 ruhige Atemzüge bleiben. Langsam wieder aufrichten.

9 Rückenlage, Beine aufgestellt, Arme liegen neben dem Körper. **Einatmend** Arme hinter den Kopf bringen, Rücken und Becken anheben. **Ausatmend** Becken senken, Knie anwinkeln und Richtung Bauch ziehen. Hände auf die Knie legen. **Einatmend** Arme hinter den Kopf bringen, die Beine zur Decke heben. **Ausatmend** zurück in Apanasana kommen. **Einatmend** in die Schulterbrücke kommen. **Ausatmend** das Becken senken, die Beine aufstellen, die Arme liegen neben dem Körper. **4- bis 5-mal wiederholen.**

10 Legen Sie sich auf den Rücken, die Beine gestreckt, die Arme neben dem Körper. Bei Rückenproblemen stellen Sie die Beine auf oder legen eine gerollte Decke unter die Knie. Verweilen Sie hier 3 bis 5 Minuten.

11 Kommen Sie in einen aufrechten Sitz Ihrer Wahl. Meditieren Sie über den Satz: »Möge ich friedvoll, glücklich und gelöst sein in Körper und Geist.«
Thich Nhat Hanh

7

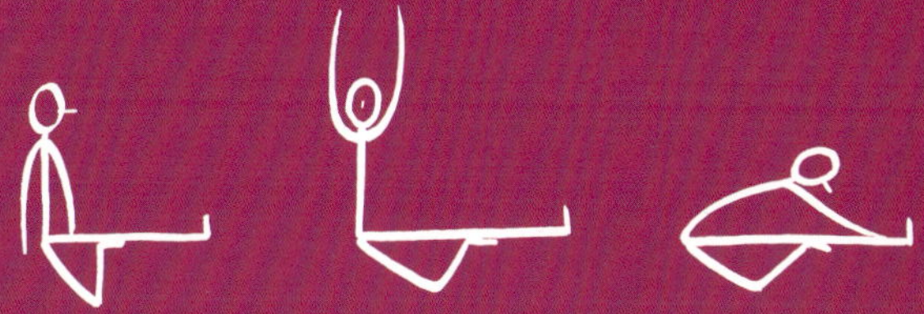

Vorbereitend ausatmen

Einatmend Arme heben

Ausatmend Vorbeuge

8

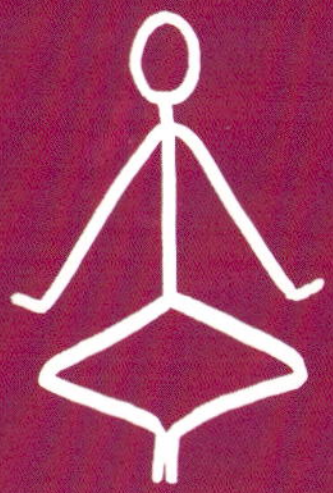

Rautensitz, Freundlichkeit im Herz enstehen lassen

9

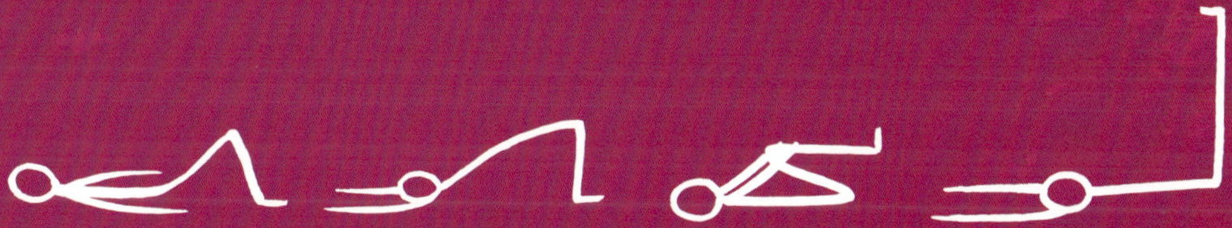

Rückenlage, vorbereitend ausatmen

Einatmend Arme hinter den Kopf, Becken heben

Ausatmend Bein zum Oberkörper

Einatmend Beine zur Decke heben

10

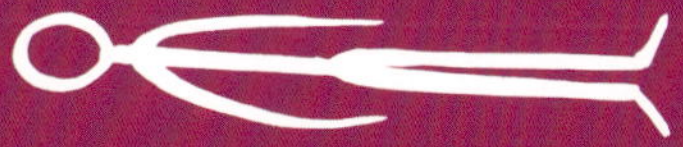

Rückenlage, Beine gestreckt, Arme neben dem Körper, entspannen

11

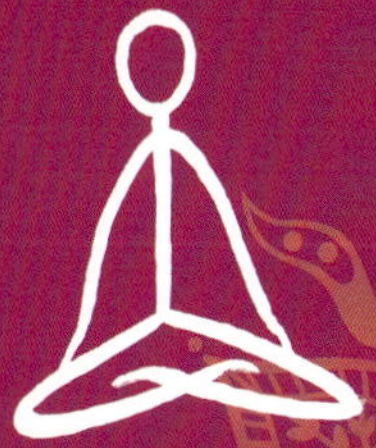

Aufrechte, entspannte Sitzposition, Meditation zum Abschluss der Praxis

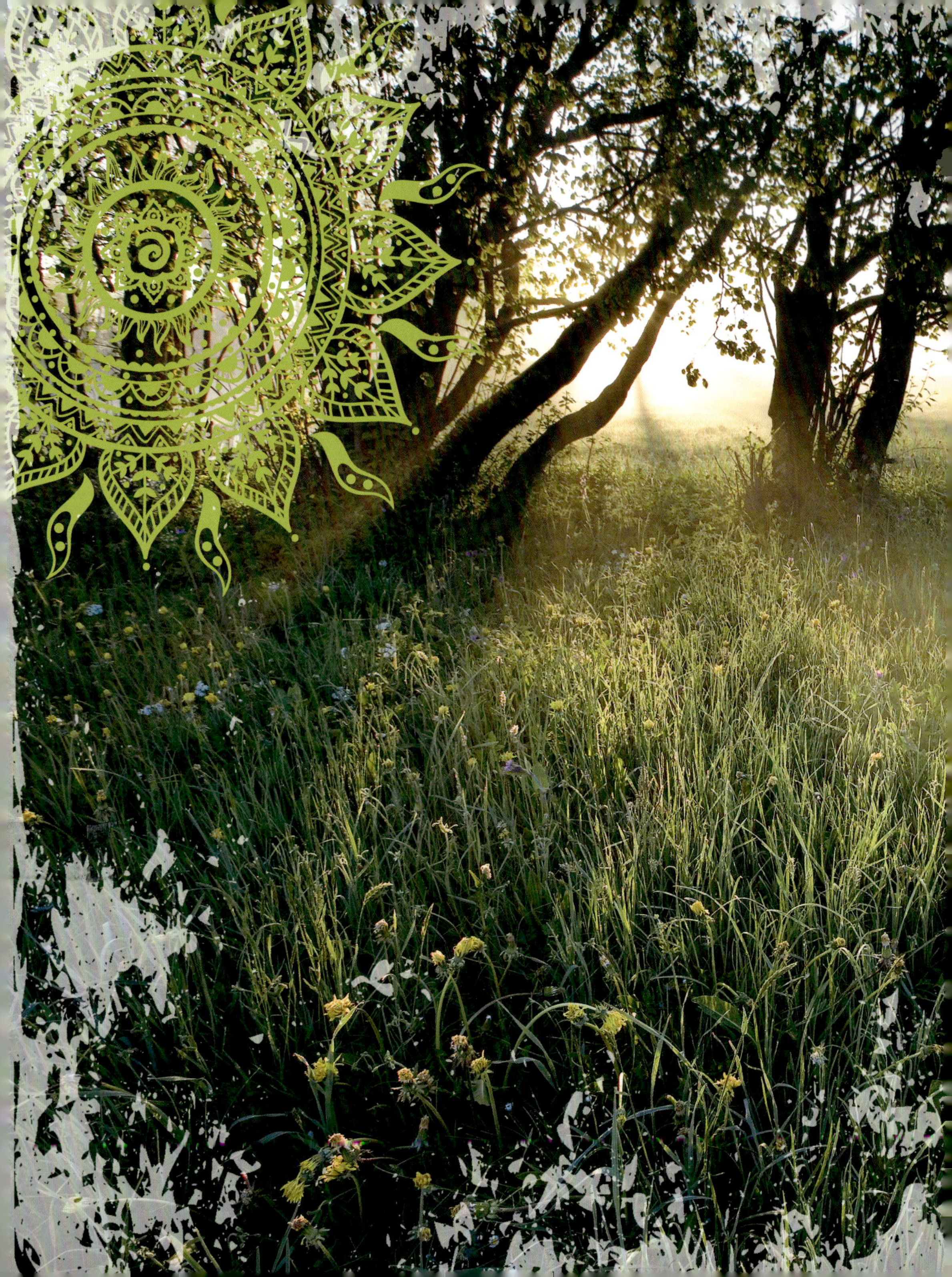

Yoga-Lebensthemen

Wer wünscht sich nicht, dem Leben aus der Kraft der Mitte zu begegnen, Ruhe und Achtsamkeit auch in hektischen Zeiten zu bewahren, ohne Angst mutig und voller Vertrauen dem Leben zu begegnen und zu wissen, dass wir uns auf einen gesunden und kraftvollen Körper verlassen können. Die Praxis des Yoga kann uns helfen, all dies in uns zu finden.

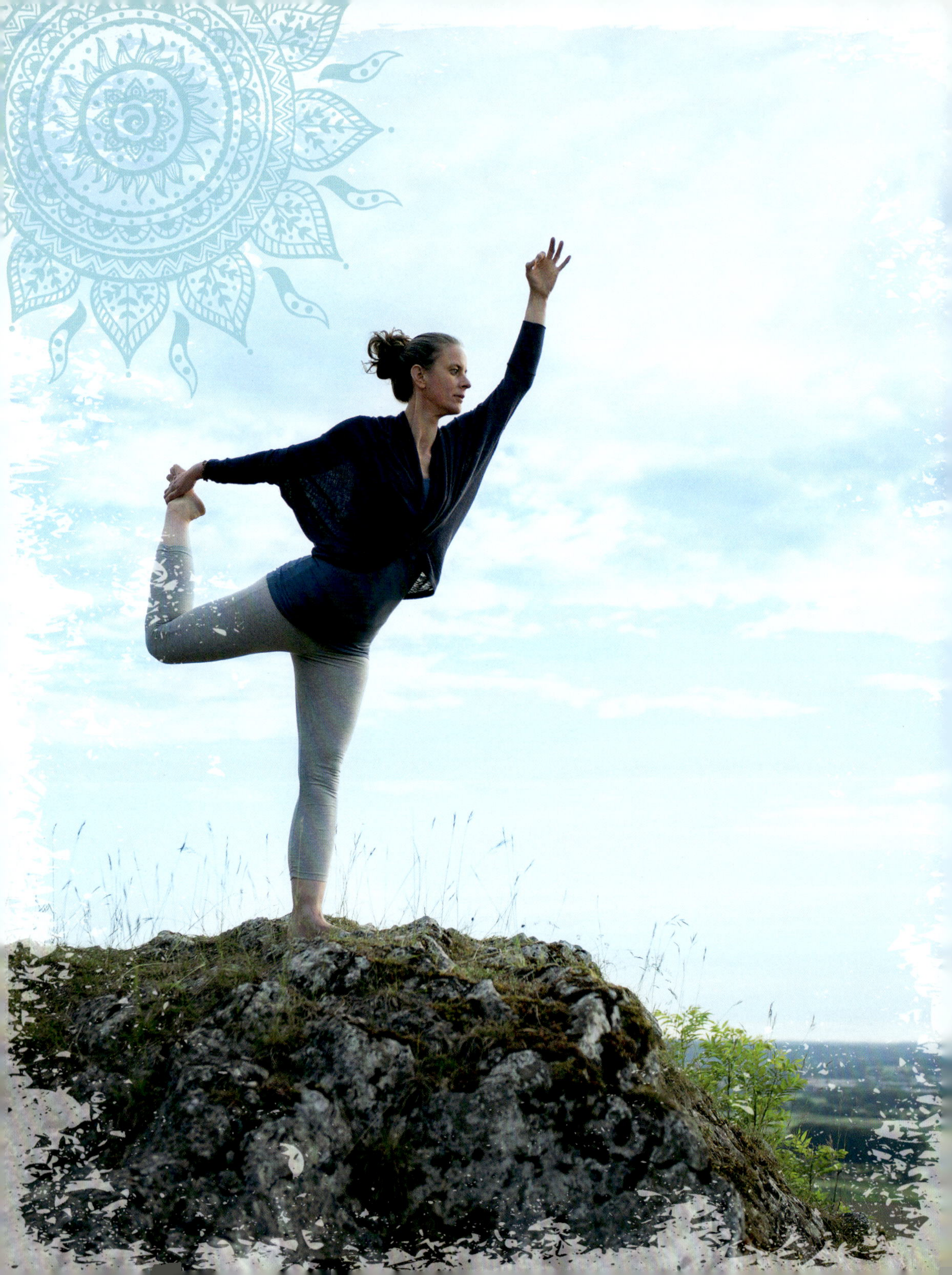

Die Kraft der Mitte – Leben in Gleichgewicht und Balance

»Spannst du eine Saite zu stark, wird sie reißen. Spannst du sie zu schwach, kannst du nicht auf ihr spielen«.

Siddhartha Gautama

Wer von uns träumt nicht davon, ein Leben zu führen, das sich in Balance befindet; das Gefühl zu haben, sich mit all den Dingen, die wir tun, den Menschen, die uns umgeben, die Situationen, in denen wir uns befinden, in einem harmonischen Fluss zu sein. Ein Leben, in dem wir stetig das Gefühl haben, aus einer inneren Kraft, aus unserer Mitte heraus zu handeln. Einer inneren Mitte, die auch in herausfordernden Situationen nicht verloren geht. Sondern die uns – gerade dann –, wenn alles kopfsteht, sicher durch die Stürme des Lebens leiten kann. Wie oft finden wir uns dagegen in Situationen wieder, in denen wir allzu deutlich spüren, dass dieses Gleichgewicht nicht vorhanden ist. Vielleicht fühlen wir uns überarbeitet, ausgebrannt und leer. Wir haben in Partnerschaften, sonstigen Beziehungen und Freundschaften das Gefühl, nicht verstanden, ausgenutzt, nicht gesehen oder wahrgenommen zu werden. Oder wir stellen fest, dass wir in schwierigen Situationen mit Hilflosigkeit, Wut und Schmerz statt mit konstruktiver Konfliktfähigkeit reagieren. Wie oft können wir uns selbst dabei beobachten, wie wir ein inneres Gefühl von Unzufriedenheit oder Unlust nicht aufzulösen vermögen? Kurzfristig mag es uns gelingen, dieses Gefühl von Unzufriedenheit und Unlust durch den Kauf von neuer Kleidung, Schuhen, einem I-Phone oder aber durch Essen, Alkohol, Süßigkeiten oder Zigaretten beiseitezuschieben. Doch wissen wir, wie schnell das Gefühl von Befriedigung und Glück, abflaut und sich Unzufriedenheit und innere Leere in größerem Maße als zuvor wieder einstellen. All dies sind deutliche Zeichen, dass wir uns nicht im Gleichgewicht befinden; etwas in unserem Leben in eine Schieflage geraten ist.

>> Master your breath, let the self be in bliss, contemplate on the sublime within you. <<

Sri T. Krishnamacharya

In Yoga-Sutra 2.3 werden die *klesas*, die störenden Kräfte, beschrieben. Diese sind *avidya*, die Verwechslung, *asmita*, die Selbstbezogenheit, *raga*, die blinde

Gier, *dvesa*, die blinde Abneigung, und *abhinivesa*, die unbegründete Angst. Aus der Sicht des Yoga sind Einheit und Gleichgewicht nicht möglich, solange die Klesas wirken. Betrachten wir genauer, welche Kräfte dies sind, von denen Patanjali spricht: Da ist *raga*, die Gier, die blinde Zuneigung, das Habenwollen um jeden Preis. Raga treibt uns an, aus blindem Ehrgeiz zu viel zu arbeiten, Sachen zu kaufen, nicht weil wir sie wirklich brauchen, sondern weil sie zu besitzen uns vermeintlich glücklicher macht. Treibt *raga* unser Handeln an, überschreiten wir unsere eigenen Grenzen. Wir versuchen, blind Ziele zu erreichen, ohne wahrzunehmen, ob dies uns selbst noch guttut.

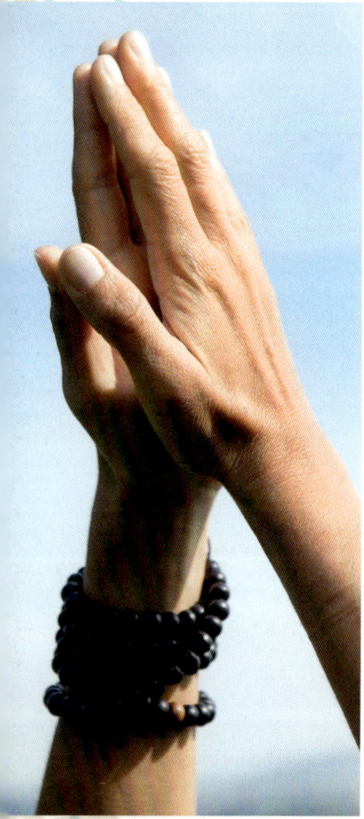

Namaste – **das Gebet vom Herzen in den Himmel heben.**

Klesas – die störenden Kräfte in uns

Dvesa ist die blinde Abneigung oder auch das Vorurteil gegen etwas. *Dvesa* hält uns davon ab, unseren Blick weit werden zu lassen. Wir bleiben stecken in unseren eigenen Mustern und unserem Glauben zu wissen, was wir mögen und was nicht. *Dvesa* hindert uns, etwas Neues auszuprobieren, macht uns unflexibel gegenüber Ungewohnten. Vorurteile gegen Menschen oder Situationen verhindern wichtige Erfahrungen. Gefangen in unserer Abneigung werden wir gehindert, unseren Horizont zu erweitern. So ist es uns nicht möglich, eine zunächst fremde Erfahrung zu machen, die einen inneren Veränderungsprozess anregen könnte, der uns zu mehr Ganzheit führt.

Asmita ist die Selbstbezogenheit, der Egoismus. »Ich bin und mein« wird zu unserem wichtigsten Mantra. »Ich« steht über der Wahrnehmung der Bedürfnisse anderer, »ich« hindert uns daran, wirklich in Beziehung zum anderen zu treten. Der Blick auf uns selbst trennt uns und macht uns eng. Die Fülle, die aus dem Miteinander entsteht, bleibt uns verwehrt, wir bleiben in der Enge der eigenen beschränkten Welt. Es entsteht kein natürlicher Fluss aus Geben und Nehmen, da unser »Ich« in stetiger Sorge lebt, es könne zu wenig bekommen oder andere könnten statt seiner bedacht werden. Das Gefühl des tiefen Vertrauens, dass für uns alle schon gesorgt ist, bleibt uns verwehrt.

Abhinivesa ist die Angst, in ihrer stärksten Ausformung die Todesangst. Wann immer Angst auftaucht, werden wir unsicher, verlieren den Boden unter den Füßen und sind nicht mehr in der Lage, klar zu denken. Angst hindert uns, dem Leben in seiner ganzen Fülle zu begegnen. Angst vor der Beurteilung durch andere hält uns davon ab, unsere Meinung zu sagen, Angst vor dem Versagen hält uns davon ab, Aufgaben und Möglichkeiten, die das Leben bietet, wahrzunehmen. Lassen wir uns von der Angst leiten, können wir keine Balance und kein Gleichgewicht finden.

Avidya ist der Nährboden bzw. der Ursprung für alle *klesa*. In der wörtlichen Übersetzung ist *avidya* Wissen, das kein richtiges Wissen ist. Es ist eine Form von falschem Verstehen. Wir kennen das zu gut: Felsenfest sind wir aufgrund unserer Erfahrungen überzeugt, eine Situation richtig zu beurteilen; tatsächlich tun wir es jedoch nicht. Im Nachhinein müssen wir uns eingestehen, dass wir uns komplett getäuscht haben. Patanjali fasst dies in Yoga-Sutra 2.5 kurz und prägnant zusammen: »Unbeständiges für beständig, Unreines für rein, Unglückbringendes für glückbringend und Unwesentliches für wesentlich halten, das ist *avidya*.« Solange die *klesas* in uns wirken, ist es unmöglich, Einheit, die für Gleichgewicht und Balance notwendig ist, zu finden. Handeln wir unter dem Einfluss der *klesas*, befinden wir uns immer auf einer Seite von etwas und blenden die andere Seite aus.

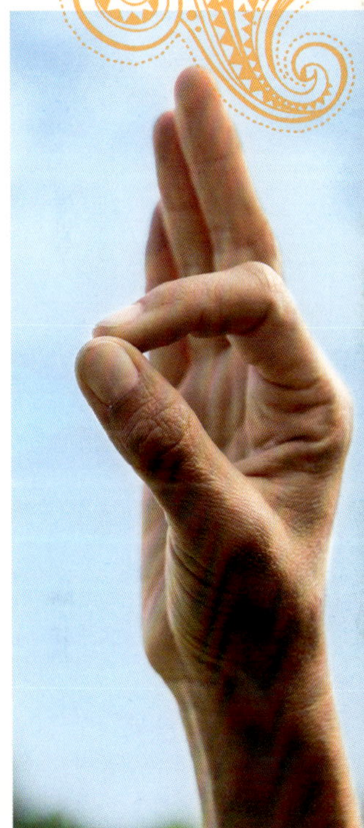

Nyasa: **berühren und berührt werden**

Das Spiel der Polaritäten

Das Wort Yoga kommt von Joch, das dazu da ist, zwei Kräfte unter sich zu vereinen. Der Yoga sieht, dass die Welt aus einem fortwährenden Spiel der Polaritäten besteht. Gleichgewicht und Einheit kann nie entstehen – um bei dem Bild des Joches zu bleiben –, wenn eine Seite mehr oder weniger Gewicht als die andere Seite hat. Das heißt, die unter dem Joch vereinten Kräfte müssen gleich stark sein. Ist eine Seite des Pfluges stärker als die andere, so hat der Pflug keine Kraft, die Furche für die neue Saat wird nicht tief genug; kraftvolles Wachsen aus der Tiefe ist nicht möglich. Das Wort Yoga selbst gibt uns den entscheidenden Hinweis, wie ein Leben in Gleichgewicht und Balance möglich ist: Wir sind aufgefordert, zu begreifen und zu verinnerlichen, dass Ganzheit – und damit inneres Gleichgewicht – nur dann entstehen kann, wenn Pole nicht einseitig auf Kosten des anderen gelebt werden. Berufliche Herausforderung, Terminstress, Leistungsdruck können wir alle über eine bestimmte Zeit gut aushalten.

Doch meist vergessen wir, früh genug den Gegenpol in unserer Leben zu integrieren. Entspannung, Freizeit, Ruhe und Zeiten des Nichtstuns. Sind wir in unseren Beziehungen unzufrieden, so werden wir bei näherer Betrachtung feststellen, dass jede gesunde Form des Miteinanders aus einem Gleichgewicht von Geben und Nehmen besteht. So müssen wir genauer betrachten, wie dieses Verhältnis in uns angelegt ist und welche der beiden Seiten wir besonders stärken müssen.

Die Kraft der Veränderung in uns

Unzufriedenheit und innere Leere zeigen uns, dass wir über eine längere Zeit vernachlässigt haben, etwas uns von innen heraus Nährendes in unser Leben zu holen. Sich im Ungleichgewicht zu fühlen ist die Aufforderung des Lebens, eine bisher vernachlässigte Seite zu stärken. Weshalb tun wir dies nicht? Meist sind wir der Ansicht, nicht wir, sondern das Außen ist an unserem Ungleichgewicht schuld. Diese Antwort lässt Yoga nicht gelten. Wir haben es in der Hand, Veränderungen einzuleiten. Üben wir Yoga-Asanas, lernen wir auf eine spielerische Art, dass Balance und Gleichgewicht durch das Vereinen von Gegensätzen entsteht. Wir beugen uns vor und zurück, verbinden unten mit oben, üben, die Aufmerksamkeit sowohl nach vorne als auch nach hinten auszurichten, wir atmen mit derselben Aufmerksamkeit ein wie aus und lernen im gleichen Maße an- und zu entspannen. Asanas bestehen aus einer Fülle von Gegensätzen, die wir in Verbindung bringen.

Auf der Yogamatte erfahren wir, dass die Polaritäten nur scheinbare Widersprüche sind. Und diese Erfahrung kann uns helfen, auch außerhalb der Yogamatte zu begreifen, dass Ganzheit entsteht, wenn alle Formen und Spielarten des Lebens ihre Berechtigung haben. Dass es einen Teil in uns gibt, der die Gegensätze zwischen den Polen nicht als Spannung begreift, sondern als Seiten von etwas, die alle zur Ganzheit gehören. Es gibt keine Erfahrung des Guten ohne Kenntnis des Bösen, keine tiefe Erfahrung des Glücks ohne Unglück, kein Anfang ohne Ende, und keine Mitte ohne die Gegensätze. Die Spannung der Pole aufzulösen ist eine Fähigkeit, die in jedem Einzelnen von uns liegt. Je mehr wir diese Spannung auflösen können, desto mehr werden wir spüren, wie Harmonie und Balance in unser Leben einkehren.

Inneres Gleichgewicht finden

1 Kommen Sie in einen guten, stabilen Stand, die Füße geschlossen oder leicht geöffnet. Schließen Sie die Augen, spüren Sie Ihre Füße und überprüfen Sie, ob rechte und linke Seite gleich schwer oder leicht sind. Beginnen Sie, sich für einige Atemzüge mit dem eigenen Atem zu verbinden.
Einatmend sagen Sie: »Ich richte mich auf und spüre, wie ich nach oben wachsen kann.« **Ausatmend**: »Ich atme aus und spüre den Boden unter mir.«

2 Atmen Sie vorbereitend aus. **Einatmend** die Arme auf Schulterhöhe heben, die Handflächen zeigen zum Boden. **Ausatmend** die Handflächen zur Decke drehen, die Schultern und Schulterblätter sind locker und entspannt. **Einatmend** kommen Sie auf die Zehenspitzen und heben die Arme über den Kopf. **Ausatmend** die Arme auf Schulterhöhe senken, die Handflächen zeigen zur Decke. **Einatmend** die Handflächen zum Boden drehen. **Ausatmend** senken Sie die Arme und kommen mit den Fersen zurück auf den Boden.
3-mal je Seite wiederholen.

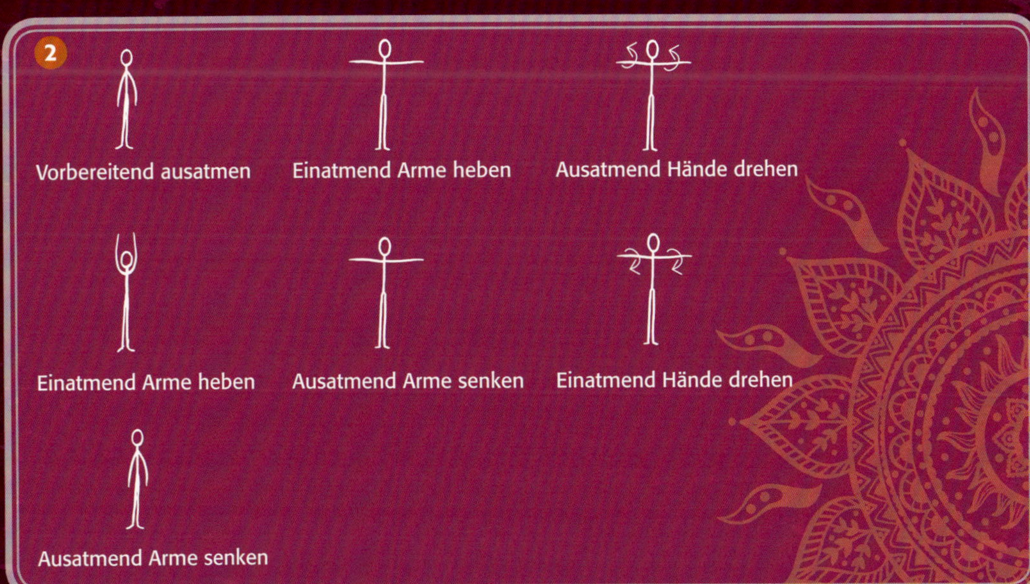

3 Kommen Sie in eine Schrittstellung, die Hüfte ist gerade nach vorne ausgerichtet die rechte Hand liegt am unteren Rücken.
Einatmend das Brustbein anheben, das vordere Knie beugen und den linken Arm heben. **Ausatmend** die Hüfte mit geraden Rücken nach unten über das rechte Bein beugen. Wenn Sie zu viel Dehnung spüren, im Knie leicht nachgeben. **Einatmend** den Oberkörper parallel zum Boden heben, der linke Arme ist nach vorne gestreckt, der Nacken ist lang. **Ausatmend** beugen Sie sich nach unten über das Bein. **Einatmend** Arm, Kopf und Brustbein heben und mit langen Rücken nach oben zum Stehen kommen. **Ausatmend** senken Sie den Arm und machen einen Schritt an den Anfang der Matte.
Wiederholen Sie zur anderen Seite, 3-mal je Seite.

4a Kommen Sie in eine Schrittstellung. **Einatmend** beugen Sie das vordere Knie, heben die Arme und kommen in den Helden. **Ausatmend** die Hüften zur Seite öffnen und die Arme auf Schulterhöhe senken. Ein Arm ist nach vorne, ein Arm nach hinten gestreckt. Der Blick ist nach vorne über die vordere Mittelfingerspitze gerichtet. **Einatmend** richten Sie den Blick nach hinten, die Vergangenheit liegt hinter Ihnen. **Ausatmend** richten Sie den Blick nach vorne, die Zukunft liegt vor Ihnen. **Einatmend** die Hüfte nach vorne ausrichten. Kommen Sie in der Gegenwart an. **Ausatmend** strecken Sie das Bein, senken die Arme und lösen die Haltung. **2-mal je Seite wiederholen.**

3

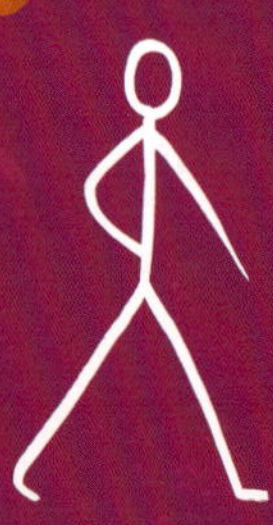

Vorbereitend ausatmen

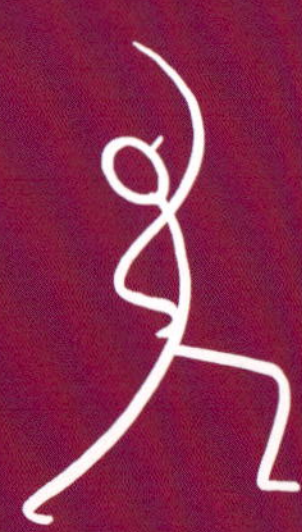

Einatmend Brustbein heben

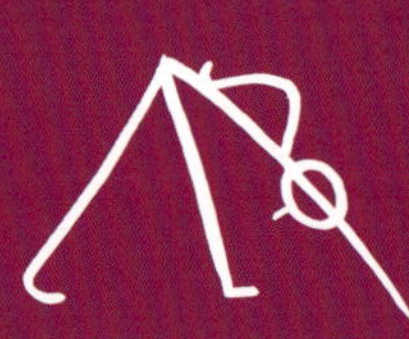

Ausatmend Vorbeuge

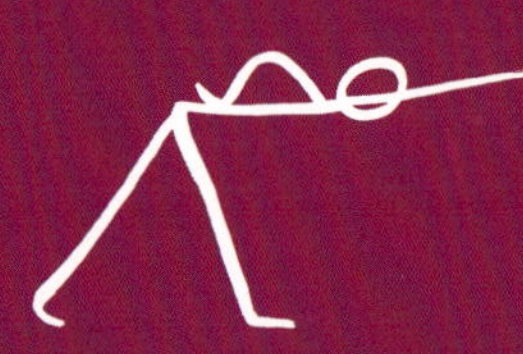

Einatmend auf halbe Höhe

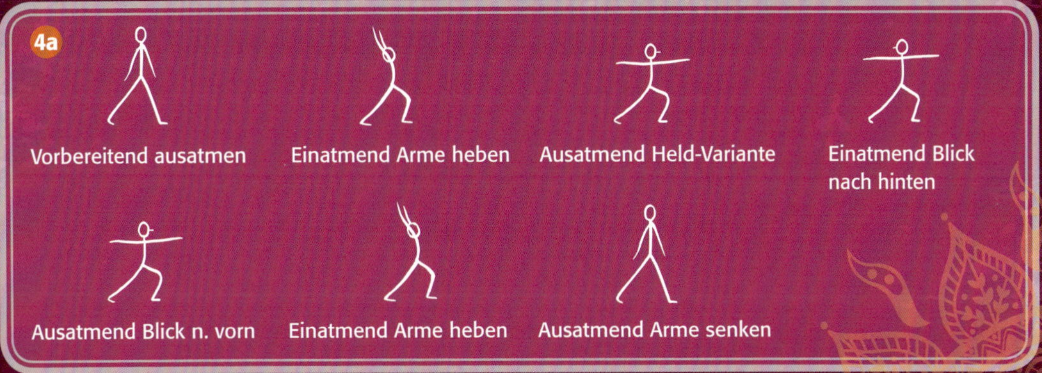
4a
Vorbereitend ausatmen
Einatmend Arme heben
Ausatmend Held-Variante
Einatmend Blick nach hinten
Ausatmend Blick n. vorn
Einatmend Arme heben
Ausatmend Arme senken

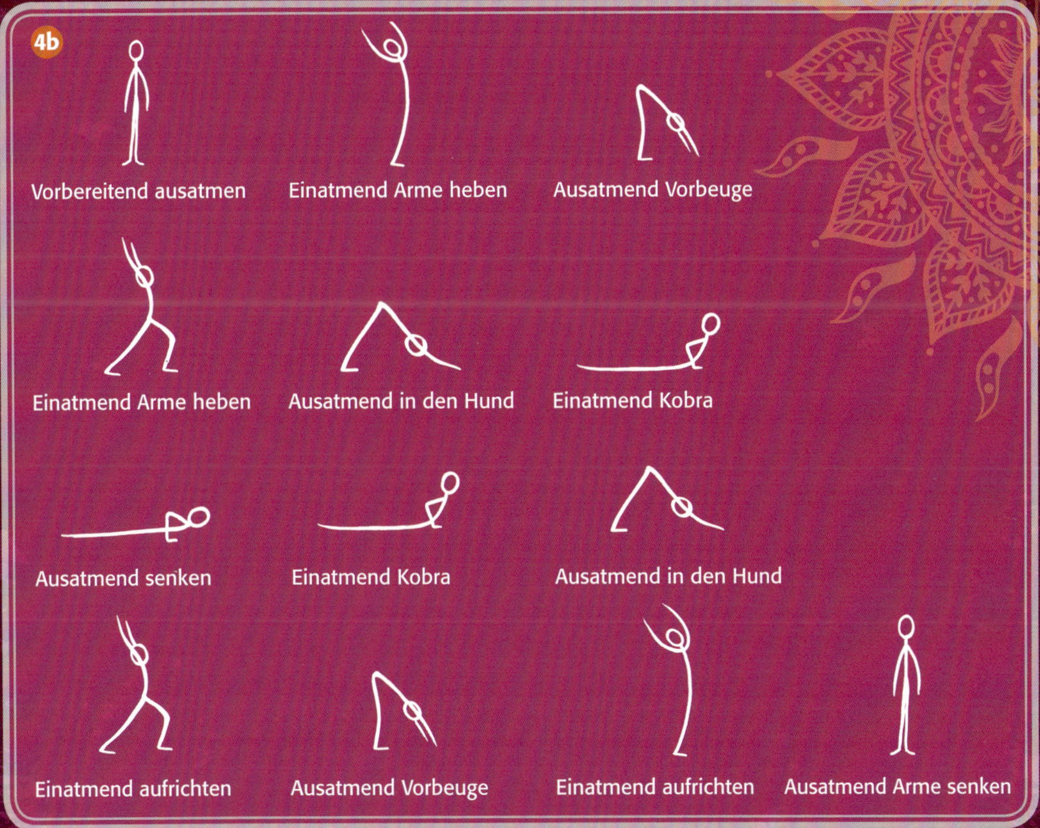
4b
Vorbereitend ausatmen
Einatmend Arme heben
Ausatmend Vorbeuge
Einatmend Arme heben
Ausatmend in den Hund
Einatmend Kobra
Ausatmend senken
Einatmend Kobra
Ausatmend in den Hund
Einatmend aufrichten
Ausatmend Vorbeuge
Einatmend aufrichten
Ausatmend Arme senken

4b **Einatmend** die Arme über vorne heben. **Ausatmend** mit geradem Rücken nach vorne unten beugen. **Einatmend** kommen Sie in die Haltung des Helden. **Ausatmend** nach unten beugen und in den herabschauenden Hund kommen. **Einatmend** kommen Sie in die Kobra. Bringen Sie die Knie auf den Boden und legen Sie sich langsam auf den Bauch ab. **Ausatmend** die Stirn auf dem Boden ablegen, Schultern und Nacken entspannen. **Einatmend** kommen Sie in die Kobra. **Ausatmend** über den Vierfüßlerstand in den herabschauenden Hund kommen. **Einatmend** die Haltung des Helden einnehmen. **Ausatmend** kommen Sie in die Vorwärtsbeuge. **Einatmend** mit langem Rücken, mit den Armen über vorne nach oben kommen. **Ausatmend** senken Sie die Arme. **1- bis 2-mal je Seite.**

5 Kommen Sie in eine Schrittstellung. **Einatmend** beugen Sie das vordere Knie, heben die Arme und kommen in den Helden. **Ausatmend** die Hände auf den Rücken legen und den Oberköper nach vorne beugen. Das Gewicht auf den vorderen Fuß verlagern und auf die hinteren Zehenspitzen kommen. **Einatmend** gelangen Sie in die Standwaage: Das Brustbein zieht nach vorne, das hintere Bein hebt sich parallel zum Boden. Die Arme nach hinten strecken, auf Schulterhöhe ausbreiten oder nach vorne strecken. Nicht ins Hohlkreuz gehen, Nacken nicht überstrecken, Hüfte parallel zum Boden. Bleiben Sie 2 bis 8 Atemzüge. Nehmen Sie wahr, wie Sie stabil in diesem Gleichgewicht ruhen können. **Einatmend** zum Stehen kommen. **Ausatmend** senken Sie die Arme und spüren der Haltung mit geschlossenen Augen nach.

6 Kommen Sie in den Vierfüßlerstand. **Ausatmend** das Gesäß nach hinten zu den Fersen schieben, der untere Rücken wird rund und führt die Bewegung. **Einatmend** Vierfüßlerstand. **Mehrere Male wiederholen.**

7 Legen Sie sich auf den Rücken. **Ausatmend** ziehen Sie die Knie zum Brustkorb. **Einatmend** die Beine zur Decke strecken, die Arme hinter den Kopf heben. **Ausatmend** die Knie zum Brustkorb ziehen. **Mehrere Male wiederholen.** Achten Sie darauf, die Gelenke locker und entspannt zu lassen.

8 Kommen Sie in einen entspannten Sitz mit gekreuzten Beinen. Sprechen Sie innerlich: »Ich atme ein und weiß, dass ich einatme. Ich atme aus und weiß, dass ich ausatme.« Thich Nath Than

5

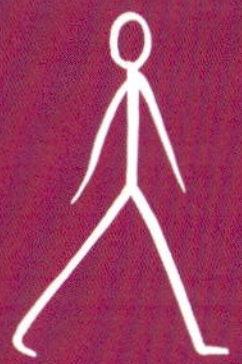

Vorbereitend ausatmen

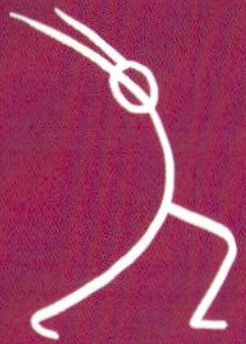

Einatmend Arme heben

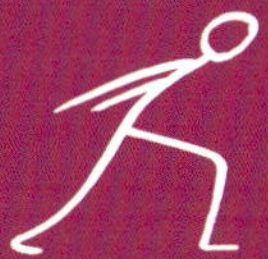

Ausatmend nach vorne,

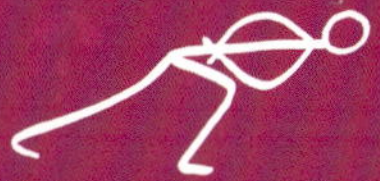

Hände auf den Rücken

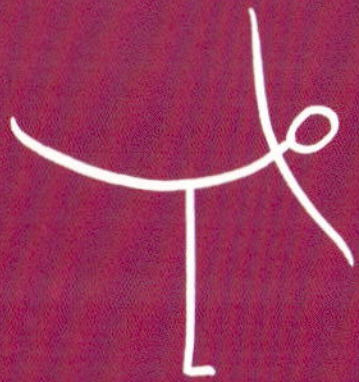

Einatmend Standwaage,

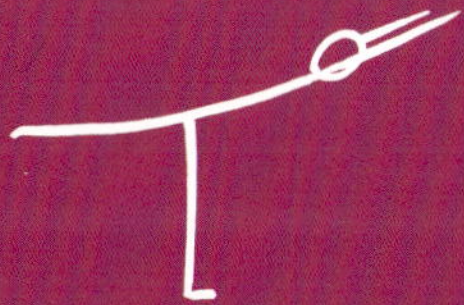

2 bis 8 AZ bleiben

Einatmend aufrichten

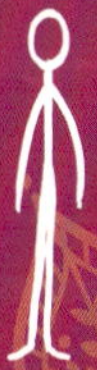

Ausatmend Arme senken

6

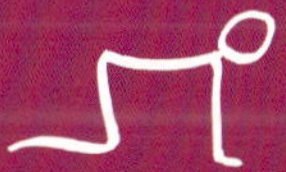

Einatmend
4-Füßlerstand

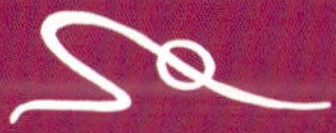

Ausatmend
Gebetshaltung

7

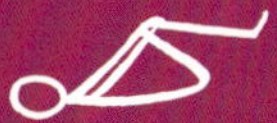

Ausatmend Beine
zum Bauch ziehen

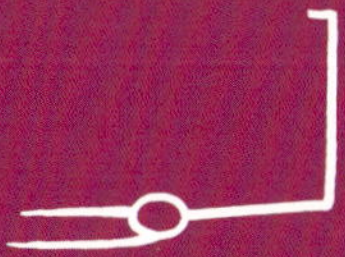

Einatmend Beine
strecken

8

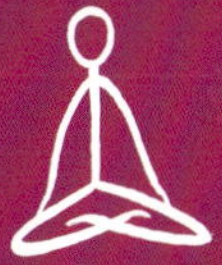

Entspannte Sitzposition,
kurze Meditation

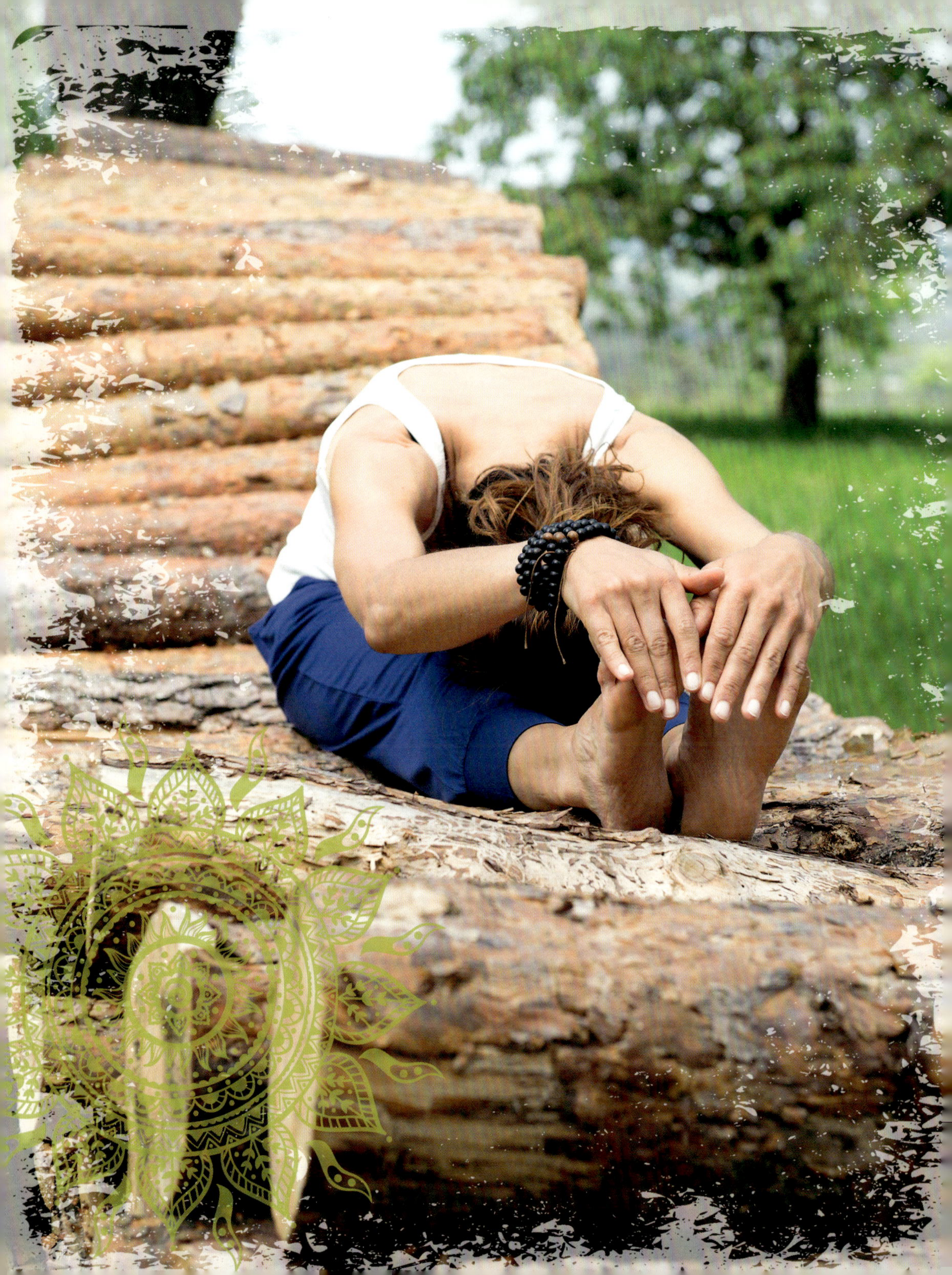

Achtsame Ruhe

»Ruhe zieht das Leben an, Unruhe verscheucht es.«

Gottfried Keller

In der Ruhe liegt die Kraft, heißt es so schön. Allerdings ist das so eine Sache mit der Ruhe. Einerseits sehnen wir uns nach ihr, doch wenn es still wird, finden wir sie oft schwer zu ertragen. Weil wir ja etwas verpassen könnten. Ein Meeting, einen Event, den neuesten Trend, die Erleuchtung. Wir hetzen von einem Termin zum nächsten, stillen den Hunger zwischendurch mit Fastfood to go, sind mobil und 24 Stunden am Tag auf und von der ganzen Welt erreichbar. Wir möchten alles ausprobieren, uns permanent optimieren, suchen ruhelos nach dem nächsten Kick, der neuesten Sensation, und passt uns der Partner nicht mehr, tauschen wir ihn kurzerhand gegen einen neuen aus. Und weil wir uns nebenbei noch entspannen und spirituell weiterentwickeln möchten, gehen wir dann abends noch schnell zum Yoga. Unser modernes Leben ist bestimmt von Hast und Eile, für Ruhe haben wir nur wenig Zeit. Oft muss uns erst die Kraft ausgehen, damit wir – wenn auch nicht ganz freiwillig – zu ihr finden. Aber ist das wirklich erstrebenswert?

>>Wenn Hindernisse gedeihen, entsteht ein innerer Druck, der allmählich das Fühlen und Denken trübt, den Körper verspannt und den Atem aus dem Fluss bringt.<<

Yoga Sutra 1.31

Das Leben war schon immer schnell

Auch wenn wir das gerne vermuten, Hast und Eile sind kein Phänomen der schnelllebigen Welt von heute. Tatsächlich machten sie uns schon immer das Leben schwer – wenn auch vielleicht nicht in dieser rasenden Geschwindigkeit. So nannte Patanjali bereits vor 2000 Jahren im Yoga-Sutra 1.30 die Hast als ein großes Hindernis für unser Wohlbefinden. Hindernisse, *antayaras* genannt, sind »Anzeichen dafür, dass wir momentan nicht klar sind, dass wir nicht in uns ruhen«, schreibt der Yogalehrer R. Sriram.

Das Sanskritwort für Hast lautet *pramada*, was zusätzlich auch Ruhelosigkeit, Nachlässigkeit, Fahrlässigkeit, Unachtsamkeit, Gleichgültigkeit oder Arroganz bedeutet. Auf den ersten Blick erscheint das vielleicht widersprüchlich. Aber tatsächlich haben Hast und Eile – sind sie nicht wirklich vonnöten – viel mit einer inneren Haltung zu tun, und dazu zählen Nachlässigkeit, Unachtsamkeit oder Gleichgültigkeit. Sind wir in Eile, werden wir nachlässig und gleichgültig gegenüber den Dingen, die wir machen und gegenüber den Menschen, mit denen wir uns umgeben. Nehmen ihre Bedürfnisse, Anliegen, Sorgen und Nöte nicht wahr. Lassen sie warten, werden ungerecht und ungeduldig.

Auch mit unserer oft mangelnden Bereitschaft, uns tiefer und ausdauernd auf etwas einzulassen haben, Hast oder Gleichgültigkeit zu tun. Solange wir auf der Suche nach Wasser aber an vielen Stellen kleine Löcher in die Erde bohren, werden wir immer nur an der Oberfläche kratzen. Das Grundwasser erreichen wir jedoch nur, wenn wir geduldig in die Tiefe gehen. Das Gleiche gilt auch für Yoga: Wenn wir nicht regelmäßig üben, werden wir nur langsam wirkliche Fortschritte machen oder eine Entwicklung feststellen können und uns durch unsere Ruhelosigkeit vielleicht die Möglichkeit nehmen, die tief gehende Kraft des Yoga in ihrem ganzen Ausmaß zu erfahren.

Hast ist das Gegenteil von Yoga

Pramada, die Ruhelosigkeit, ist darum das Gegenteil von Yoga, den Patanjali gleich zu Beginn des Yoga-Sutra als den Zustand von *citta vritti nirodah* beschreibt, den Zustand, in dem alle Bewegungen des Geistes zur Ruhe gekommen sind. Die *vritti*, also die Bewegungen unseres Geistes, sind es nämlich, die uns in die Hast und Eile treiben. Solange unser Leben unruhig ist, ist es auch unser Geist – und umgekehrt gilt das genauso. Mit einem hastigen Geist werden wir aber kaum zur Meditation fähig sein oder den Zustand von *samadhi* erfahren und damit auch nicht von ihren heilsamen Wirkungen für Körper, Psyche und Seele profitieren können.

Patanjali nennt uns viele Wege, wie wir die Hindernisse überwinden und den Geist beruhigen können. Einer heißt Disziplin. *Tapas* lautet die Sanskritbezeichnung dafür. *Tapas* ist eine der Qualitäten, die Patanjali als Bedingung für ein sorgfältiges, bewusstes und überlegtes Handeln und Üben nennt. Und dazu zählt auch die Yogapraxis: Wir haben wahrscheinlich alle schon erlebt, dass die Ruhelosigkeit uns auch auf der Matte einholt und wir feststellten, dass wir mit unserem Kopf irgendwo sind, nur nicht bei der Sache. Oder wir die Asanas fast mechanisch ausgeführt haben, ohne sie wirklich zu spüren, weil wir mental mit der Planung des kommenden Wochenendes beschäftigt waren. Beziehungsweise schon etwas atemlos in der Heldenhaltung standen, während alle anderen noch in aller Ruhe im herabschauenden Hund verweilten.

Noch wirkungsvoller als *tapas* sorgt aber unser Atem für die nötige Ruhe. Während des Übens sollte er ruhig und gleichmäßig fließen, jede unsere Bewegungen einrahmen und so verhindern, dass wir ihm und damit auch unserem Leben vorauseilen. Wir lassen uns mit Körper und Geist ganz auf den Augenblick ein, der mit jeder Einatmung und mit jeder Ausatmung beginnt. Dann fangen wir an, ruhig zu werden. Erst dann kann das Leben zu uns kommen und, so schreibt es Patanjali, sich unser wahrer, unsterblicher Wesenskern zeigen. Wäre es nicht interessant, ihn kennenzulernen?

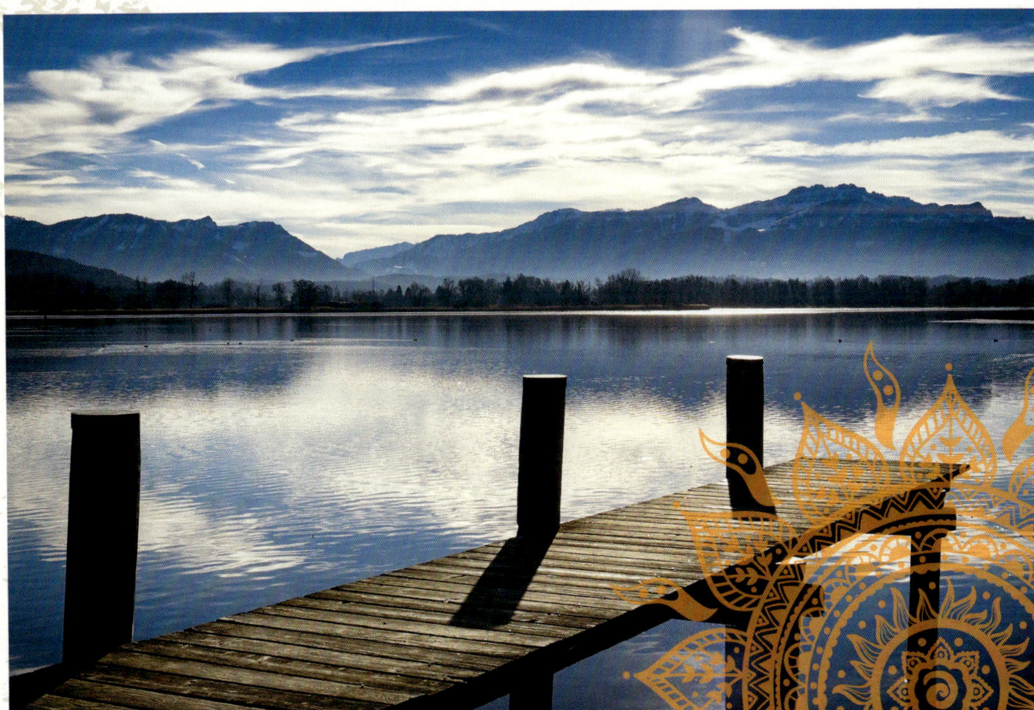

Zur Ruhe kommen

1 Rückenlage. Lassen Sie sich an- und zur Ruhe kommen. Lösen Sie bewusst alle Anspannung. Beginnen Sie Ihren Atem zu beobachten. Achten Sie auf einen entspannten Unterkiefer und Halsbereich. Atmen Sie abschließend für fünf Atemzüge sehr langsam und unangestrengt ein und aus.

2 Fersensitz, bei Knieproblemen Kniestand. Legen Sie Ihre Hände vor dem Herzen aneinander. Lassen Sie die Einatmung für 1 bis 2 Sekunden beginnen und heben Sie dann mit der Einatmung die Arme mit entspannten Schultern über den Kopf. Beugen Sie mit einer langen und ruhigen Ausatmung den Oberkörper nach vorne und legen Sie Ihre Stirn und Ihre Arme auf dem Boden ab. Bleiben Sie einen ruhigen Atemzug in der Haltung. Kommen Sie **einatmend** in den Vierfüßlerstand. Die Finger zeigen nach vorne. Die Schultern sind über den Handgelenken, die Hüften über den Knien, die Schultern weg von den Ohren. Bewegen Sie sich **ausatmend** in den herabschauenden Hund. Achten Sie auf eine lange Wirbelsäule, einen geraden Rücken, entspannte Schultern und beugen Sie gegebenenfalls die Knie leicht, um das Becken besser beugen zu können. Die Fersen sind am Boden. Eventuell dazu die Füße etwas weiter zu den Mattenrändern bewegen. Bleiben Sie einen ruhigen Atemzug. Gehen Sie dann die Asanas mit der Ein- und Ausatmung zurück in die Ausgangsposition. **3-mal wiederholen.**

3 Aufrechter, hüftgelenksbreiter Stand. Kiefer-, Nacken- und Schulterbereich ist entspannt. Lassen Sie die **Einatmung** beginnen und heben Sie **einatmend** die Arme nach oben. Die verschränkten Handflächen zeigen zur Decke. Lassen Sie die **Ausatmung** beginnen, kippen Sie **ausatmend** Ihr Becken und beugen Sie Ihren Oberkörper mit einem langen Rücken nach vorne. Beugen Sie bei Rückenproblemen Ihre Knie entsprechend an. Bewegen Sie Ihre langen Arme mit verschränkten Händen achtsam Richtung Kopf. Bleiben Sie einen ruhigen Atemzug. **Einatmend** den Rumpf leicht anheben und gleichzeitig die Knie beugen. Lassen Sie Ihre Arme in einer fließenden Bewegung erst Richtung Becken sinken und dann nach vorne schwingen. Richten Sie dabei Ihren Oberkörper auf und kommen Sie in eine halbe Hocke. Atmen Sie in der Haltung langsam aus. Richten Sie sich **einatmend** ganz auf. Lassen Sie **einatmend** die Arme neben den Rumpf sinken. **3-mal üben.**

2

Vorbereitend ausatmen – Einatmend Kniestand – Ausatmend Gebetshaltung – Einatmend 4-Füßlerstand – Ausatmend in den Hund

3

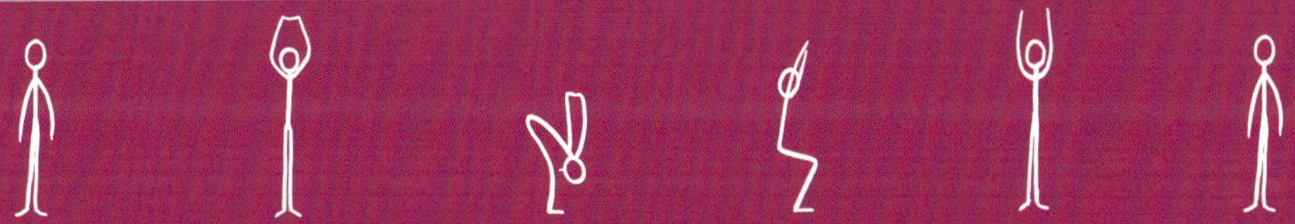

Vorbereitend ausatmen – Einatmend Arme heben – Ausatmend Vorbeuge – Einatmend Hocke, ausatmen – Einatmend aufrichten – Ausatmen, Arme senken

4

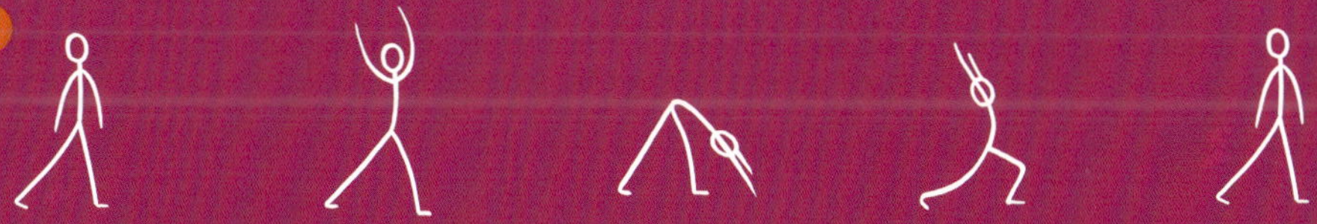

Vorbereitend ausatmen – Einatmend Arme heben – Ausatmend Vorbeuge – Einatmend Held – Ausatmend Arme senken

5

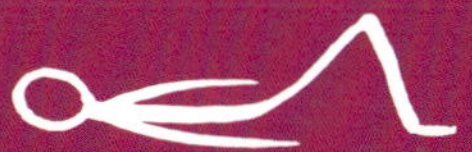

Rückenlage, Beine aufgestellt, nachspüren

6

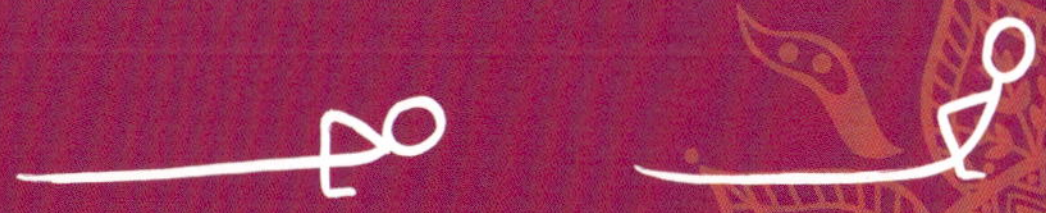

Einatmend Kopf und Stirn zum Boden – Ausatmend Brustbein und Kopf anheben, 1 AZ bleiben

4 Machen Sie mit rechts einen großzügigen Ausfallschritt nach hinten. Der rechte Fuß ist in einem 45-Grad-Winkel aufgedreht. Nase, Schultern, Bauchnabel, Hüfte zeigen nach vorne. Das Gewicht ist gleichmäßig auf beide Füße verteilt. Achten Sie darauf, dass Ihr rechtes, hinteres Knie nicht nach innen sinkt. **Einatmend** in einer ruhigen Bewegung die Arme nach oben heben. **Ausatmend** den langen Oberkörper langsam über das gestreckte, gegebenenfalls leicht gebeugte linke Bein beugen. Achten Sie darauf, dass die linke Ferse fest am Boden bleibt. Bleiben Sie einen Atemzug. **Einatmend** das linke Knie beugen, die rechte Ferse fest am Boden halten. Den Oberkörper nach oben aufrichten, die Arme gehen nach oben. **Ausatmend** das linke Bein strecken und die Arme sinken lassen. Atmen Sie ein und aus. **Wiederholen Sie dann noch 1- bis 2-mal. Wechseln Sie dann die Seite.**

5 Kommen Sie in die Rückenlage und ruhen Sie sich aus, bis Ihr Atem wieder ruhig und gleichmäßig fließt.

6 Drehen Sie sich in die Bauchlage. Bringen Sie Ihre Hände auf Brusthöhe. Entspannen Sie Ihre Schultern. Bringen Sie Ihre Beine eng aneinander, die Fußrücken liegen am Boden. Bei Problemen im unteren Rücken die Beine ganz leicht grätschen. Die Stirn liegt am Boden oder der Kopf ist zur Seite gedreht. Vorbereitend einatmen. **Ausatmend** Kopf und Oberkörper anheben. Der Nacken ist lang und die Schultern entspannt. In der Haltung ruhig ein-, aus- und wieder einatmen. **Ausatmend** den Oberkörper und Kopf wieder ablegen. **Bei der 2. Wiederholung 2 Atemzüge bleiben, bei der 3. entweder 2 oder 3.**

7a Rückenlage. Bringen Sie Ihr rechtes Knie zum Oberkörper und umfassen Sie mit beiden Händen die rechte Oberschenkelrückseite. Lassen Sie das linke Bein ausgleiten; wenn das für den Rücken unangenehm ist, das linke Bein aufstellen. **Einatmend** das rechte Bein Richtung Decke strecken. **Ausatmend** das Knie wieder beugen. **3-mal wiederholen.** Lassen Sie dann das Bein für drei ruhige Atemzüge nach oben gestreckt. Der Fuß ist geflext. Bewegen Sie dabei bei jeder Ausatmung den rechten Oberschenkel sanft näher Richtung Bauch. Beugen Sie nach den drei Atemzügen ausatmend das rechte Knie und lassen Sie einatmend das rechte Bein neben das linke ausgleiten. **Wiederholen Sie dann auf diese Weise auf der anderen Seite.**

7a

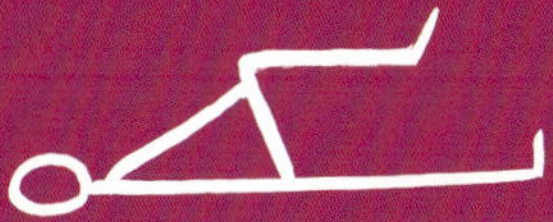

Rückenlage, ausatmend ein Knie zum Brustkorb ziehen

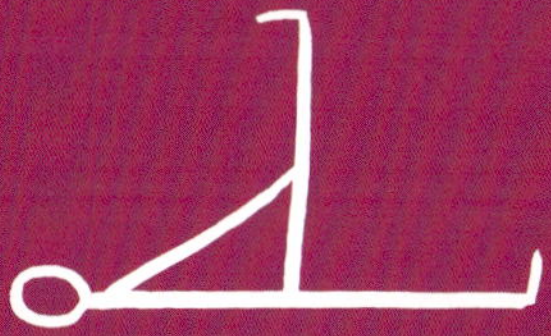

Einatmend Bein zur Decke strecken

7b

Rückenlage, ausatmend beide Beine zum Oberkörper ziehen

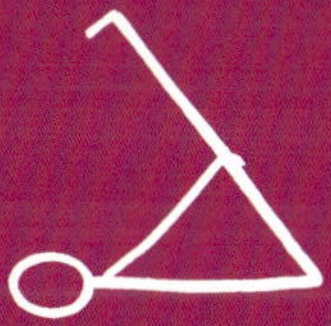

Einatmend beide Beine nach oben strecken

8

Sitzposition, Beine gesteckt oder angewinkelt, ausatmen

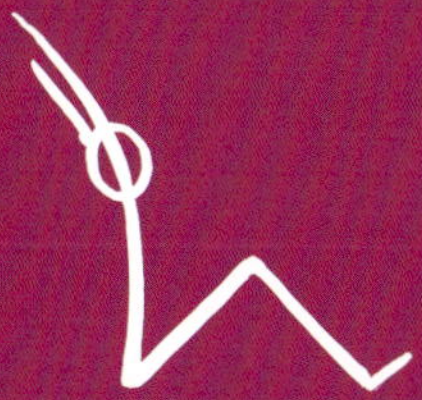

Einatmend Arme heben, Beine sind gebeugt

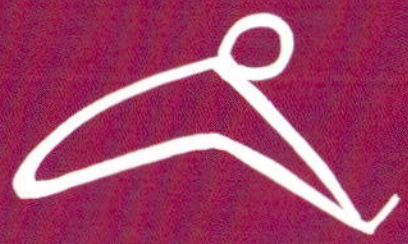

Ausatmend Oberkörper über die Beine beugen

7b Wiederholen Sie dann auf diese Weise den Ablauf mit beiden Beinen gleichzeitig.

8 Kommen Sie in einen aufrechten Sitz. Strecken Sie, wenn es Ihnen möglich ist, die Beine aus. Sonst die Beine leicht gebeugt lassen. Lassen Sie die **Einatmung** beginnen und heben Sie die Arme nach oben. **Ausatmend** langsam den langen Oberkörper nach vorne auf die Oberschenkel senken. Das Brustbein strebt Richtung Fußspitzen. Die Arme neben den Beinen ablegen, die Stirn auf die Knie oder Schienbeine sinken lassen. **Einatmend** den Rücken lang machen, den Hinterkopf und die Arme anheben und den Oberkörper wieder aufrichten. **Ausatmend** die Arme sinken lassen. **4-mal wiederholen.**

9 Für 6 bis 8 Atemzüge in der Vorbeuge im Sitzen bleiben. Die Schultern und den Nacken in der Haltung entspannen. Sri T. Krishnamacharya empfiehlt, mindestens 5 Minuten in der Haltung zu bleiben. Dann langsam mit der Einatmung wieder aufrichten.

10 Kommen Sie in die Rückenlage mit aufgestellten Beinen. Lassen Sie die **Einatmung** beginnen, führen Sie die Arme hinter den Kopf und heben Sie das Becken sanft an. **Ausatmend** das Becken sinken lassen, Knie Richtung Oberkörper bringen und die Hände auf die Knie legen. **Einatmend** die Arme und Füße zum Boden bringen. **3-mal wiederholen.**

11 In der Rückenlage alle Anspannung loslassen, den Atem sanft und gleichmäßig fließen und die Gedanken zur Ruhe kommen lassen. Verweilen Sie 3 bis 5 Minuten. Über die Seite ganz ruhig nach oben kommen.

12 Aufrechter, entspannter Sitz. Spüren Sie nach.

9

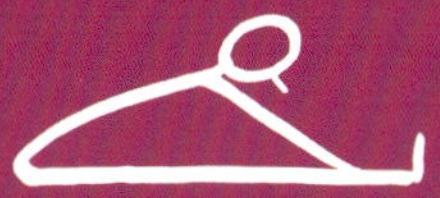

Vorbeuge, 6 bis 8 AZ bleiben, einatmend aufrichten

10

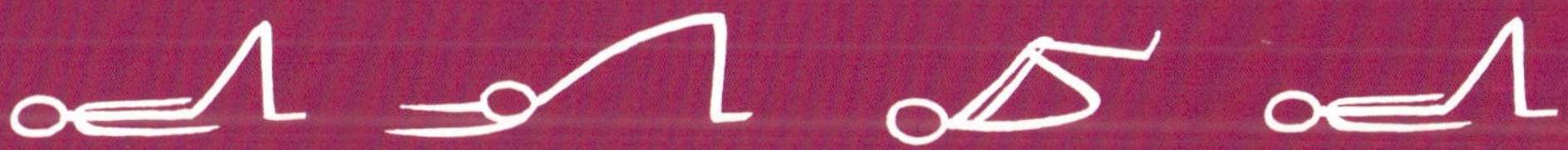

Vorbereitend ausatmen | Einatmend Becken heben | Ausatmend Knie anziehen | Einatmend Füße senken

11

Rückenlage, Anspannung loslassen, zur Ruhe kommen

12

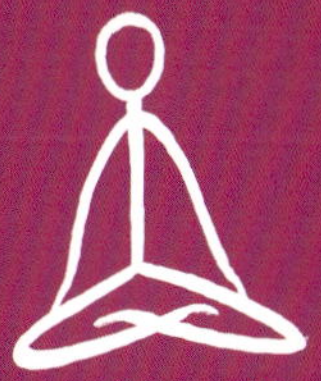

Entstpannte Sitzposition, nachspüren

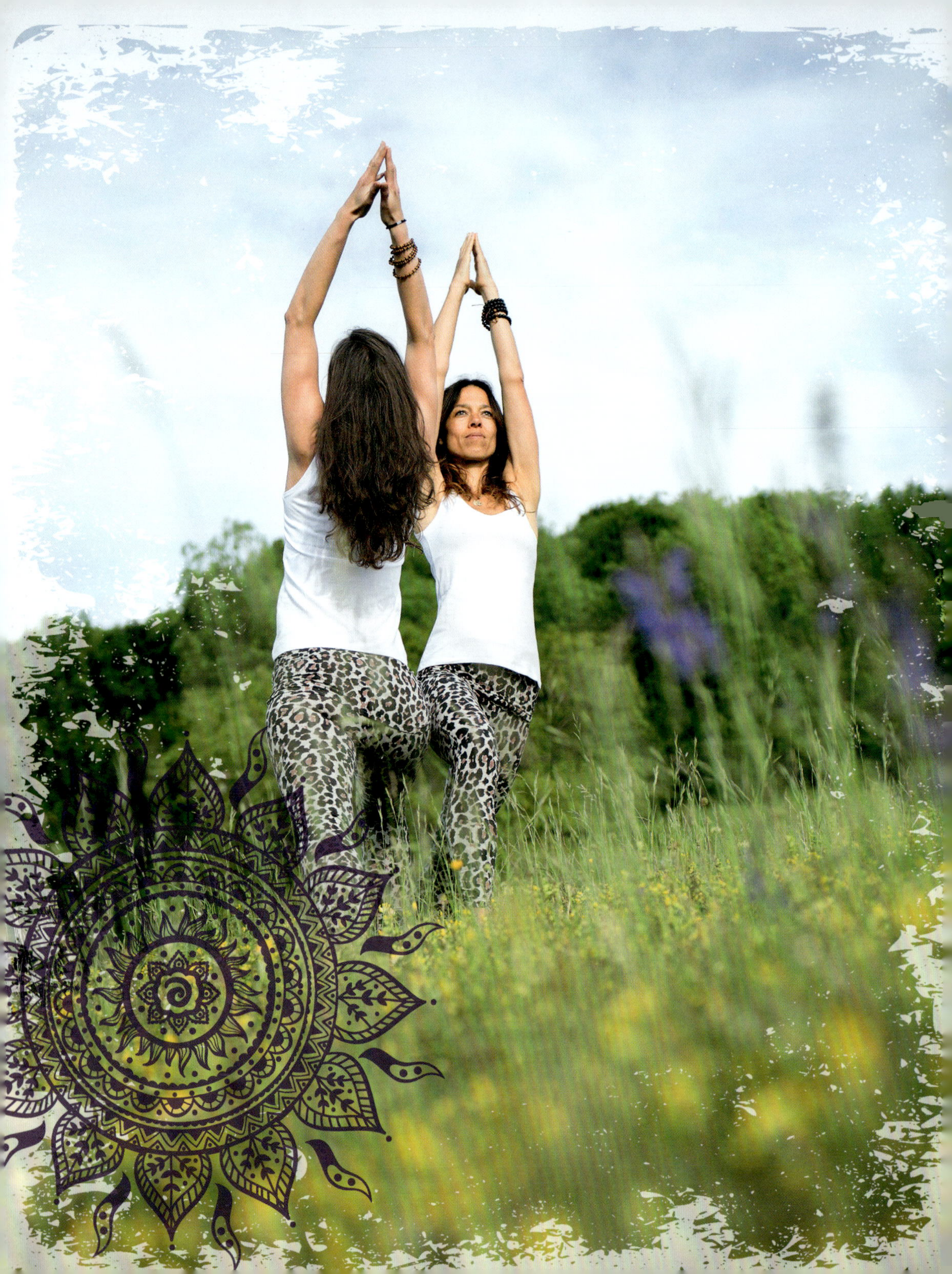

Der Mut des Helden

»Sie können nicht immer geschützt leben, ohne sich jemals bloßzustellen, und zugleich ein spiritueller Abenteurer sein. Seien Sie wagemutig. Gehen Sie Risiken ein, suchen Sie, suchen Sie noch mehr, suchen Sie überall, suchen Sie auf jede erdenkliche Weise, lassen Sie keine Gelegenheit aus, keine Möglichkeit, die das Schicksal Ihnen gewährt, seien Sie nicht geizig und knauserig, indem Sie versuchen, um den Preis zu schachern.«

Arnaud Desjardins

Wir alle kennen Angst. Angst begleitet uns unser Leben lang. Angst gehört zu allen Wachstumsschritten, zu jeder Reifung. Beobachten wir Kinder, bevor Sie den Schritt zum Laufen, in den Kindergarten oder in die Schule machen, erleben wir, wie sie hinter ihr eigentliches Entwicklungsalter zurückfallen. Sie werden zögerlich und ängstlich, suchen die Nähe der Eltern. Werden wir älter, verhalten wir uns bei wichtigen Schritten nicht viel anders. Wir zögern, stellen uns innerlich vor, was alles schiefgehen könnte, finden eine Vielzahl an Gründen, vielleicht doch besser alles so zu lassen, wie es gerade ist. Veränderungen und Unbekanntes machen uns Menschen Angst. Angst hat zwei Seiten: Positiv gesehen, warnt sie uns vor Gefahr, lässt uns vorsichtig und der Situation angemessen handeln. Sie lässt uns aktiv werden, treibt uns an, Lösungen zu finden. Außerhalb realer Gefahrensituationen ist die Angst Ansporn, sie zu überwinden. Haben wir dies getan, sind wir einen Schritt reifer geworden. Von ihrer negativen Seite aus kann Angst lähmen. Sie kann uns alle Lebensenergie rauben. Angst vermag es, dass wir an einer Stelle stehen bleiben, sie nimmt uns allen Mut, alle Selbstsicherheit. Sie kann unser Leben so behindern, dass Entwicklung und Wachstum kaum mehr oder gar nicht möglich sind. Wann immer Angst in ihrer negativen Form auftaucht, werden wir unsicher, verlieren den Boden unter den Füßen und sind nicht mehr in der Lage, klar zu denken. Angst hindert uns, dem Leben in seiner ganzen Fülle zu begegnen. Angst vor der Beurteilung durch andere hält uns davon ab, unsere Meinung zu sagen, Angst vor dem Versagen hält uns davon ab, Aufgaben und Möglichkeiten, die das Leben bietet, wahrzunehmen. Angst davor, das Falsche zu tun, hindert uns, uns dem Fluss des Lebens vertrauensvoll hinzugeben.

»*svarasavahi viduso pi samarudho bhinivesah* – tief sitzende Unsicherheit ist ein angeborenes Angstgefühl vor der Zukunft. Es wohnt jedem Menschen inne, selbst dem Weisen.«

Yoga-Sutra, 2.9

>> sraddhaviryamrtisamadiprajnapurvaka itaresam – im Allgemeinen sind unerschütterliches Vertrauen, Bereitschaft zu üben, wiederholtes Erinnern an die eigenen Vorsätze sowie ein tiefes Erahnen des Zieles notwendig, um Einheit zu erfahren. <<

Yoga-Sutra, 1.20

Was Helden auszeichnet

Im Yoga-Sutra von Patanjali wird die Angst *abhinivesa* genannt. *Abhinivesa* ist eines der sogenannten *klesa*, belastender tief sitzender Kräfte, die unser Denken und Tun beeinflussen. Patanjali verweist darauf, dass Angst vor allem etwas mit der Angst vor der Zukunft zu tun hat. Wir würden die Zukunft gerne vorhersagen und beherrschen können. Wie Pema Chödrön, die große buddhistische Lehrerin, sagt, ist dies eines der großen Missverständnisse der Menschheit: Wir meinen, dass wir Veränderung bestimmen und kontrollieren könnten. Der natürliche, dynamische und energetische Fluss des Lebens ist für den Verstand nicht begreifbar und vorhersehbar. An sich wissen wir dies alle, und doch scheint es unendlich schwer, sich mit der Unsicherheit anzufreunden. Statt sie als Tatsache zu akzeptieren und einen Umgang mit ihr zu finden, bauen wir vor der Unsicherheit Schutzschilder auf. Sei es, dass wir die von uns so bitter benötigte Sicherheit in starren Ansichten über uns und andere finden; sei es, dass wir materiellen Besitz als Sicherheit anhäufen; sei es, dass wir uns über die Verbindung zu anderen Menschen definieren.

Jeder von uns hat sein eigenes System, sich gegen die Unwägbarkeiten des Lebens abzusichern. So geben wir uns der vermeintlichen Sicherheit hin, alles unter Kontrolle zu haben. Jede Angst hat den gleichen tiefen Ursprung. Wir wissen, dass wir eines Tages sterben werden, jedoch nicht, wann, und auch nicht wie. Daher sagt uns das Yoga-Sutra auch, dass *abhinivesa* in ihrer stärksten Ausformung die Todesangst ist. Unsere tiefste Angst ist die Angst vor unserem eigenen Tod. Wir identifizieren uns so sehr mit unserer sichtbaren Persönlichkeit, dass der Gedanke ihrer Vernichtung undenkbar, unerträglich erscheint. Wie können wir mit Angst und Unsicherheit einen konstruktiven Umgang finden? Letztlich können wir nur versuchen, sie anzunehmen, statt vor ihr davonzulaufen. Und wir können Gegenkräfte gegen sie entwickeln: Mut, Vertrauen, Erkenntnis, Macht, Hoffnung, Demut, Glaube und Liebe.

Die Haltung des Helden

Um diese Kräfte in uns zu entwickeln, kann die Yogapraxis einen wunderbaren Beitrag leisten. Asanas sind nicht nur reine Körperhaltungen, sondern jede

Asana hat auch eine symbolische Bedeutung. Wenn wir in der Praxis nicht nur die Haltung, sondern auch ihre Bedeutung auf der symbolischen Ebene mit einbeziehen, können wir uns mit dem Energiefeld in Verbindung setzen, dass jeder Haltung innewohnt. So steht zum Beispiel die Haltung des Helden *Virabhadrasana* für Mut, Ausdauer, Durchhaltevermögen und die Bereitschaft, sich im Vertrauen auf die eigene Kraft den Aufgaben des Lebens zu stellen. In den Schriften rund um den Yoga wird *Virabhadra* als ein mächtiger Held beschrieben, den Shiva (der eigentliche Gott des Yoga) erschuf, indem er ein Haar aus seiner eigenen Lockenpracht riss und zu Boden warf. Aus dieser Locke entstand der Krieger bzw. der Held *Virabhadra*.

Erzählungen und Mythen über die Figur des Helden gibt es seit Menschengedenken. Es sind die Helden, die ausziehen in den Kampf gegen das Böse, um dem Guten zum Sieg zu verhelfen. Um in diesen Kämpfen erfolgreich zu

Mit Mut und Vertrauen den Blick nach vorne richten.

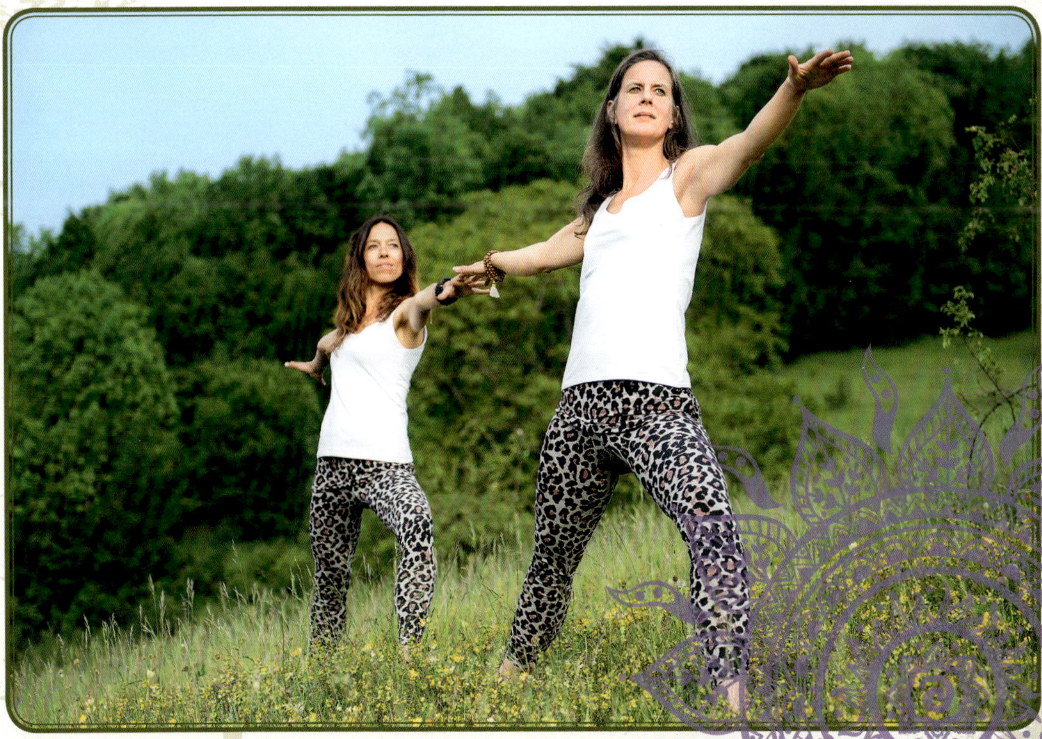

bestehen, müssen sie über bestimmte Qualitäten verfügen bzw. diese in sich zum Leben erwecken. Viele der Heldengeschichten zeigen uns, dass auch die Helden anfänglich nicht stark, groß, mutig und unbeirrbar waren, sondern schwach, sie aber stets Schutzgestalten hatten (so hatte zum Beispiel Theseus den Gott des Meeres Poseidon als Schutzgestalt, Arjuna hatte Krishna, Achilles hatte Cheiron), die sie führten und ihnen zur Seite standen. Beginnen die Helden, ihre Aufgabe wahrzunehmen und sie zu erfüllen, scheint die innere Schwäche überwunden, und stattdessen zeigen sich ein Erkennen und das Wissen über die Aufgabe und das Ziel.
Die meisten Heldengeschichten zeigen uns auch, dass derjenige, der seinem eigenen Weg folgt, immer Hilfe von höherer Ebene erhalten wird. Der Held, der ausgezogen ist in den Kampf und diesen gemeistert hat, kehrt als reifere Persönlichkeit zurück.

So betrachtet auch C. G. Jung die archetypische Figur des Helden als symbolisches Mittel für die Entwicklung einer individuellen Ich-Bewusstheit, das heißt, eines Ich, das um die eigenen Stärken und Schwächen weiß (bereit war, seinen Schatten zu betrachten) und das bereit ist, sich dem Leben mit seinem zum Teil auch unangenehmen oder unwillkommenen Aufgaben und Pflichten zu stellen.

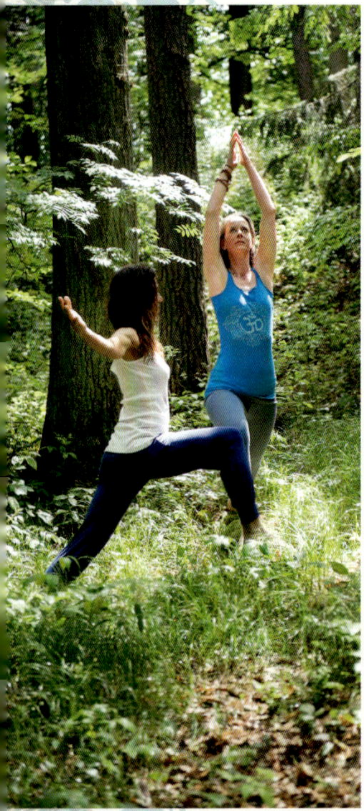

In der Haltung des Helden den Mut in uns selbst finden.

Mut und Kraft in uns finden

Wenn wir die Haltung des Helden üben, können wir uns mit dieser Energie der Helden – die uns allen aus Märchen und Mythen so vertraut ist – in Verbindung setzen und sie positiv für uns nutzen. Uns in der Haltung wahrzunehmen und zu spüren, bringt uns mit unserem eigenen Heldenanteil in Verbindung. Denn die Geschichten der Helden sind nichts anderes als Geschichten über jeden Einzelnen von uns. Sie sind die Geschichten über den Mut und die Kraft in uns, die Angst zu überwinden, den für uns bestimmten Weg zu suchen und zu finden. Und der Held zeigt uns, dass jeder Einzelne von uns in sich die Möglichkeit trägt, durch unerschütterliches Vertrauen, die Bereitschaft zu handeln, das unerschütterliche Beibehalten der eigenen Vorsätze und des gewählten Themas die eigene Lebensaufgabe zu meistern, ohne Angst haben zu müssen, an ihr zu scheitern.

Der Held in uns

1 Kommen Sie in den Stand, bringen Sie die Hände vor dem Brustkorb zueinander. Bringen Sie Ihre Aufmerksamkeit zum Herzraum. Folgen Sie dem Fluss Ihres Atems. Sagen Sie sich selbst: »Ich bin ganz bei mir.« **Einatmend** die Arme weit nach oben heben und das Brustbein anheben. Aus dem Bauchraum ausatmend in der Haltung bleiben. In den Brustkorb einatmend tiefer in die Rückbeuge kommen. **Ausatmend** lösen Sie die Haltung.

2 Schrittstellung, Handflächen vor ihr Herz. Sammeln Sie alle Aufmerksamkeit an diesem Punkt. **Einatmend** heben Sie die Arme und öffnen Ihr Herz weit nach oben. **Ausatmend** beugen Sie sich über Ihr vorderes Bein nach unten. Atmen Sie alles aus, was Sie belastet und beunruhigt. **Einatmend** Knie beugen und Oberkörper heben. Spüren Sie, wie die Kraft der Einatmung in den Brustkorb einströmt. **Ausatmend** Arme zur Seite öffnen. **Einatmend** bringen Sie die Aufmerksamkeit zum Brustbein. Spüren Sie Ihre eigene Kraft. **Ausatmend** die Haltung lösen. **3-mal je Seite wiederholen.**

1

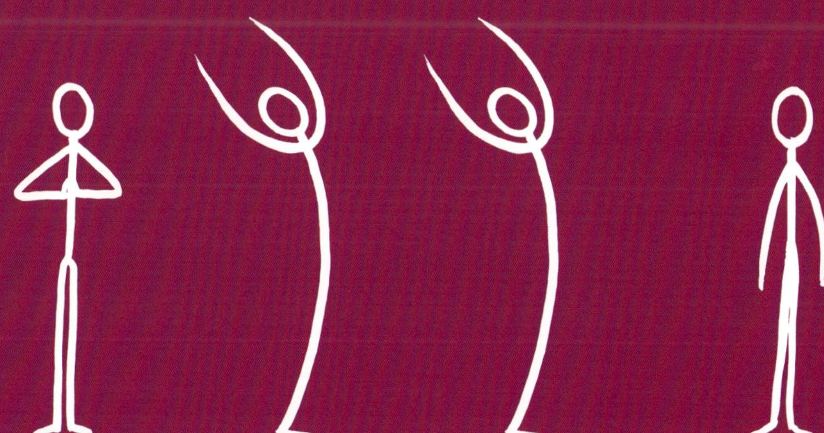

Hände vor das Herz, vorbereitend ausatmen

Einatmend Arme heben, ausatmen

Einatmend tiefer in die Rückbeuge

Ausatmend Arme senken

3 **Einatmend** Arme heben. **Ausatmend** nach vorne unten beugen, die Knie geben leicht nach. In der Atempause das rechte Knie auf den Boden senken. **Einatmend** Oberkörper heben und in den kleinen Helden kommen. **Ausatmend** Hände zum Boden und zurück in den Hund. **Einatmend** Knie auf den Boden, den Blick leicht heben. **Ausatmend** Gesäß zu den Fersen, Stirn und Unterarme auf dem Boden ablegen. **Einatmend** Vierfüßlerstand. **Ausatmend** Hund. In der Atempause rechter Fuß nach vorne für den Helden, hintere Fußsohle auf den Boden. **Einatmend** Oberkörper heben und in den Helden kommen. **Ausatmend** Vorwärtsbeuge. **Einatmend** zum Stehen kommen. **Ausatmend** die Arme senken. **2-mal je Seite.**

4a Bauchlage, Hände auf Brusthöhe, Stirn auf dem Boden. Atmen Sie vorbereitend ein. Steißbein zieht zu den Fersen, Schultern Richtung Gesäß, Schambein leicht auf den Boden drücken. **Ausatmend** Oberkörper heben. **Einatmen**. Spüren Sie, wie Weite und Raum im Brustraum entstehen. **Ausatmend** lösen und den Körper ablegen. **3- bis 4-mal wiederholen.**

4b Atmen Sie vorbereitend ein. **Ausatmend** den Oberkörper heben und das rechte Knie beugen. Den Fuß flexen. In der Haltung **einatmen**. **Ausatmend** die Haltung lösen. **Zur anderen Seite wiederholen, 2-mal je Seite.**

4c Atmen Sie vorbereitend ein. **Ausatmend** Oberkörper heben, rechtes Knie beugen. **Einatmend** mit der rechten Hand den rechten Knöchel greifen (wenn Sie spüren, dass dies im Knie unangenehm ist oder Druck im unteren Rücken entsteht, 4 b wiederholen), den linken Arm nach vorne oder zur Seite auf Schulterhöhe strecken und, wenn möglich, den rechten Oberschenkel leicht vom Boden heben. **Ausatmend** lösen. **2-mal je Seite wiederholen.**

5 Atmen Sie vorbereitend aus. **Einatmend** Arme heben und auf die Zehenspitzen kommen. Finger greifen ineinander; Handflächen, falls möglich, zur Decke drehen. **Ausatmend** langsam zur rechten Seite beugen. **Einatmend** in die Mitte kommen, Brustbein anheben. **Ausatmend** zur linken Seite beugen. **Einatmend** in die Mitte kommen. **Ausatmend** lösen. **3-mal wiederholen.**

6 Stehen Sie ruhig und entspannt. Einatmend das rechte Knie anheben. Ausatmend Knie Richtung Boden senken, mit der rechten Hand den rechten

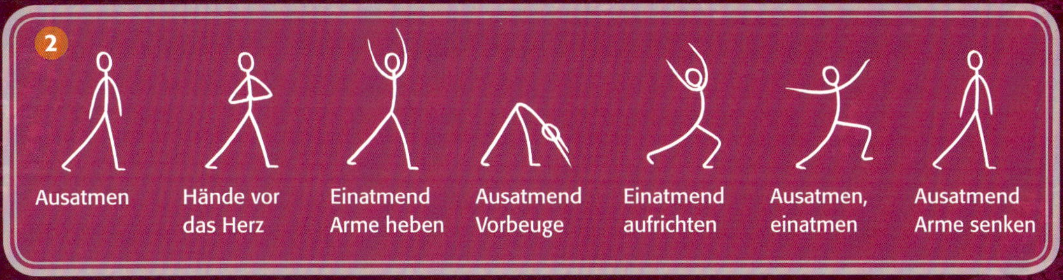
2
Ausatmen
Hände vor das Herz
Einatmend Arme heben
Ausatmend Vorbeuge
Einatmend aufrichten
Ausatmen, einatmen
Ausatmend Arme senken

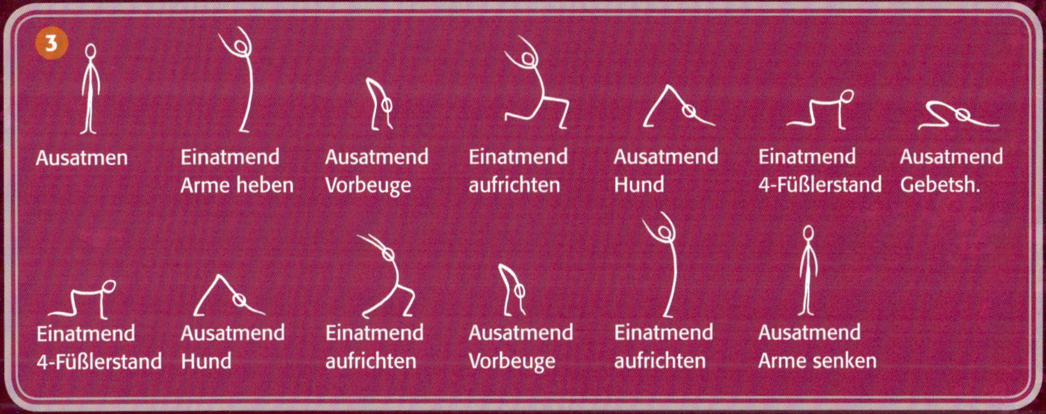
3
Ausatmen
Einatmend Arme heben
Ausatmend Vorbeuge
Einatmend aufrichten
Ausatmend Hund
Einatmend 4-Füßlerstand
Ausatmend Gebetsh.
Einatmend 4-Füßlerstand
Ausatmend Hund
Einatmend aufrichten
Ausatmend Vorbeuge
Einatmend aufrichten
Ausatmend Arme senken

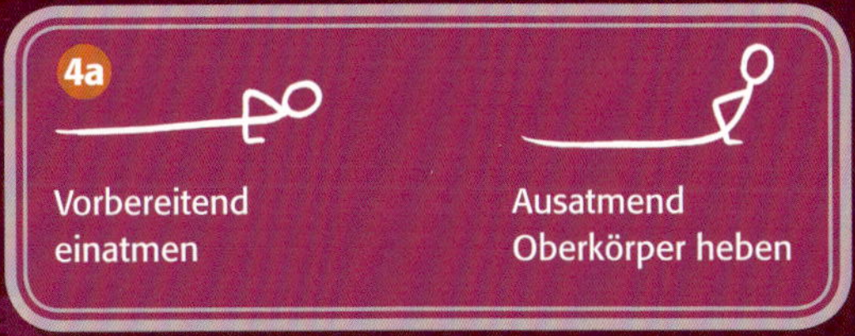
4a
Vorbereitend einatmen
Ausatmend Oberkörper heben

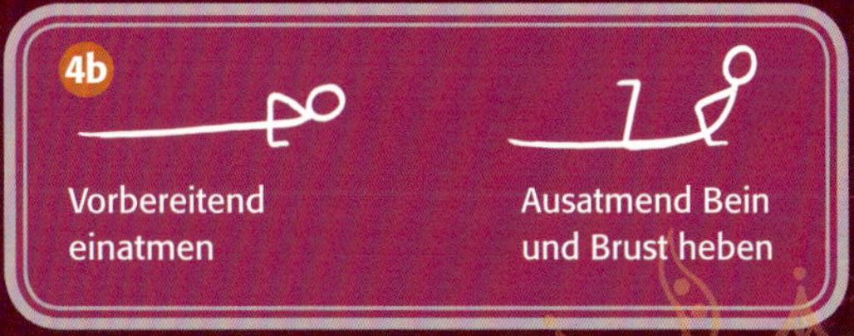
4b
Vorbereitend einatmen
Ausatmend Bein und Brust heben

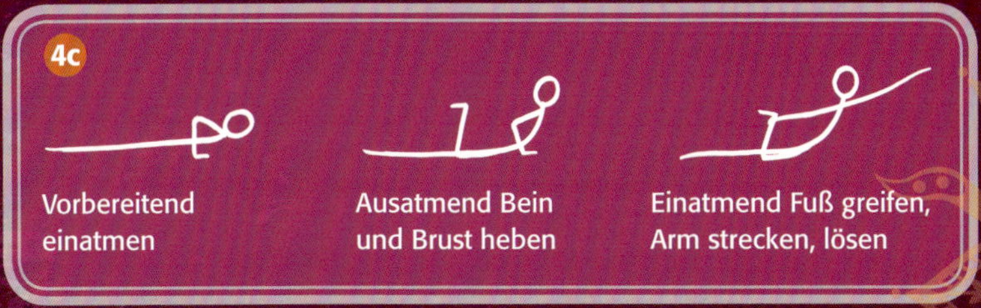
4c
Vorbereitend einatmen
Ausatmend Bein und Brust heben
Einatmend Fuß greifen, Arm strecken, lösen

Knöchel greifen, Ferse Richtung Gesäß ziehen. Die Knie sind in einer Linie nebeneinander. **Einatmend** Daumen und Zeigefinger der linken Hand aneinanderlegen und den linken Arm nach oben heben. **Ausatmend** in der Haltung bleiben. **Einatmend** Brust- und Herzraum weit öffnen. Gleichzeitig das rechte Bein nach oben heben und in den Tänzer kommen. 5 bis 8 Atemzüge bleiben; spüren, wie die Kraft der Haltung durch den Körper strömt. **Einatmend** zum Stehen kommen. **Ausatmend** lösen. Spüren Sie nach.

7 Sitzposition, Beine nach vorne ausgestreckt, die Hände rechts und links neben den Hüften. Wenn Sie Schwierigkeiten haben, sich mühelos aufzurichten, evtl. auf eine Decke oder ein Kissen setzen. Vorbereitend ausatmen. **Einatmend** die Arme heben, Schultern entspannt. **Ausatmend** nach vornebeugen, die Knie leicht an winkeln und »ma aham« tönen. **Einatmend** aufrichten. **Wiederholen Sie die Übung mit der Ausatmung 4- bis 5-mal.**

8 Rückenlage, Knie Richtung Brustkorb. **Einatmend** Oberschenkel vom Körper weg nach vorne. **Ausatmend** die Oberschenkel Richtung Brustkorb. **Wiederholen Sie mehrere Male.** Legen Sie sich entspannt auf den Rücken.

9 Bequemer Sitz mit gekreuzten Beinen. Mit dem Atem verbinden und sprechen Sie nach Thich Nath Hanh: **Einatmend**: »Ich atme ein und weiß, dass ich einatme.« **Ausatmend:** »Ich atme aus und lächle dem Leben zu.«

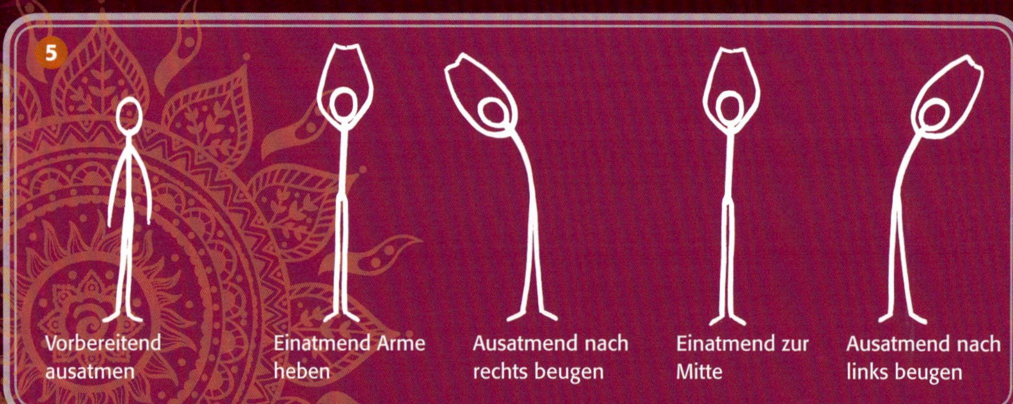
5
Vorbereitend ausatmen
Einatmend Arme heben
Ausatmend nach rechts beugen
Einatmend zur Mitte
Ausatmend nach links beugen

6

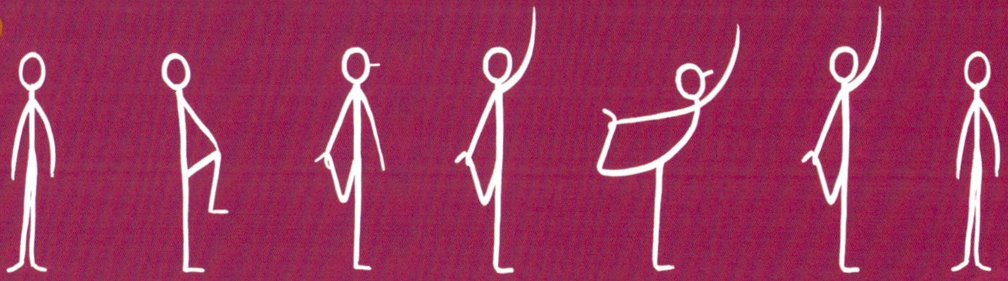

Ausatmen | Einatmend Knie heben | Ausatmend Fuß zurück | Einatmend Arm heben | Einatmend Tänzer, 5 AZ | Einatmend zurück | Ausatmend Arm senken

7

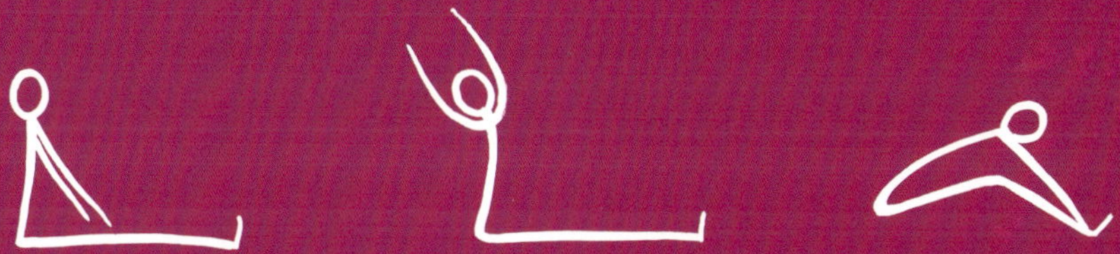

Sitzposition, Beine gestreckt, vorbereitend ausatmen | Einatmend Arme heben, Schultern entspannt | Ausatmend über die Knie nach vorne beugen

8

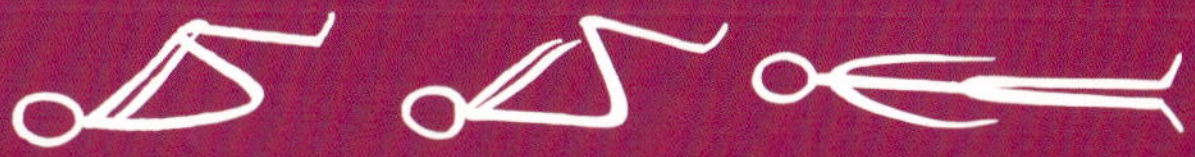

Rückenlage, Beine zum Bauch | Einatmend Beine nach vorne | Abschließend Rückenlage

9

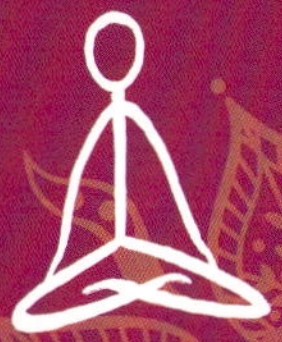

Entspannter Sitz, mit dem Atem verbinden

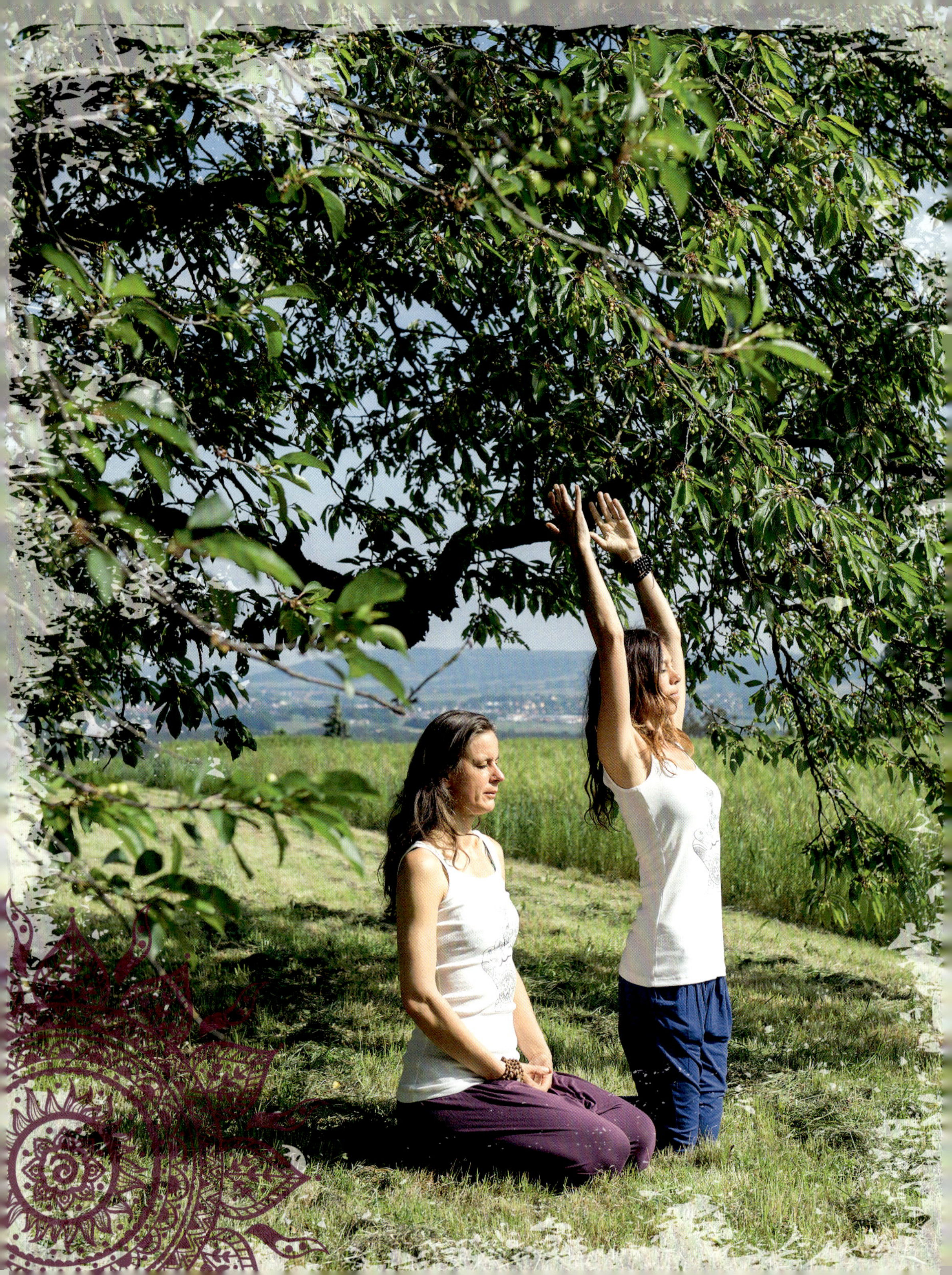

Die Säule, die uns trägt

»Ein Mensch ohne Aufrichtigkeit ist wie ein Gefährt ohne Achsen, unbeweglich und unverwendbar.«

Konfuzius

Wollen wir aufrecht durchs Leben gehen, brauchen wir in jeder Hinsicht einen starken Rücken. Doch ausgerechnet unsere Körperrückseite macht uns ziemlich oft Probleme. Rückenschmerzen sind nicht nur der zweithäufigste Grund, warum wir zum Arzt gehen, sie sind auch einer der Hauptgründe für den ersten Besuch einer Yogastunde.

Der Rücken beginnt am unteren Ende des Nackens und reicht bis zum Gesäß. Zum Rücken gehören Knochen, Gelenke und Bänder der Brustrippen und der Wirbelsäule, des Weiteren große Muskeln, die an den Knochen ansetzen und den Körper aufrecht halten. Antagonisten der Rückenmuskulatur sind die Bauch- und die vordere Halsmuskulatur. Zentrales Element des Rückens ist die doppel-S-förmige Wirbelsäule, die mit ihren Wirbeln, Bändern und 23 Bandscheiben dafür sorgt, dass unser Rücken (und damit auch wir) stabil und beweglich sind. Sie trägt uns und lässt uns aufrecht stehen; dank ihrer können wir uns drehen, nach vorne und nach hinten beugen, uns strecken und zur Seite dehnen. Innerhalb der Wirbelsäule verläuft der Spinalkanal, in dem das Rückenmark liegt. Das Rückenmark, das aus Nervenbahnen besteht, bildet mit dem Gehirn das zentrale Nervensystem und reagiert sehr empfindlich auf Verletzungen, wie beispielsweise einen Bandscheibenvorfall.

>> Der Weise begegnet dem Leiden, indem er sich bemüht, es vorbeugend zu vermeiden.<<

Yoga-Sutra 2.16

Die Achse, um die sich alles dreht

Die Wirbelsäule ist eng mit der Physiologie der Körpersysteme und mit unserem geistig-seelischen Wohlbefinden verbunden. Sie richtet sich auf, wenn unser Geist wach ist und es unserer Psyche gutgeht. Sind wir müde, oder tragen wir zu viele seelische und psychische Lasten mit uns herum, sinkt sie in sich zusammen und unser Rücken wird buchstäblich krumm.

In der feinstofflichen Anatomie des Hatha-Yoga gehen wir davon aus, dass in der Wirbelsäule der Hauptenergiekanal, die sogenannte *sushumna*, verläuft, der Ort des Aufstiegs der *kundalini*. Ist die *sushumna* blockiert, ist nicht nur der allgemeine Energiefluss unterbrochen, sondern auch der Aufstieg der *kundalini* und die damit verbundene Einheitserfahrung nicht möglich. In der Asanapraxis steht die Wirbelsäule darum immer im Mittelpunkt. Ihre Sanskritbezeichnung lautet *merudanda*. *Meru* ist die Mitte der Welt, *danda* die Achse, um die sich alles dreht. Auf ihr sind auch die Chakren, die Energieräder, angeordnet. In den alten Schriften steht geschrieben, dass es wichtig ist, die Struktur der Wirbelsäule zu erhalten, damit die Chakren nicht nur im richtigen Abstand, sondern auch auf einer Linie auf der Wirbelsäule aufgerichtet sein können.

Auf einer symbolischen Ebene steht der Rücken für die Aufrichtung, die immer auch verbunden ist mit Aufrichtigkeit sowohl sich selbst und seinem Leben als auch den Mitmenschen gegenüber. Des Weiteren verbinden wir ihn mit der Vergangenheit, dem Unterbewussten und mit verdrängten Gefühlen. Schieben diese sich quasi hinterrücks wieder in den Vordergrund, nehmen wir sie als körperliche Beschwerden und Schmerzen war.

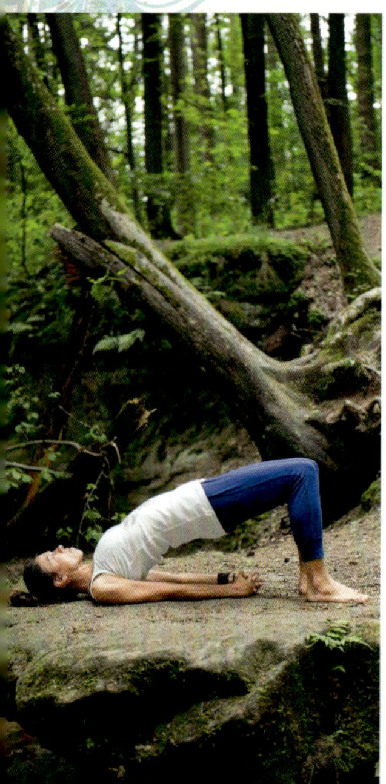

***Dwi Pada Pitham* – löst Verspannungen und kräftigt den unteren Rücken.**

Wenn der Körper Alarm schlägt

Schmerzen sind Warnsignale unseres Körpers. Wenn sich der Rücken bemerkbar macht, dann können die Ursachen folgende sein: Verletzungen oder Fehlbildungen der Wirbelsäule, Fehlhaltungen, Bewegungsmangel, Muskelverspannung oder -schwäche, Erkrankungen von Organen, Stress und psychosomatische Erkrankungen. Letztere können durch Stress, Kummer oder Depressionen auf körperlicher Ebene entstehen. Umgekehrt können aber auch körperliche Erkrankungen, vor allem wenn sie chronisch und dadurch zu einer permanenten Belastung und Beeinträchtigung werden, psychische Beschwerden zur Folge haben. Das Sanskritwort für Schmerz, Leid und inneren Druck lautet *duhka*. Es ist das Gegenteil von *sukha*, der Leichtigkeit, dem guten Gefühl, das wir alle bewusst und unbewusst anstreben. Das Yoga-Sutra schreibt, dass Leid – zumindest das zukünftige – vermieden werden kann. Wenn wir unseren Rücken dauerhaft von Schmerz befreien und ihn stärken möchten, müssen wir nicht nur an unserer Muskulatur, äußeren Haltung und

Aufrichtung arbeiten, sondern auch an unserer inneren Einstellungen. Wir sollten uns fragen: Was und wer fügt uns Leid zu? Was kann ich verändern? Was hindert mich daran? Moderne Therapieansätze raten zu Bewegung, Entspannung und Verhaltensänderung. Der Yoga setzt auf genau diesen drei Ebenen an.

Mit der Asanapraxis bewegen wir unseren Körper und unsere Wirbelsäule, wir kräftigen, dehnen und entspannen die Muskulatur. Mit der bewussten Atmung unterstützen wir diesen Prozess. Über die Einatmung richten wir die Wirbelsäule und den oberen Rücken ganz natürlich auf, über die Ausatmung unterstützen wir die Streckung des unteren Rückens. Durch die Verbindung von Atem und Bewegung wird unser Üben achtsamer und wir lernen uns, unseren Körper und unseren Umgang mit uns selbst darüber besser kennen. Die Erfahrungen, die wir dabei machen, und die Erkenntnisse, die wir daraus ziehen, können uns helfen, künftiges Leid zu vermeiden und dauerhaft heil zu werden.

Unser Atem richtet uns auf

Der Atem ist gleichzeitig auch ein gutes Mittel, Anspannungen zu lösen und den Geist zu beruhigen. Entspannung bedeutet auch, loslassen zu können, sich frei zu machen von allem, was uns Schmerzen verursacht und uns krank macht. Dazu können Lebensstil, Erwartungen, Beziehungen und Verhaltensmuster gehören, aber auch Gedanken und Worte, die nicht aufrichtig sind. Das Yoga-Sutra rät uns, Abstand zu nehmen von den Dingen, die uns nicht guttun und nennt diese Kunst *vairagya*. Das fällt uns häufig nicht leicht, erfordert Geduld und oft auch großen Mut. Aber sagt man nicht auch über Menschen, die mutig und gelassen ihre Ziele verfolgen, dass sie es im Kreuz haben?
Wir brauchen aber nicht nur einen starken Rücken, sondern auch Ausdauer, um Veränderungen nicht nur anzugehen, sondern auch trotz aller Schwierigkeiten, die damit verbunden sein können, umzusetzen. *Abhyasa*, das beharrliche Üben, nennt Patanjali diese Fähigkeit. *Abhyasa* ergänzt *vairagya*. Beides setzt auf der körperlichen Ebene mit der Asanapraxis an und setzt sich zur psycho-mentalen fort. Darüber verändern wir unsere Haltung in allen Bereichen so, dass sie der Qualität von *sthira* und *sukha* entspricht. Ein Rücken, der diese gleichzeitig stabile und leichte Qualität hat, ist stark und kennt keinen Schmerz.

Ein starker Rücken kennt keinen Schmerz

1a Vierfüßlerstand: Knie unter den Hüften, Handgelenke unter den Schultern. **Einatmend** Blick heben, Brustbein zieht nach vorne, Rücken wird ein Bogen. **Ausatmend** Gesäß zu den Fersen schieben, der untere Rücken wird rund und führt die Bewegung (auf die Knie achten). **Mehrmals üben.**

1b Vierfüßlerstand. Einatmend den Blick heben, Brustbein zieht nach vorne, Rücken wird ein Bogen. **Ausatmend** Gesäß zu den Fersen schieben. **Einatmend** nach oben kommen, den rechten Arm nach vorne, das linke Bein nach hinten strecken, darauf achten, dass die linke Hüfte parallel zum Boden bleibt. **Ausatmend** Gesäß zu den Fersen schieben. **Einatmend** nach oben kommen, linken Arm nach vorne, rechtes Bein nach hinten strecken, darauf achten, dass die rechte Hüfte parallel zum Boden bleibt. **3-mal pro Seite.**

2 Standhaltung. Vorbereitend ausatmen. **Einatmend** Arme auf Schulterhöhe heben, Handflächen zeigen zum Boden. **Ausatmend** Handflächen zur Decke drehen, Schultern und Schulterblätter sind locker und entspannt. **Einatmend** auf die Zehenspitzen kommen, Arme über den Kopf heben. **Ausatmend** Arme auf Schulterhöhe senken, Handflächen zur Decke. **Einatmend** Handflächen zum Boden drehen. Ausatmend die Arme senken und die Fersen auf den Boden kommen lassen. **3-mal wiederholen.**

1a

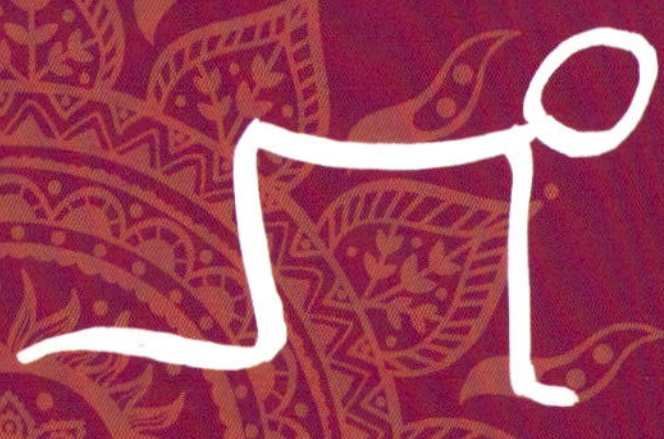

4-Füßlerstand, einatmend Blick heben, Rücken wird ein Bogen

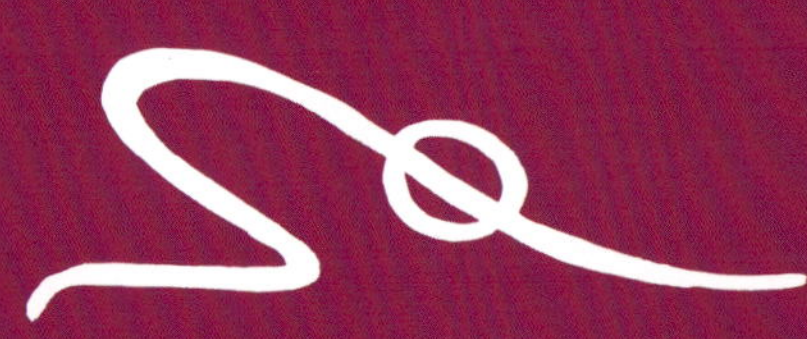

Ausatmend Gebetshaltung, einatmend zurück in 4-Füßlerstand

1b

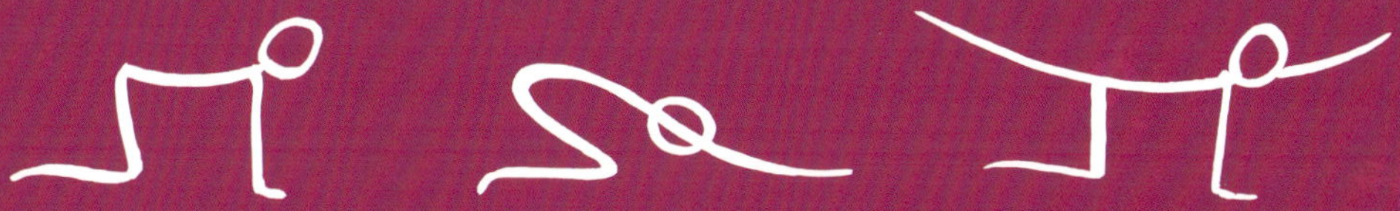

4-Füßlerstand, vorbereitend einatmen

Ausatmend Gebetshaltung, Gesäß zu den Fersen

Einatmend linken Arm nach vorne, rechtes Bein nach hinten

2

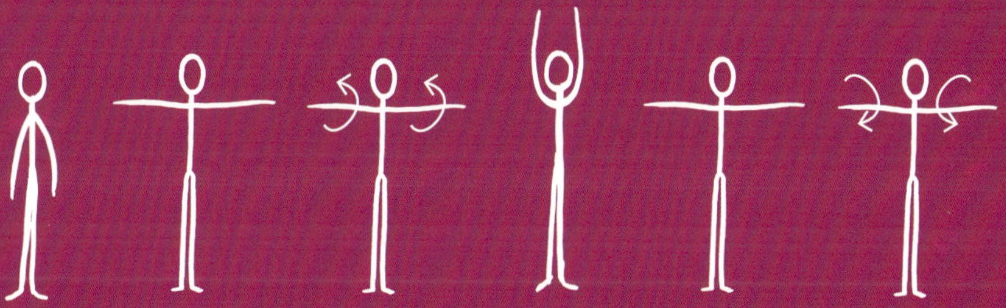

Ausatmen

Einatmend Arme heben

Ausatmend drehen

Einatmend Arme heben

Ausatmend senken

Einatmend Hände drehen

Ausatemd senken

3

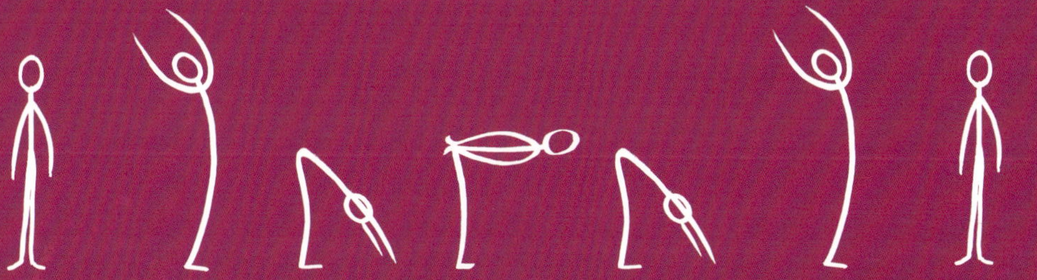

Ausatmen

Einatmend Arme heben

Ausatmend Vorbeuge

Einatmend aufrichten

Ausatmend Vorbeuge

Einatmend aufrichten

Ausatmend senken

3 Standhaltung. Atmen Sie vorbereitend aus. **Einatmend** Arme über vorne nach oben heben. Die Schultern bleiben entspannt. **Ausatmend**, die Bauchdecke bewegt sich nach innen, aus der Hüfte achtsam mit geradem Rücken nach unten beugen. **Einatmend** Oberkörper parallel zum Boden bringen, beide Hände entspannt auf dem Rücken ablegen, Brustbein zieht nach vorne, Rücken ist lang. **Ausatmend** nach unten beugen. **Einatmend** Kopf heben, Brustbein folgt der Bewegung, beide Arme sind neben dem Kopf, mit langem Rücken aufrichten. **Ausatmend** die Arme sinken lassen. **4-mal wiederholen.**

4 Schrittstellung. **Einatmend** die Arme heben und das vordere Knie beugen. **Ausatmend** die linke Hand an die Schulter, die rechte Hand an den unteren Rücken und zur rechten Seite drehen, dabei die Hüften gerade nach vorne ausgerichtet lassen. **Einatmend** zur Mitte zurückkommen und die Arme heben. **Ausatmend** noch vorne beugen, Bauch und Oberschenkel kommen zueinander und dann im Laufe der Ausatmung das vordere Bein so weit wie möglich strecken, die Hände zum Boden, Schulter und Nacken entspannt. **Einatmend** den Oberkörper parallel zum Boden bringen, beide Hände am Rücken ablegen. **Ausatmend** nach unten beugen. **Einatmend** den Rücken lang machen und nach oben zum Stehen kommen. **Ausatmend** die Arme senken. **Zur anderen Seite wiederholen. 2- bis 3-mal je Seite üben.**

5 Fersensitz, wenn nötig, den Sitz etwas erhöhen. Einatmend nach oben in den Kniestand kommen, die Arme heben. **Ausatmend** nach unten beugen, Unterarme und Stirn kommen auf die Matte. **Einatmend** in den Vierfüßlerstand kommen. **Ausatmend** Knie von der Matte heben und sich nach hinten oben in den herabschauenden Hund drücken. **Einatmend** kommen Sie in den Vierfüßlerstand. **Ausatmend** nach unten beugen, Unterarme und Stirn kommen auf die Matte. **Einatmend** nach oben in den Kniestand kommen, die Arme heben. **Ausatmend** in den Fersensitz setzen. **3-mal wiederholen.**

6 Rückenlage, Füße aufstellen. **Einatmend** die Arme hinter den Kopf führen, die Schultern locker lassen. **Ausatmend** die Füße in die Matte drücken und den Rücken auf halbe Höhe heben (wenn die Dehnung im Nacken zu groß wird, die Arme neben den Körper bringen). Die Einatmung einströmen lassen, Brustbein und Kinn kommen zueinander. **Ausatmend** auf der Matte ablegen und die Arme neben den Körper zurückführen. **4- bis 5-mal wiederholen.**

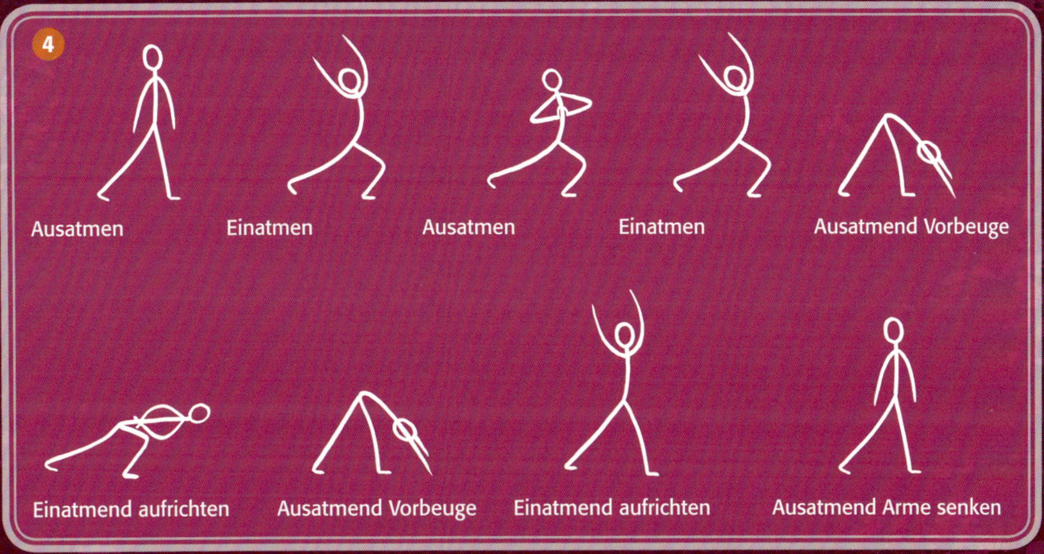
4
Ausatmen
Einatmen
Ausatmen
Einatmen
Ausatmend Vorbeuge
Einatmend aufrichten
Ausatmend Vorbeuge
Einatmend aufrichten
Ausatmend Arme senken

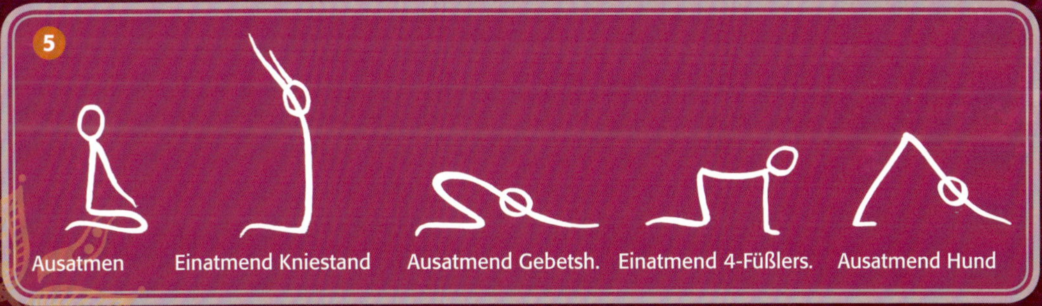
5
Ausatmen
Einatmend Kniestand
Ausatmend Gebetsh.
Einatmend 4-Füßlers.
Ausatmend Hund

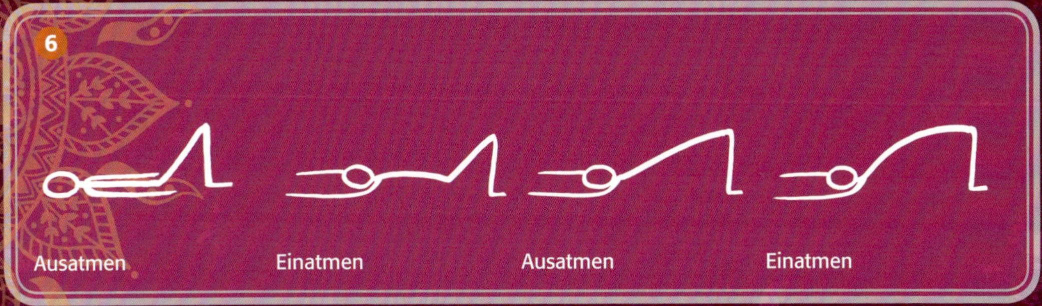
6
Ausatmen
Einatmen
Ausatmen
Einatmen

7a Legen Sie sich auf den Bauch und stellen Sie Hände neben dem Brustkorb auf und atmen Sie vorbereitend ein. **Ausatmend** Kopf und Oberkörper heben, einatmen. **Ausatmend** die Arme abgewinkelt auf Schulterhöhe bringen, einatmen. **Ausatmend ablegen. 2- bis 3-mal wiederholen.**

7b In die Bauchlage kommen, die Arme neben den Körper strecken. Vorbereitend einatmen. **Ausatmend** Kopf und Oberkörper heben, dabei den rechten Arm nach vorne führen und das linke Bein heben, einatmen. **Ausatmend** Arm und Bein ablegen. Vorbereitend einatmen. **Ausatmend** Kopf und Oberkörper heben, dabei den linken Arm nach vorne führen und das rechte Bein heben, einatmen. **Ausatmend** Arm und Bein ablegen.
2- bis 3-mal wiederholen.

7c In die Bauchlage kommen, vorbereitend einatmen. **Ausatmend** Kopf und Oberkörper heben, für drei Atemzüge in der Haltung bleiben.

8 Auf den Rücken legen. **Ausatmend** die Knie zum Brustkorb ziehen. **Einatmend** die Knie langsam nach vorne vom Oberkörper weg bewegen, bis sich die Arme strecken. **So oft wiederholen, bis sich der untere Rücken entspannt anfühlt.**

9 Kommen Sie auf dem Boden zum Sitzen, die Beine nach vorne ausgestreckt, die Hände rechts und links neben den Hüften. Wenn Sie spüren, dass Sie Schwierigkeiten haben, sich mühelos aufzurichten, und der untere Rücken rund wird, setzen Sie sich erhöht auf Decke oder Kissen. Atmen Sie vorbereitend aus. **Einatmend** die Arme heben, die Schultern locker und entspannt. **Ausatmend** aus der Hüfte nach vorne beugen, Knie leicht anbeugen. **Einatmend** Kopf und Oberkörper heben. Mit der Ausatmung wieder senken.
4- bis 5-mal wiederholen.

10 Kommen Sie in einen bequemen Sitz und beginnen Sie langsam dem Atem zu folgen. Stellen Sie sich dabei vor, wie der Atem bei der **Einatmung** langsam an der Wirbelsäule hinunter zum Steißbein wandert und bei der **Ausatmung** langsam die Wirbelsäule vom Steißbein aus hinauf bis zum Scheitel; spüren Sie, wie der Rücken sich kraftvoll aufgerichtet alleine tragen kann.

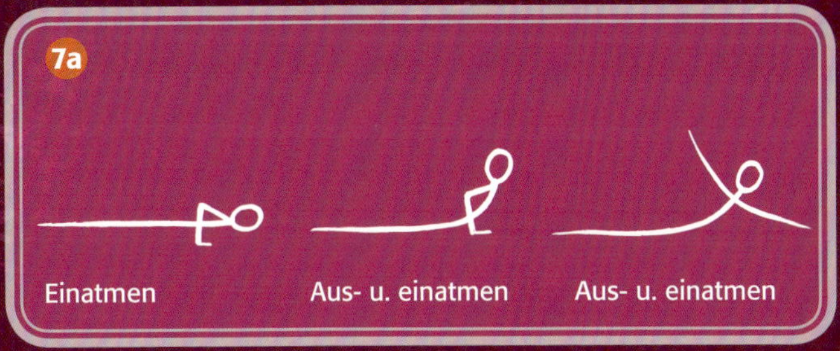
7a
Einatmen
Aus- u. einatmen
Aus- u. einatmen

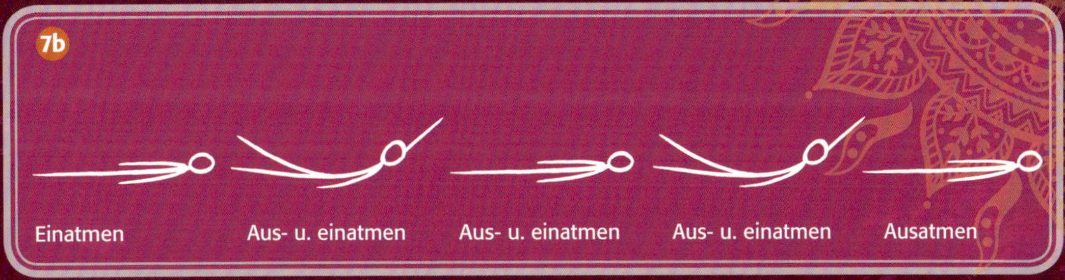
7b
Einatmen
Aus- u. einatmen
Aus- u. einatmen
Aus- u. einatmen
Ausatmen

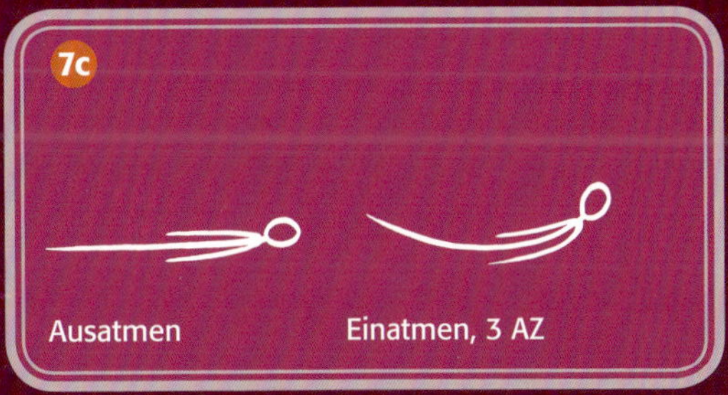
7c
Ausatmen
Einatmen, 3 AZ

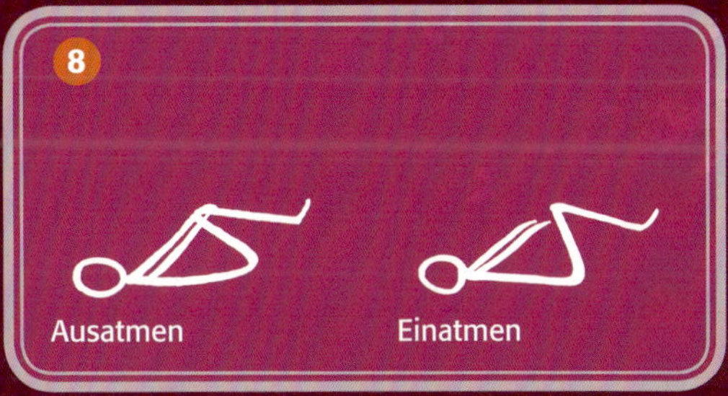
8
Ausatmen
Einatmen

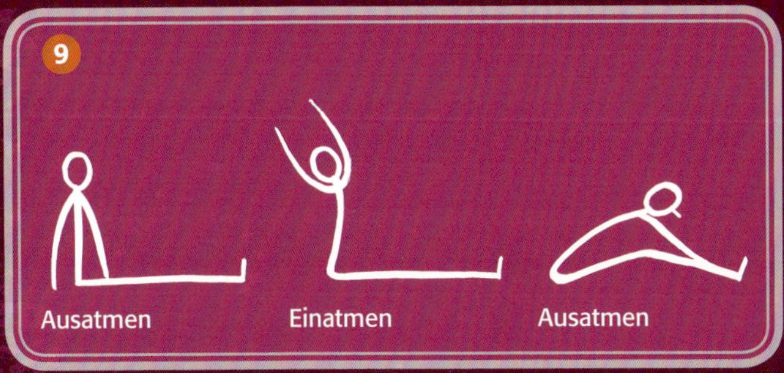
9
Ausatmen
Einatmen
Ausatmen

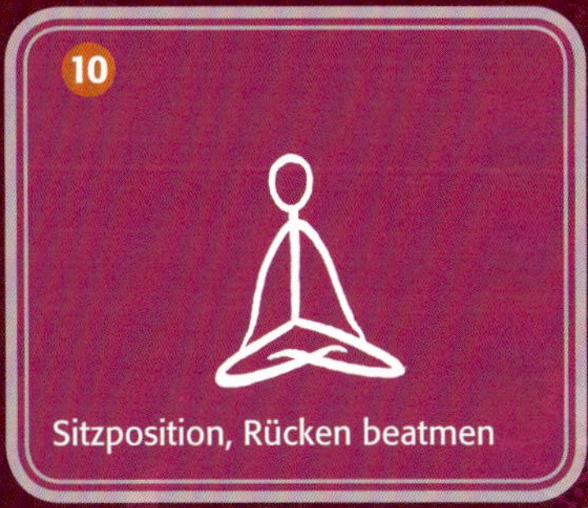
10
Sitzposition, Rücken beatmen

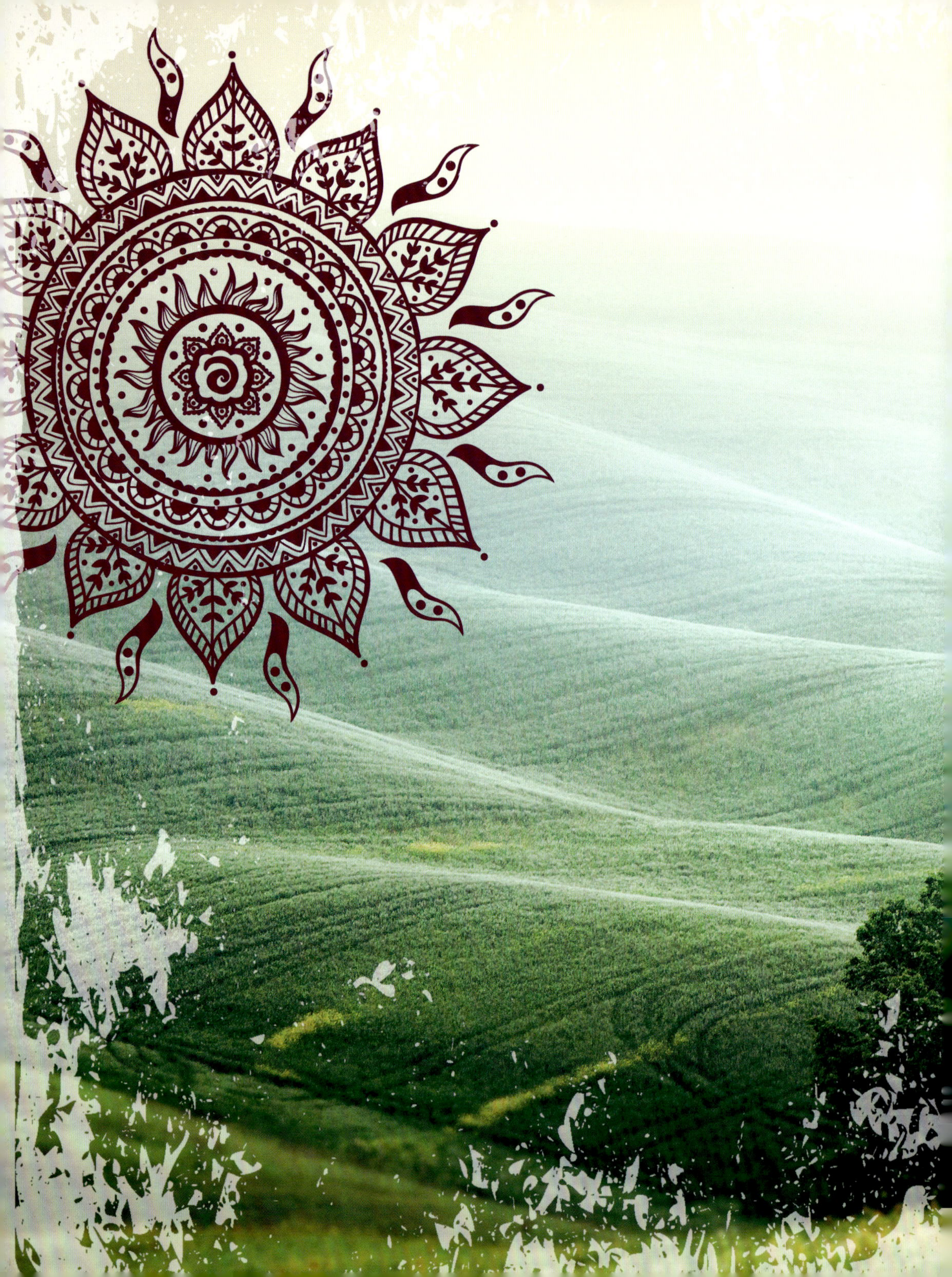

Die Kraft der Stille – den Blick nach innen richten

Die Welt um uns ist ein wundervoller Ort voller Schönheit und Leben. Beginnen wir den Blick von außen nach innen zu richten, lassen wir uns auf das Abenteuer ein, ein verborgenes und unentdecktes Land in uns zu betreten. Einen inneren Ort voll von unermesslicher Ruhe, Geborgenheit, Licht und Liebe, der uns jederzeit zur Verfügung stehen kann, wenn wir beginnen uns auf den Weg zu machen.

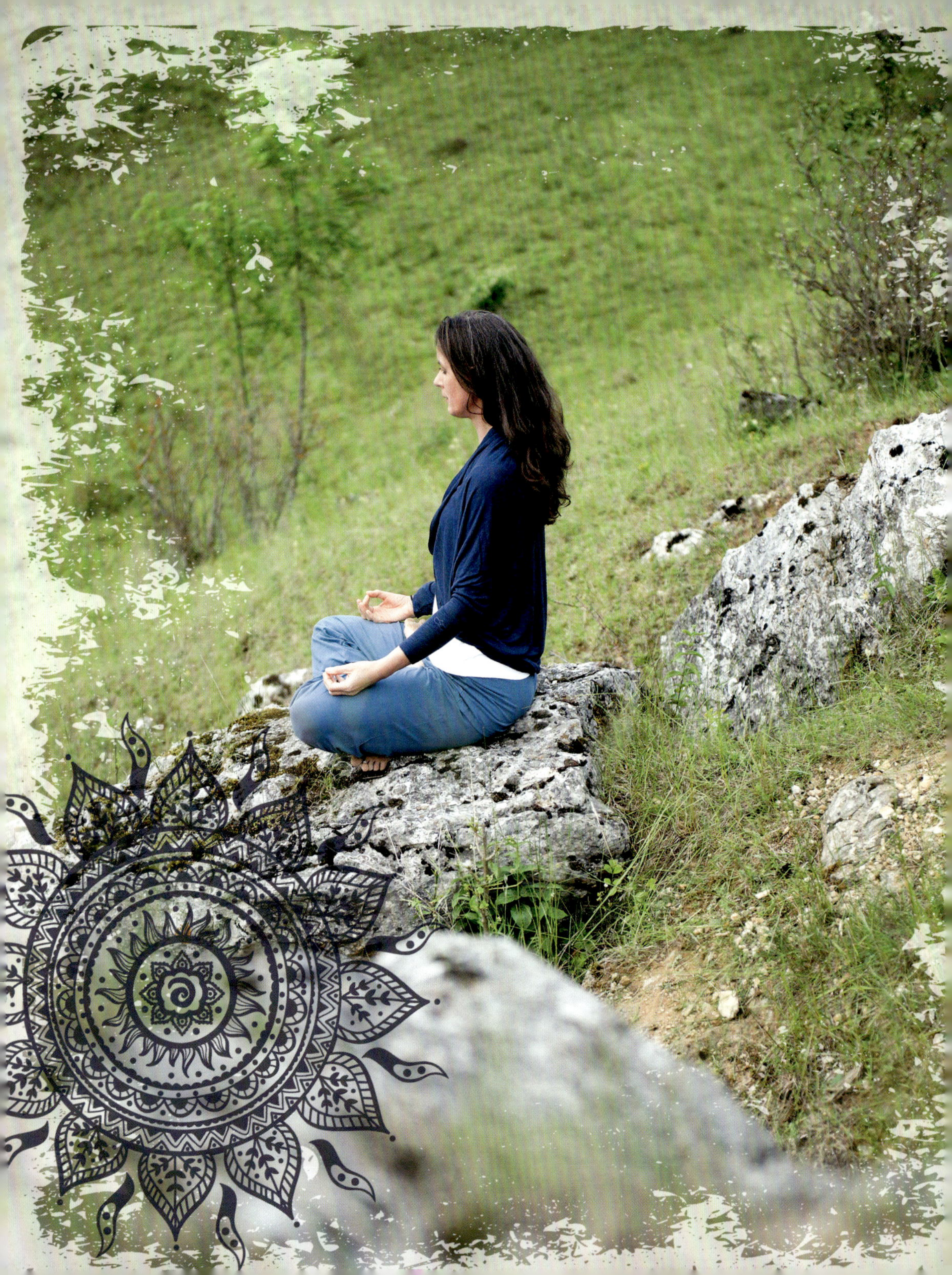

Ein kleines Meditationsprogramm

»Wer nach außen schaut, träumt, wer nach innen schaut, erwacht.«

C. G. Jung

Seit Jahrtausenden ist Meditation das Kernstück vieler Traditionen: Buddhismus, Zen, Yoga und auch die christlichen Mystiker, sie alle betonen, dass das eigentliche, wahre Leben nicht im Außen, sondern im Innen zu finden ist. Der Blick nach innen ist es, der uns etwas finden lässt, das ewig ist, das dauerhaftes Glück zu versprechen vermag. Die wissenschaftliche Forschung unserer Zeit beweist, was unsere Vorfahren auf dem Weg der Erfahrung erlebt haben: Meditation verändert Körper, Geist und Seele vorteilhaft. Die Erkenntnisse der Neurobiologie zeigen, dass Meditation in einer Veränderung der Hirnwellen messbar ist. Der Herzschlag verlangsamt sich, der Atem fließt ruhiger und die Muskulatur entspannt sich. Zudem konnte in Untersuchungen gezeigt werden, dass durch Meditation der präfrontale Kortex, der Teil des Gehirns, der mit für Gefühle und emotionale Ausgeglichenheit zuständig ist, gestärkt wird. Als sicher gilt, dass eine regelmäßige Meditationspraxis den *nervus vagus*, der unter anderem für Herzschlag und Blutdruck zuständig ist, beeinflussen kann.

Die Yogis, die bereits vor Jahrtausenden Meditation praktizierten, wussten nichts über die Ergebnisse der Wissenschaft von heute. Unabhängig von Beweisen im Außen entdeckten sie auf dem Weg der eigenen Erfahrung Meditation als Quelle der Kraft. Für sie war Meditation das Tor zu dem, was Patanjali im Yoga-Sutra *drasta*, das sehende oder das eigentliche Selbst, nennt. Sie hatten erkannt, dass das Bewusstsein über die Vergänglichkeit der Welt Leid verursacht, und hatten sich auf die Suche gemacht, das zu finden, was dauerhaftes Glück in unser Leben bringen kann.

Auch uns Menschen von heute bewegt die Suche nach etwas, das uns auf Dauer glücklich und zufrieden macht und uns mit dem, was wir im Leben als leidvoll empfinden, leichter umgehen lässt.

»Das Glück ist ein Schmetterling«, sagte der Meister. »Jag ihm nach und er entwischt dir. Setz dich hin und er lässt sich auf deiner Schulter nieder.« »Was soll ich also tun, um das Glück zu erlangen?«, fragte der Schüler. »Du könntest versuchen, dich ganz ruhig hinzusetzen – falls du es wagst!«

Anthony de Mello

Im Yoga-Sutra 1.2 wird Yoga als der Zustand beschrieben, in dem die Bewegungen des *citta* (des sogenannten meinenden Selbst) in eine dynamische Stille übergehen. Oder als Einheit, die entsteht, wenn alle Gefühle und Gedanken zueinanderfinden. *Citta*, das meinende Selbst, ist das Feld, auf dem Wahrnehmungen, Erinnerungen, Gefühle, Empfindungen, Gedanken und unsere Fantasien geprägt und sich, gefärbt durch unsere vergangenen Erfahrungen, abspielen. Es ist der Teil von uns, der sich ständig je nach Situation verändert. Je nachdem in welchem Zustand sich *citta* gerade befindet, wie und was es wahrnimmt, so nehmen wir die Welt wahr. Es lässt uns glücklich oder unglücklich sein, teilt uns mit, dass wir Anlass haben, unruhig zu werden, Angst zu haben, oder aber voller Freude und Gelassenheit reagieren können. *Citta* ist es, das uns sagt, wer wir sind, was wir sind, was und wie wir uns gerade fühlen. Der übliche Zustand von *citta*, unserem Alltagsgeist, ist entweder aufgewühlt oder abgestumpft (A. G. Mohan). Der aufgewühlte Geist wird

Prasarita padottanasana bringt Ruhe in Körper und Geist.

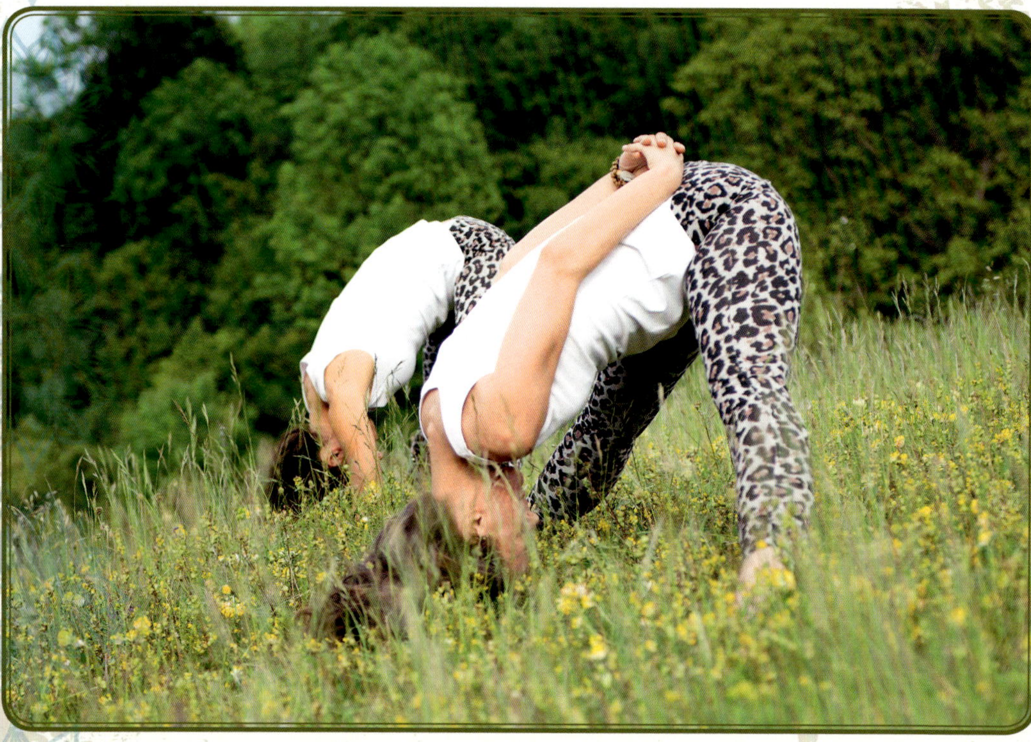

gerne mit dem Bild eines Affen verglichen, der unentwegt von einem Ast zum nächsten springt, ständig auf der Suche nach Veränderung und Ablenkung. Ein Gedanke löst den nächsten ab, führt in immer neue Denkrichtungen. In der Fülle der von außen auf uns einwirkenden Reize gelingt es uns nicht, bei einer Sache zu bleiben. Wir sind getrieben, haben das Gefühl, keine Zeit zu haben, weiter zu müssen.

Der abgestumpfte Geist scheint ruhig zu sein. Doch stellen wir uns vor, wie wir uns fühlen, wenn wir überarbeitet sind, zu wenig geschlafen haben oder uns krank fühlen. Wir wissen, dass wir in diesen Momenten nicht wirklich anwesend sind. Unser Geist ist nicht mehr in der Lage, uns selbst und die Welt, die uns umgibt, wahrzunehmen. Er ist trüb und unklar. Keiner dieser Zustände ist der Zustand von Yoga in dem Sinn, wie ihn Patanjali im Yoga-Sutra 1.2 mit dynamischer Stille oder der Einheit von Gefühlen und Gedanken beschreibt. Der Zustand, in dem es uns möglich ist, ruhig, gelassen und vertrauensvoll in die Welt zu blicken.

Strahlendes Licht in uns

Eines der klassischen Bilder für ein ruhiges *citta* ist das Bild eines reinen Diamanten oder Kristalls. Weist dieser keinerlei Risse oder Trübungen auf, so kann das strahlende Licht des inneren Selbst durch ihn hindurchscheinen. Er ist so klar, dass er alles, was ihn umgibt, genauso widerspiegeln kann, wie es ist. Ein Spiegel, der nicht verschleiert ist durch unsere Wertungen, unsere Vorurteile, die Färbungen und die Ansichten, die wir alle aufgrund unseres persönlichen Gewordenseins, des Alters, des Geschlechts, der Kultur, aus der wir kommen, mit uns bringen. Ein ruhiger Geist ermöglicht es uns, in einen Zustand von Klarheit zu kommen. Klarheit über uns selbst, wer wir sind und wer wir nicht sind, und Klarheit über die Welt, die uns umgibt. Das Yoga-Sutra sagt: »Vervollkommnung in der Meditation offenbart Wissen über das gesamte Sein« (Yoga-Sutra, 3.5). Sie vermag uns in einen Zustand zu führen, in dem Ausgeglichenheit, Balance und Freiheit von Angst natürlich sind. In der Meditation lernen wir, den Geist – trotz der unzähligen Herausforderungen des Alltags – immer wieder für kürzere oder auch längere Phasen zur Ruhe zu bringen. Die ständigen Bewegungen des Lebens enden nie, aber wir machen die Erfahrung, dass wir uns – unabhängig von den äußeren Stürmen des Lebens – selbst immer wieder Inseln der Stille und der Entspannung schaffen können. Momente des tiefen inneren Friedens, in denen wir spüren, dass wir uns vertrauensvoll dem Strom eines größeren Ganzen überlassen können. Meditation verändert nicht die Realität des Lebens, aber sie lehrt uns, dass wir es selbst in der Hand haben, wie wir mit der Realität umgehen. Je mehr wir die unterschiedlichen Bewegungen von *citta* kennen und beruhigen lernen, desto leichter fällt es uns, auch im täglichen Leben entspannter und gelassener mit dem umzugehen, was uns begegnet, egal, wie unvorbereitet wir hierauf sind. Das Lernen von Meditation geschieht nicht von heute auf morgen, sondern wie uns Patanjali im Yoga-Sutra 3.6 sagt: »Meditation lässt sich nur schrittweise vervollkommnen.« So wie wir in der Asanapraxis Schritt für Schritt lernen, Atem und Bewegung miteinander zu verbinden, und die Aufmerksamkeit auf diese Tätigkeit gerichtet halten, beginnen wir in der Meditation, Schritt für Schritt eine Ausrichtung des Geistes ohne äußere Aktivität zu lernen.

>> Nichts erwarten, nichts ablehnen, weder wünschen noch hoffen weder ergreifen, noch wegschieben, nur ruhen im Raum der Stille und Geborgenheit. <<

Cliff Sanderson

Schritte der Meditation nach dem Yogasutra von Patanjali

Schritt 1: die Konzentration auf das Objekt – *dharana* (Yoga-Sutra 2.29)
Das Wort *dharana* kommt von der Wortwurzel *dha* oder *dhr*, was so viel bedeutet wie »halten«. Für die Meditation bedeutet dies, dass wir uns mit einem Objekt verbinden und unsere gesamte Aufmerksamkeit auf dieses Objekt gerichtet halten. Der übliche Alltagsgeist, der neben der Aufmerksamkeit auf eine Sache stets mit diversen anderen Dingen beschäftigt ist, wird nun auf ein einziges Objekt ausgerichtet.

Zur Ruhe kommen – die Aufmerksamkeit ausrichten

1. Der Sitz
Die Yogameditation wird klassischerweise im Sitzen auf dem Boden ausgeführt. Wenn das Sitzen auf dem Boden nicht möglich ist, kann die Meditation genauso auf einem Stuhl ausgeführt werden. Egal, welche Haltung wir wählen, wichtig ist, dass die Haltung bequem ist und keinerlei körperliche Schmerzen verursacht. Die Wirbelsäule sollte aufgerichtet sein.

2. Im Sitz ankommen

Wie in der Asanapraxis gilt auch für die Meditation, dass wir Schritt für Schritt vorgehen. Bevor wir uns der Konzentration auf ein Objekt zuwenden, sollten wir die Aufmerksamkeit zunächst auf den Körper ausrichten. Wir nehmen den Körper bewusst wahr, fragen uns, ob der Körper angespannt oder entspannt ist. Fühle ich irgendwo im Körper Schmerzen? Kann ich meine Position so verändern, dass es mir möglich ist, in Leichtigkeit zu sitzen? Wir nehmen uns einen Augenblick Zeit, um uns selbst zu fragen, wie wir uns heute fühlen. Sind wir traurig oder fröhlich? Welche Gefühle stehen jetzt in diesem Augenblick im Vordergrund? Wir nehmen vollständig wahr, wie wir uns genau jetzt in diesem Augenblick fühlen. Erst dann beginnen wir nach und nach den Sitz bewusst aufzubauen. Wir nehmen wahr, wie das Gesäß in die Unterlage sinkt, und beginnen, das Gewicht mittig auf den Sitzknochen zu verteilen. Links, rechts, vorne und hinten wollen in ein Gleichgewicht kommen. Der untere Rücken

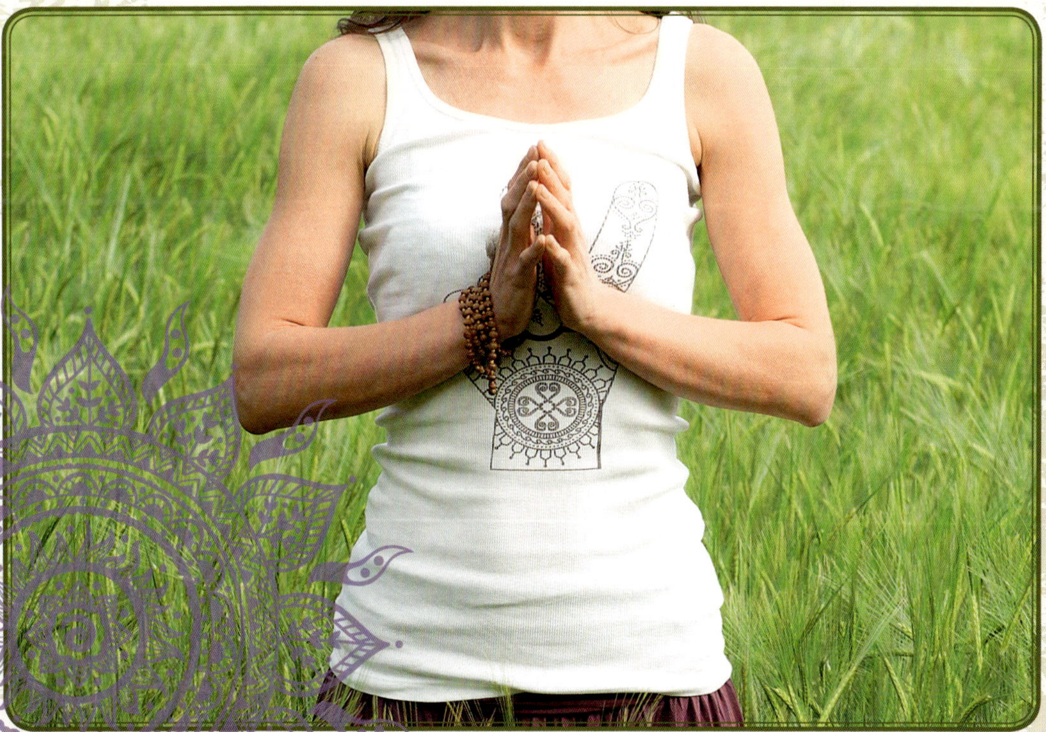

Namaste – eine Geste der Sammlung und Ruhe.

>> Achtsamkeit ist ein aufmerksames Beobachten, ein Gewahrsein, das völlig frei von Motiven oder Wünschen ist, ein Beobachten ohne jegliche Interpretation oder Verzerrung. <<

Jiddu Krishnamurti

wird natürlich lang, das Steißbein zieht sanft Richtung Boden. Die Bauchdecke ist locker und entspannt, das Brustbein sanft angehoben. Hinter dem Nacken entsteht ein Raum der Weite. Der Kiefer ist locker und entspannt, die Haut im Gesicht wird weich. Mit jeder Einatmung in den Brustkorb beginnt sich die Wirbelsäule sanft aufzurichten, der Scheitel zieht nach oben Richtung Decke. Mit jeder Ausatmung sinkt das Gesäß, ohne dass wir die Aufrichtung im Oberkörper verlieren, tiefer in die Unterlage.

3. Den Geist ausrichten

Erst jetzt, nachdem wir bei uns angekommen sind und den Körper in eine für uns geeignete Meditationshaltung gebracht haben, beginnen wir den Geist auf ein Meditationsobjekt auszurichten.

Ein Beispiel: der Atem: Da wir aus der Asanapraxis gewohnt sind, die Aufmerksamkeit beim Atem zu halten, ist der Atem ein geeignetes Objekt der Konzentration. Und folgen wir dem Gedanken von T. K. V. Desikachar, begegnet uns im Atem zudem ein Objekt der Konzentration, das einen höheren Wert versinnbildlicht, »denn er macht das Wesen des Lebens offenbar in seiner wechselnden, nach innen und nach außen gerichteten Bewegung, in seinem unaufhörlichen Prozess von Empfangen und Loslassen, von Nehmen und Geben, von tiefer Beziehung zwischen innerer und äußerer Welt und zwischen Individuum und Universum« (Lama Anagarika). Wir beginnen damit den Atem bewusst wahrzunehmen. Wir verfolgen, wie der Atem bei der Einatmung an der Nasenspitze in den Körper einströmt und bei der Ausatmung an der Nasenspitze wieder ausströmt. Wir lassen den Atem ruhig und gleichmäßig ein- und ausströmen. Wir versuchen den Fokus ganz auf den Atem gerichtet zu halten. Es ist normal, dass Gedanken auftauchen, doch anders als im Alltag üben wir nun, diese nicht weiterzudenken. Wir registrieren, dass ein Gedanke kommt, verbinden uns aber nicht mit ihm, sondern lassen ihn weiterziehen. Gedanke kommt, Gedanke geht, die Aufmerksamkeit kehrt zurück zum Atem.

Schritt 2: Die stille Reflexion – *dhyanam* (Yoga-Sutra 2.29):

Der zweite Schritt in der Yogameditation ist *dhyanam*. *Dhyanam* kommt von der Wortwurzel dhi und bedeutet etwas widerspiegeln, reflektieren. Gemeint ist, dass nun nicht mehr nur der Geist auf das Objekt ausgerichtet ist, sondern

Der innere Ort des Glücks und des Friedens

»Du bist nicht auf der Erde, um unglücklich zu werden.
Doch Glück ist allein der innere Friede. Lerne ihn finden. Du kannst es.«
Buddha

Setzen Sie sich in einen für Sie bequemen Sitz. Schließen Sie die Augen oder richten Sie den Blick mit halb geschlossenen Augen kurz vor sich auf den Boden. Beginnen Sie die Aufmerksamkeit auf den Atem zu richten und lassen Sie diesen ganz natürlich kommen und gehen. Nehmen Sie alles, was Sie umgibt – Geräusche, Gerüche, Wärme und Kälte – ganz genau wahr, ohne sich von ihnen ablenken zu lassen. Sie sind da, so wie der Atem da ist, ohne dass wir ihn festhalten müssen. Beginnen Sie nun mit der Aufmerksamkeit mehr und mehr nach innen zu gehen. Machen Sie sich in Ihrem Inneren auf die Suche nach einem Ort, einem Gegenstand, einer Situation, einer Begegnung, der oder die ein Gefühl tiefen inneren Glücks ausgelöst hat. Lassen Sie Ihre Erinnerung als Bild in sich lebendig werden. Nehmen Sie das Bild mit all Ihren Sinnen wahr. Die Geräusche, den Geruch, Berührungen, Farben … Lassen Sie jede Einzelheit in sich lebendig werden. Spüren Sie, wie dieses Glück sich anfühlt.

Erlauben Sie dem Gefühl, sich mehr und mehr im Körper auszubreiten, jede einzelne Zelle Ihres Körpers zu erreichen … Bleiben Sie ganz in diesem Gefühl, ruhen Sie sich in ihm aus. Verbinden Sie sich mit der heilenden Wirkung Ihres inneren Glücks, und spüren Sie, wie sich mehr und mehr Harmonie und innerer Frieden in Ihrem Körper ausbreiten kann. Bleiben Sie so lange an diesem inneren Ort, bis Sie das Gefühl haben, gestärkt zurückkehren zu können. Beginnen Sie den Atem wieder bewusster wahrzunehmen, ihm zu folgen … Nehmen Sie die Außenwelt wieder bewusster wahr und kehren Sie zurück in Ihr Leben mit dem Wissen, dass Sie einen Ort des Glücks und des Friedens in sich tragen, mit dem Sie sich jederzeit verbinden können.

zwischen Geist und Objekt eine wechselseitige Beziehung begonnen hat. Eine tiefere und nähere wechselseitige Beziehung beginnt. Geist und Objekt sind nicht getrennt, sondern beginnen sich miteinander zu verbinden. Wir atmen ein und aus, nehmen den Ein- und Ausatem war.

Schritt 3: die vollkommene Erkenntnis – *samadhi* (Yoga-Sutra 2.29): Die vollkommene Erkenntnis ist die dritte Stufe der Yogameditation. Geist und Objekt sind nun miteinander verschmolzen. Es gibt viele Versuche, diesen Zustand mit Worten zu beschreiben. Eine Beschreibung finden wir im Yoga-Sutra 1.17: Bei längerer und beharrlicher Übung mit Gleichmut gehen Gefühle und Gedanken zunächst abwägend und diskursiv auf das gewählte Thema zu, erst nach und nach entsteht tiefere Erkenntnis. Wird ihre Ausrichtung weiter aufrechterhalten, folgt ein innerer Glückszustand und dann das vollkommene Erfassen des Themas und die Einheit mit ihm. Ein Gefühl von tiefem Glück, vollkommene Erkenntnis und Einheit oder Verschmelzen, d. h. das Auflösen des eigenen Ich für diesen Augenblick, kennzeichnen *samadhi*.

Die einzelnen Schritte der Meditation lassen sich nicht üben oder lernen, wir können uns nur auf sie vorbereiten. Es ist nicht notwendig, dass wir auf unserem Kissen sitzen, um eine Erfahrung der Meditation zu machen. Achtsamkeit und Präsenz können wir im Alltag ebenso gut wie auf der Meditationsmatte üben. Wir können immer üben, ganz mit unserer Achtsamkeit, bei dem zu sein, was wir tun. Wie Thich Nhat Hanh, ein vietnamesische Zen-Meister, uns mit unzähligen Beispielen nahelegt, beginnt die Übung der Achtsamkeit gerade im Alltag. Wenn ich Geschirr spüle, spüle ich mit aller Achtsamkeit Geschirr, wenn ich koche, koche ich mit vollständiger Achtsamkeit, wenn ich höre, höre ich genau alle Geräusche um mich, wenn ich rieche, versuche alle Gerüche, die mich umgeben, wahrzunehmen, wenn ich telefoniere, bleibe ich mit meiner gesammelten Achtsamkeit bei meinem Telefonat … Jeder Moment meines Lebens kann so zu einer Übung werden, und der Zustand von Einheit kann jederzeit geschehen.

Wenn die Achtsamkeit etwas Schönes berührt, offenbart sie dessen Schönheit. Wenn sie etwas Schmerzvolles berührt, wandelt sie es um und heilt es.

Thich Nhat Hanh, Das Glück einen Baum zu umarmen

Die Kraft der Präsenz –

Kleine Übungen für jeden Augenblick des Tages

Nehmen Sie sich, bevor Sie den Tag beginnen, vor, diesen immer wieder mit kleinen Übungen der Präsenz, des vollständigen Anwesendseins zu bereichern. Sie können gleich jetzt beginnen: Ich lese dieses Buch und nehme wahr, dass ich dieses Buch lese. Ich höre auf zu lesen und bin mir bewusst, dass ich aufhöre zu lesen. Ich gehe zum Bus, zur U-Bahn, zum Auto und spüre genau, wie die Füße bei jedem Schritt den Erdboden berühren. Ich gehe in die Arbeit; wenn ich meine Kollegen begrüße, bin ich ganz dabei, meine Kollegen zu begrüßen. Ich höre das Telefon klingeln und nehme, bevor ich den Hörer abnehme, bewusst wahr, dass das Telefon klingelt. Ich koche für mich, meine Familie, meinen Freund und führe jeden einzelnen Handgriff bewusst aus – in dem Wissen, dass ich jetzt gerade in diesem Augenblick für meine Familie, meinen Freund, mich selbst koche. Ich putze meine Wohnung und führe jeden Handgriff, der dazu führt, dass meine Wohnung sauber wird, bewusst aus. Ich trinke Kaffee und schmecke mit all meinen Sinnen den Kaffee, den ich gerade trinke. Ich esse und nehme genau wahr, welchen Geschmack das Essen hat, ob es warm oder kalt, süß oder salzig, scharf oder mild ist. Ich sehe eine Blume, erfreue mich an ihrer Farbe, rieche ihren Geruch.

Meditation ist das vollständige Präsentsein im Augenblick. Sie haben an jedem einzelnen Tag unzählige Möglichkeiten, sich bei allem, was sie tun, ihre eigenen Momente der Meditation zu erschaffen. Vergleichen Sie in sich, wie sich ein Tun in völliger Präsenz und wie sich eines mit den üblichen Ablenkungen anfühlt. Sie werden feststellen, wie viel kraftvoller und energiereicher unser Leben wird, wenn wir unsere Kraft nicht in der Zerstreuung verlieren.

Danksagung

Tina: »Mein tiefer Dank meinen Freunden und meiner Familie des Herzens; Lola, wundervolle Seele auf vier Beinen, die mein Leben begleitete.

Meinen LehrerInnen: insbesondere Dorothee Maier-Horvath, Mahima Birgit Schnecke, Daniela Geiger und Antje Schäfer, die mir den Mut gaben den Weg wirklich zu beginnen, Ingrid Gartlinger aus tiefsten Herzen, für ihre Liebe, Mitgefühl und Weisheit, und ihr Vertrauen, dass Heilung möglich ist, Karin Kapros, für ihre Begleitung und ihre liebevolle Geduld mit mir, Ivona Jerabkova-Gartlinger und José de Aquino, die nun neue und so wertvolle Räume für mich und in mir öffnen, R. Sriram und Eberhard Bärr, Helga Simon-Wagenbach, Ursula Lyon und Geshe Dondup, die ihren Weg lehren und dabei die Tiefe der Seele berühren.

Meinen Schülern und Klienten, für ihren Mut und ihr Vertrauen sich auf den Weg zu machen.«

Stephanie: »Danke an: Meine großartige Familie. Meine Lehrer, besonders Michael Prochno, Helga Hölzle, Karin Kapros, Helga Simon-Wagenbach, Eberhard Bärr, R. Sriram.

Meine Freunde; Alle, die das 8sam mit Leben und schöner Energie füllen; Gabriela Haenseler; Stefane Gruber; Sarah Weiß und dem BLV-Verlag; Anthony Grim Hall und seinen informativen Blog über Yoga in der Tradition T. Krishnamacharyas. Und natürlich: Tina.«

Wir danken **yogishop.com** und **ognx.com** für die Kleidung, Stephan Minx für die Fotos, Gerlinde Keller und Norma Shakespeare für die Illustrationen!

Inspirierende Literatur

A. G. Mohan, Yoga – Rückkehr zur Einheit, Integration von Körper, Atem und Geist

A. G. Mohan, Krishnamacharya, His Life and Teachings

Acharya Buddharakkhita, Metta: Philosophie und Praxis der universellen Liebe

C. G. Jung, Der Mensch und seine Symbole

Deutsches Yoga-Forum, Heft 02/04/2013

Geo, Was kann Yoga, Ausgabe 6/2013

Simon-Wagenbach, Helga, Vollende was Du bist – Der integrale Weg

Simon-Wagenbach, Helga, Klarer Geist, Weites Herz. Die Wirkung des integrativen Übens im Yoga

Lama Anagarika Govinda, Buddhistische Wege in die Stille

Lama Anagarika Govinda, Schöpferische Meditation und multidimensionales Bewusstsein

Pema Chödrön, Meditieren, Freundschaft schließen mit sich selbst

Pema Chödrön, The places that scares you

R. Sriram, Patanjali. Das Yogasutra – Von der Erkenntnis zur Befreiung

R. Sriram, Yoga. Neun Schritte in die Freiheit

T. K. V. Desikachar, Über Freiheit und Meditation: Das Yoga-Sutra des Patanjali

T. K. V. Desikachar, What are we seeking?

T. K. V. Desikachar, Yoga. Heilung von Körper und Geist jenseits des Bekannten. Leben und Lehren Krishnamacharyas

Zimmer, Heinrich, Indische Mythen und Symbole

www.kompetenznetzyoga.de/viniyoganachgefragt.htm

www.wikipedia.de

www.yogastudies.org

Bildnachweis

Alle Fotos: Stephan Minx
Außer:
S. 2/3: tjasam – Getty Images; S. 8/9: anekoho – Fotolia.com; S. 10: prwstd – Getty Images/Hemera; S. 12: Krishnamacharya Yoga Mandiram; S. 15: WIN-Initiative – Getty Images; S. 16: Journey with my kaleidoscope – Getty Images; S. 17: Christina Loy-Birzer; S. 18: Pascaline Lopez – Fotolia.com; S. 24: sezer66 – Getty Images/iStockphoto; S. 25: Smileus – Fotolia.com; S. 29: Wittelsbach Bernd – Getty Images; S. 30/31: Amanda Grandfield – Getty Images/iStockphoto; S. 32: sah – Getty Images; S. 34: Reinhard Goldmann – Getty Images; S. 35: daizuoxin – Getty Images/iStockphoto; S. 36: Elena Kovaleva – Fotolia.com; S. 72/73: Julien Grondin – Getty I mages/Hemera; S. 110: Matthew Wakem – Getty Images; S. 120/121: Ingmar Wesemann – Getty Images; S. 135: fottoo – Fotolia.com; S. 162/163: Zoonar/P.Jilek – Getty Images/Zoonar RF

Illustrationen:
Asanas: Gerlinde Keller
Rahmen: mtmmarek – Fotolia
Indisches Ornament/Lotusblüte/Blumen: transiastock – Fotolia

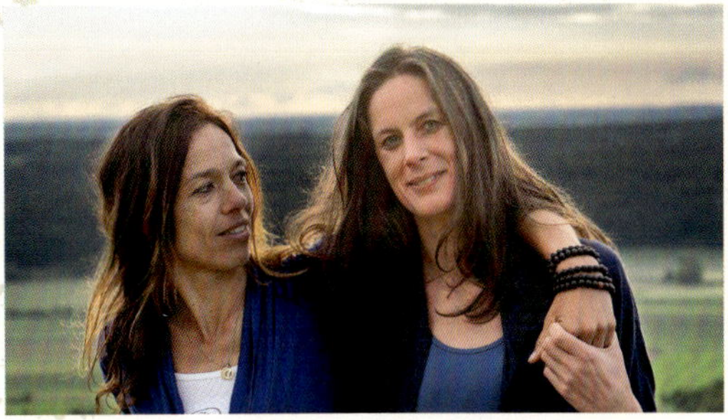

Über die Autorinnen

Stephanie Schönberger studierte Geschichte und Politik, volontierte bei der Abendzeitung und ließ sich in München bei VISION Yoga Mandiram vier Jahre lang zur Yogalehrerin (BDY/EYU) in der Tradition Sri T. Krishnamacharyas ausbilden. Sie lebt mir ihrer Familie im Allgäu, schreibt als freie Journalistin über Menschen, Yoga, Musik und das Leben, unterrichtet in Workshops, Seminaren und in ihrem Yogastudio 8sam in Irsee.

Christina Loy-Birzer lebt und arbeitet in München als Yogalehrerin und Psychotherapeutin HPG/ Imaginationstherapie C.G. Jung. Eines der wundervollsten Geschenke ist für sie, an der Entwicklung und der Veränderung des Einzelnen teilhaben zu dürfen. Es ist für sie ein immer neuer Zauber zu erleben, wie sich der Weg für jeden auf seine ureigene Weise öffnet, wie Körper, Geist und Seele Schritt für Schritt in ihr Gleichgewicht finden. Beginnt das eigene innere Licht spürbar zu strahlen, wächst das Bewusstsein der inneren Kraft. So kann die Begegnung mit dem Leben offen und voller Vertrauen sein.

Die beiden teilten die schönen Jahre der Ausbildung im Yoga Mandiram, die eine tiefe Verbindung zueinander entstehen ließen, die Liebe zum Yoga, insbesondere zum Yoga in der Tradition von Sri T. Krishnamacharya. So entstand dieses gemeinsame Buch, getragen von dem Wunsch und der Hoffnung einen Teil der Schönheit der Yogapraxis in der Tradition von Sri T. Krishnamacharya weitergeben zu können.

Impressum

Bibliografische Information der Deutschen Nationalbibliothek
Die Deutsche Nationalbibliothek verzeichnet diese Publikation in der Deutschen Nationalbibliografie; detaillierte bibliografische Daten sind im Internet über http://dnb.d-nb.de abrufbar.

Taschenbuchausgabe der 1. Auflage des gleichnamigen Titels ISBN 978-3-8354-1311-3

BLV Buchverlag GmbH & Co. KG
80636 München

Umschlagkonzeption: Kochan & Partner
Umschlagfotos:
Titelbild: anekoho – Fotolia
Mandala: Fotolia
Rückseite: Stephan Minx (rechts + links);
Pascaline Lopez – Fotolia.com (Mitte)

Lektorat: Sarah Weiß
Herstellung: Angelika Tröger
Layoutkonzept Innenteil: griesbeckdesign, München
DTP: griesbeckdesign, München

Gedruckt auf chlorfrei gebleichtem Papier

Printed in Germany
ISBN 978-3-8354-1814-1

Hinweis
Das vorliegende Buch wurde sorgfältig erarbeitet. Dennoch erfolgen alle Angaben ohne Gewähr.
Weder Autorin noch Verlag können für eventuelle Nachteile oder Schäden, die aus den im Buch vorgestellten Informationen resultieren, eine Haftung übernehmen.

www.facebook.com/blvVerlag